新世纪全国高等中医药院校创新教材

# 中药毒理学

（供中医学类、中药学类、药学类等专业用）

**主　编**　彭　成（成都中医药大学）

**副主编**　（按姓氏笔画排列）

　　　　　王　莉（国家成都中药安全性评价中心）

　　　　　孙建宁（北京中医药大学）

　　　　　吴清和（广州中医药大学）

　　　　　张艳军（天津中医药大学）

　　　　　苗明三（河南中医学院）

　　　　　饶朝龙（成都中医药大学）

U0335656

中国中医药出版社

·北　京·

**图书在版编目（CIP）数据**

中药毒理学/彭成主编.—北京：中国中医药出版社，（2023.2 重印）
全国高等中医药院校创新教材
ISBN 978 - 7 -5132 -1854 - 2

Ⅰ.①中…　Ⅱ.①彭…　Ⅲ.①中药学 - 毒理学 - 高等学校 - 教材
Ⅳ.①R285.1

中国版本图书馆 CIP 数据核字（2014）第 046748 号

中 国 中 医 药 出 版 社 出 版
北京经济技术开发区科创十三街 31 号院二区 8 号楼
邮政编码　100176
传真　010-64405721
保定市西城胶印有限公司印刷
各地新华书店经销
＊
开本 850×1168　1/16　印张 12.75　字数 287 千字
2014 年 4 月第 1 版　2023 年 2 月第 3 次印刷
书　号　ISBN 978 - 7 -5132 -1854 -2
＊
定价：38.00 元
网址：www.cptcm.com

如有印装质量问题请与本社出版部调换(010 64405510)
版权专有　侵权必究
服务热线　010-64405510
购书热线　010-89535836
微商城网址　https://kdt.im/LIdUGr
官方微博　http://e.weibo.com/cptcm

# 新世纪全国高等中医药院校创新教材

# 《中药毒理学》编委会

# 编写说明

　　中药的有效性和安全性是中医药传承和发展的坚实基础，也是中医药服务于世界人民健康事业的根本前提。继比利时中药减肥事件、新加坡黄连事件、日本柴胡事件、英国千柏鼻炎片和复方芦荟胶囊事件、马兜铃酸事件、鱼腥草注射液事件、何首乌事件之后，中药材熏硫、汉森制药"槟榔入药"、云南白药与"乌头碱"、同仁堂多种中成药含朱砂的报道，使中药的安全性倍受质疑，中药"毒性"引起社会广泛关注，成为国内外公众关注的热点。

　　面对质疑，科学阐释中药"毒性"，就必须科学总结中药毒理学的理论和技术，建立中药毒理学学科，出版中药毒理学教材。

　　中药毒理学原本是中华民族在长期与疾病作斗争的医疗实践和现代毒理研究过程中，逐渐形成的知识和技术体系，是研究中药对生物体有害效应、机制、安全性评价与危险度评定的科学，即主要研究有毒中药与机体相互关系的科学。中药毒理学属于新兴交叉学科，涉及中药学、中医学、毒理学、生态学、环境保护等学科领域，是沟通中西医、联系中西药、跨越医学和药学、衔接基础与临床的桥梁学科，对中医药学术创新、临床合理用药和中药产业发展具有重要意义。

　　《中药毒理学》教材包括总论和各论两个部分，总论共五章，主要论述了中药毒理学的概念、内涵、特点和发展概况，以及中药毒理学的思维原理与中药描述毒理学、机制毒理学和管理毒理学的基本概念、基本内容和研究方法，从理论和技术上对中药毒理学进行了总结。各论选用 2010 年版《中华人民共和国药典》收载的有代表性的有毒中药，按毒性分级的大小和现代毒理学研究结果，分为五章，即大毒中药、有毒中药、小毒中药和现代发现有毒性的中药、配伍禁忌。

　　本教材为创新教材，也是第一部中药毒理学教材，在中国中医药出版社的支持下，由成都中医药大学牵头，组织北京中医药大学、广州中医药大学、天津中医药大学、河南中医学院、国家成都中药安全性评价中心、南京中医药大学、湖北中医药大学、安徽中医药大学、甘肃中医学院、云南中医学院、第二军医大学、首都医科大学、新疆医科大学、广东药学院、中国中医科学院、扬子江药业集团、四川海蓉药业有限公司从事中药毒理研究的专家和学者参加编写。本教材第一章中药毒理学概述、第二章中药毒理学原理由彭成撰写，第三章中药描述毒理学由王莉、李宏霞撰写，第四章中药机制毒理学由饶朝龙撰写，第五章中药管理毒理学由孙建宁、赵晖撰写，第六章大毒中药由敖慧、谢晓芳撰写，第七章有毒中药由吴清和、梁幼雅、熊天琴、操红缨、陈艳芬、李静平、张宏、徐世军、刘蓉撰写，第八章小毒中药由苗明三、方晓艳、张宾、汪宁、马骏撰写，第九章现代发现有毒性的中药由张艳军、崔广智、赵晖、段嘉川、田先翔撰写，第十章配伍禁忌由庄朋伟、周鹏、宿树兰、徐颖撰写，附录由饶朝龙、敖慧、谢晓芳、潘媛、李丹、刘建林整理，在此一并表示感谢！

　　本教材在编写过程中，参考了药物毒理、中药毒理的研究文献和学术专著，引用了许多专家和学者的最新研究成果，限于教材体例未标注，在此说明并表示衷心的感谢！

　　限于我们的学术水平，书中难免有不足甚至错误之处，恳请各位同仁和读者提出宝贵意见，以便再版时修订提高。

彭　成

2014 年 3 月

# 目 录

## 总 论

## 各 论

# 总　论

## 第一章

# 中 药 毒 理 学 概 述

　　中药毒理学是一门新兴的交叉学科，涉及中药学、中医学、毒理学、生态学、环境保护学等学科领域；也是中药药理学的分支学科，立足于临床安全合理用药，旨在阐明中药的毒性表现、毒性机制、毒性成分及毒性靶器官，用以深化中药毒性理论，并指导临床安全应用；是沟通中西医、联系中西药、跨越医学和药学、衔接基础与临床的桥梁学科，对中医药学术创新、临床合理安全用药和中药产业可持续发展具有重要意义。

## 第一节　中药毒理学的基本概念

　　中药毒理学（toxicology of TCM）属中药药理学的分支学科，是研究中药对生物体有害效应、机制、安全性评价与危险度评定的科学。简言之，中药毒理学是研究有毒中药与机体相互作用关系的科学。

　　中药"毒"的内涵丰富，有多种含义。简言之，主要有三种含义：①"毒"就是药，凡治病之药皆为毒药，如《周礼·天官冢宰》："医师掌医之政令，聚毒药以供医事。"《素问·脏气法时论》："毒药攻邪，五谷为养，五果为助……"汪机认为："药，谓草木鱼禽兽之类，以能攻病皆谓之毒。"明·张景岳在《景岳全书》记载："是凡可辟邪安正者，均可称为毒药。"②"毒"指中药的偏性，如《素问·五常政大论》云："帝曰：有毒无毒，服有约乎？岐伯曰：病有新久，方有大小，有毒无毒，固宜常制矣。大毒治病，十去其六；常毒治病，十去其七；小毒治病，十去其八；无毒治病，十去其九；谷肉果菜，食养尽之，无使过之，伤其正也。"明·张景岳在《类经·疾病类·五脏病气法时》中说："药以治病，以毒为能。所谓毒者，因气味之偏也，盖气味之偏，药饵之属也，所以祛人之邪气。"③"毒"是指中药的毒副作用。

　　毒性是指药物对人体的有害效应或损害作用，为中药的不良反应，但并不是所有的中药都有毒性；有毒中药专指那些药性强烈，安全剂量小，用之不当或药量超过常量，即对人体产生危害，甚至可致人死亡的中药。如隋·巢元方在《诸病源候论》中提到："凡药物云有毒及大毒者，皆能变乱，与人为害，亦能杀人。"明·张景岳《类经·脉象类》指出："毒药，谓药之峻利者。"

有毒中药是指药性峻猛，对机体有毒性或副作用，安全剂量小，用之不当或药量稍超常量，即可对机体产生危害的一类中药，可分为传统有毒中药和现代有毒中药两类。传统有毒中药主要指传统本草学著作中记载的毒性中药，如川乌、草乌、附子、马钱子、天南星、苍耳子、黄药子、半夏、砒霜、雄黄、硫黄、朱砂等；现代有毒中药主要指含有马兜铃酸、吡咯里西啶生物碱等现代实验研究发现的有毒中药。机体主要指人体、动物、病原体，包括生物体、器官、组织、细胞、分子等不同层次。研究有毒中药与机体的相互作用，就是研究有毒中药作用于机体后的毒性表现、毒性机制、毒性成分、毒性靶器官、毒代动力学和控毒方法，以及临床安全合理应用。

中药毒理学的研究内容主要包括三个方面：一是描述毒理学（descriptive toxicology），主要是研究有毒中药对人体可能发生危害的剂量（浓度）、接触时间、接触途径等，以及危害的程度，就是研究有毒中药的毒性结果，为安全性评价和管理法规制订提供毒理学信息，包括有毒中药的急性毒性、长期毒性、遗传毒性、生殖毒性、致癌性等。二是机制毒理学（mechanistic toxicology），主要是研究有毒中药经皮肤、黏膜和各种生物膜进入靶部位，在体内分布，经生物转化成活性物质，与体内靶分子发生反应而引起生物体危害的过程，即研究有毒中药对生物体毒作用的细胞、分子及生化机制。三是管理毒理学（regulatory toxi-cology），主要是依据描述毒理学、机制毒理学提供的资料和临床应用的经验，研究有毒中药或有毒中药组成的药品，按规定使用，是否具有足够低的危险性，为临床安全合理用药提供依据。

中药毒理学是一门新兴学科，与现代毒理学比较，主要有三个方面的基本特点。①毒性成分复杂：中药不仅种类复杂、品种众多，毒性物质的种类也多种多样，既包括生物碱类、糖苷类、二萜类、毒蛋白类等传统有毒中药含有的有机类毒性物质和马兜铃酸、吡咯里西啶生物碱、蒽醌等现代有毒中药含有的有机类毒性物质，又包括砷、汞、铅等无机类毒性物质，而且在机体不同的病理（病证）状态下，中药的药效物质与毒性物质可以发生转换。②毒性表现多样：有毒中药、中药毒性物质引起机体的毒性表现多种多样，毒性反应可见于机体各系统。如心血管系统主要表现为心悸、胸闷、发绀、心动过速、心动过缓、心律失常、传导阻滞、血压升高或下降、循环衰竭死亡等；呼吸系统主要表现有胸闷、咳嗽、咯血、呼吸困难、哮喘、急性肺水肿、呼吸肌麻痹或呼吸衰竭，甚至窒息死亡等；神经系统主要表现为昏迷、知觉麻痹、四肢麻木、肌肉麻痹、四肢无力、共济失调、牙关紧闭、抽搐、惊厥、记忆障碍、瞳孔缩小或散大、阵发性痉挛、强直性痉挛、脑水肿，甚至死亡等；消化系统主要表现为恶心、呕吐、食欲不振、口腔黏膜水肿、食管烧灼疼痛、腹胀、腹痛、腹泻或便秘、消化道出血、黄疸、肝肿大、肝功能损害、中毒性肝炎、肝细胞坏死，甚至死亡等；泌尿系统主要表现为腰痛、浮肿、尿频、尿急、尿痛、尿少、尿闭、急性肾衰竭，甚至死亡等；造血系统主要表现为白细胞减少、粒细胞缺乏、溶血性贫血、再生障碍性贫血、紫癜、变性血红蛋白症，甚至死亡等；生殖系统主要表现为月经不调、闭经、性功能障碍、早产、流产、畸胎、死胎、不孕症或男性勃起功能障碍、射精障碍、不育症等。③毒性可以控制：中医药在长期的临床应用和生产实践过程中，积累并形成了注重药物的品种、产地、采收季节、炮制方法、剂型选择、制备工艺、配伍方式、质量控制、对证用药、调整剂量、给药途径、服用方法等减毒增效或控毒增效的方法体系，独具特色和优势。

中药毒理学的主要任务是研究有毒中药对机体的毒性效应、毒作用机制和毒性物质基础，以及机体对有毒中药的毒代动力学过程；阐明有毒中药毒性类型、毒性分级和控制毒性的方法体系，为临床安全合理应用提供科学依据；发现创新中药，科学评价新药的安全性、有效性和毒效关系，为中药新药开发奠定基础；揭示中药毒理学的科学内涵，推动中药现代化、产业化，推进中西医结合，为中医药学、毒理学的发展和生命科学的进步作出贡献。

# 第二节　中药毒理学发展简史

中药毒理学是中华民族在长期与疾病作斗争的医疗实践和现代毒理研究过程中，逐渐形成的知识和技术体系，经历了传统认识和现代研究两个重要阶段。

## 一、传统认识与实践

我国现存本草文献中关于中药毒性理论的记载，最早见于《神农本草经》，用"有毒无毒"来标明药物的属性，谓："药有酸、咸、甘、苦、辛五味，又有寒、热、温、凉四气及有毒无毒。"并将其所载 365 味药物，依照有毒无毒、延年益寿及祛邪分为上、中、下三品，云："下品多毒，不可久服。"如大戟、芫花、甘遂、乌头、附子、巴豆、狼毒等，毒性强烈易致死亡。在具体药物条目下标有"毒性"的文献，最早见于《吴普本草》，如对大黄的记载："神农、雷公：苦，有毒；扁鹊：苦，无毒。"此后，历代本草著作在各药条目下，一般都有"有毒"或"无毒"的记载，或按大毒、有毒、小毒或微毒以标注其毒性的大小，指导用药安全。如《神农本草经》中下品药物 125 种，多属于"有毒"不可久服的药物；《名医别录》载有毒药物 131 种；《新修本草》载有毒药物 143 种；《证类本草》载有毒药物 223 种；《本草纲目》载有毒药物 361 种，并列有毒草专注。然传统有毒中药性猛力强，取效甚捷，应用得当，疗效卓著，中医药对其安全应用有独到的认识，尤为历代名医大家所习用。中医古籍和中药主流本草均记载了"毒药"、"毒性"、有毒中药毒性分级（大毒、有毒、小毒）、药材品种、药材品质、炮制制剂、剂量大小、给药途径、服药方法、对证用药、合理配伍、患者个体差异等方面的理论知识和临床应用实践。

我国古代医药学家，不仅对中药毒性理论进行了论述，而且采用动物实验研究有毒中药的毒性。如公元前《国语》中就有"以含乌头的肉喂狗，以验其毒"的记载。《智囊全集》记载许襄毅公为辨冤狱，"买鱼作饭，投荆花于中，试之狗毙，无不死者"。《名医别录》记载："（芫）今东间处处有，叶青辛烈者良。又用捣以和陈粟米粉，纳水中，鱼吞即死浮出，人取食之无妨。捋（荨麻）投水中，能毒鱼。狼跋子出交广，形扁扁。制捣以杂木投水中，鱼无大小皆浮出而死。谓羊屎柴根可毒鱼。木瓜烧灰散池中，可以毒鱼。"《本草拾遗》云："必栗香生高山中，叶老如椿，捣置上流，鱼悉暴腮而死。"《政和本草》记载："多见以砒和饭毒鼠；若猫、犬食死鼠者亦死。"《本草别说》陈承曰："（砒石）初烧霜时，人在上风十余丈外立，下风所近草木皆死；又以和饭毒鼠，死鼠猫犬食之亦死，毒过于罔远矣。"《本草纲目》载："砒乃大热大毒之药，而砒霜之毒尤烈；鼠雀食少许即死，猫犬食鼠雀亦殆，人服至一钱许亦死；（蓖麻）捣膏以箸点于鹅马六畜舌跟下，即不能食，点肛门内，即下血死，其毒可知矣；芫或作杭，其义未详；去水言其功，毒鱼言其性，大戟言其似也；渔人采（醉鱼草）花及叶毒鱼，尽圉圉而死，呼为醉鱼儿草；（石脑油）入水涓滴，烈焰遽发；余力入水，鱼鳖皆死。"其试验，具有现代科学实验的思想，给现代中药毒理研究以启迪。

## 二、现代研究与发展

19 世纪中叶，西方医药进入我国，出现了中西两大医学体系的碰撞和渗透。我国老一辈医药学家，开始应用现代毒理学的理论、技术和方法来研究中药的毒性、毒作用机制及产生毒作用的物质基础。自此，中药毒理的现代研究才逐渐形成并不断发展，形成了中药毒理学的研究规范。

自上世纪 20 年代以来，国内外学者应用现代毒理学方法对中药的毒性进行了研究。如：日本学者石川武雄于 1917 年率先用描述急性毒性的专业术语报道了中药鱼藤提取物静脉注射给予家兔其最小致死剂量（minimum lethal dose，MLD）0.9mg/kg，家兔中毒表现为先引起呼吸中枢和血管运动中枢麻痹，后致全身运动及呼吸麻痹而死，其间可发生间歇性痉挛；1949 年，金荫昌等用小鼠 $LD_{50}$ 法研究了蛇麻酮的急性毒性；1956 年，金国章等使用 3 只肾型高血压犬进行杜仲煎剂的长期毒性研究，发现杜仲煎剂每日按 25g/kg 灌胃给予 1 次，连续给药 1 个月，其在给药期、停药后恢复期均有降压作用，在该剂量下长期给予犬杜仲煎剂未见出现明显毒性，初步证实了该剂量下肾型高血压犬长期服用杜仲煎剂是安全的，此实验是国内首次应用疾病动物模型进行中药长期毒性研究的报道；1975 年，山西省药品检验所药理室在新医药杂志上发表了远志皮溶血作用强于全远志和远志心一文，并证实存心远志的溶血作用较去心远志皮小 50% 左右，指出远志无去心之必要；G. Lnocent 等于 1977 年发现补骨脂具有光敏性，其光敏性强弱依次为补骨脂最强、齿叶补骨脂素次之、阿拉伯补骨脂最弱；1978 年，金国章等经研究证实单次或多次注射给予小鼠四氢帕马丁，动物不产生依赖性，表明其作为中枢镇痛剂多次使用是安全的。其研究方法涉及中药急性毒性、长期毒性、局部毒性、溶血性、光敏性、依赖性等实验内容。

我国制定和颁布中药毒理学研究法规的时间较晚，1992 年卫生部（现卫生和计划生育委员会）才在《药品法》《新药审批办法》的基础上，制定发布了新药审批办法《有关中药部分的修订和补充规定》；1994 年卫生部颁发《中药新药研究指南》，其中包括《中药新药毒理学研究指南》；1999 年国家药品监督管理局出台了《中药新药药理毒理研究的技术要求》；2005 年国家食品药品管理局发布了《中药、天然药物研究技术指导原则》；2007 年

1月1日后进行的中药注射剂或5类以上创新药物非临床安全性评价，原则上应在通过《药物非临床研究质量管理规范》（Good Laboratory Practice，GLP）认证的实验室进行。可见，中药毒理学研究逐渐走向规范化、法制化的轨道。

近年来，国家高度重视有毒中药的研究和应用，先后支持国家自然科学基金项目、国家973项目、国家中药GLP平台建设等项目100多项，研究对象涉及传统有毒中药和现代有毒中药，如川乌、草乌、附子、草乌叶、雪上一枝蒿、雷公藤、马钱子、半夏、天南星、大戟、芫花、斑蝥、蟾酥、砒霜、雄黄、硫黄、朱砂、苍耳子、黄药子、红花、麻黄、木通、防己、冰片、远志、马兜铃、柴胡、千里光等。研究内容包括有毒中药物质基础、毒作用机制、解毒机制等方面，如中药苍耳子的毒性物质基础及中毒机制研究、半夏刺激性毒性的物质基础及炮制解毒机理研究、雷公藤整体生物转化脱毒及其药理和化学成分的研究、基于代谢组学的千里光和欧洲千里光中吡咯里西啶生物碱的毒性比较、人参皂苷的生殖毒理学研究、含马兜铃酸中药的肾毒性指标成分的判定及其分析测定研究、黄药子配伍当归后活性/毒性成分体内吸收及代谢研究、朱砂在消化道中物质转化与药效毒性相关性研究、雷公藤配伍减毒物质基础及毒效机理研究、柴胡总皂苷对大鼠体内肝毒性的毒效相关性研究等。尤其国家自然科学基金重大研究计划重点资助上海交通大学陈竺院士进行了"硫化砷与青黛联合治疗白血病的分子机理研究"，重点项目资助成都中医药大学彭成教授进行了"乌头类有毒中药安全性研究"、上海中医药大学王峥涛教授进行了"龙胆苦苷对肝毒吡咯里西啶生物碱所致肝损伤的保护作用及其分子机制研究"。国家973计划资助中国中医科学院叶祖光研究员负责的"确有疗效的有毒中药科学应用关键问题的基础研究"、南京中医药大学段金廒教授负责的"中药'十八反'配伍理论的关键科学问题研究"正在进行。国家中医药管理局也批准在成都中医药大学和中国中医科学院建立中药毒理学重点学科；中国中医药出版社出版新世纪创新教材《中药毒理学》，标志着中药毒理学学科体系已基本形成。

今后，中药毒理学将在继承传统的基础上，面对中药现代化发展的需要，借鉴现代毒理学的研究思路、手段和方法，尤其是应用系统毒理学的理论和技术，实现多学科的交叉和融合，对有毒中药的毒性进行定性和定量的毒性评价和病理描述，阐明毒性发生机制，建立评价中药毒性级别的客观实验数据和中药安全性评价模式；以GLP研究原则规范中药毒理学研究，以中医药学独特的思维模式与理论体系丰富毒理学理论与研究方法，为中药安全性评价提供理论、方法及规范，对中药毒理学研究与不良反应监测提供标准体系、评价体系与方法学示范。

# 第二章

## 中药毒理学原理

中药毒理学是研究中药对生物体有害效应、机制、安全性评价的科学，而有毒中药的研究、评价和应用至关重要。历代医家应用有毒中药治疗疑难重症，效果显著。如何发挥中医药在有毒中药传统认识和临床应用上的优势，结合现代毒理学的研究成果，探索有毒中药的毒性分级、安全性评价和临床合理应用，揭示其毒理学原理，不仅是中药毒理学形成的基础，而且将丰富现代毒理学的内容。

## 第一节　中药毒性分级与毒性类型

现代毒理学常用毒物、毒性、毒效应来评价毒物的有害作用。毒物（toxicant）是指在一定条件下，以较小剂量进入机体就能干扰正常的生化过程或生理功能，引起暂时或永久性的病理改变，甚至危及生命的物质。毒性（toxicity）是指毒物引起有害作用的内在的固有的性质。毒效应（toxicity effect）是指毒物对生物机体的有害作用，是一定条件下的毒作用表现。中药毒理学有关毒物、毒性、毒效应的认识与现代毒理学一致，而有毒中药引起生物体功能性或器质性改变后出现的毒性程度、类型，中药毒理学有自身的认识。

### 一、中药毒性分级

中医古籍和中药主流本草中记载了许多"毒药"、"毒性"、毒性分级、有毒中药增效减毒等方面的理论知识和临床应用实践。

中医药将有毒中药毒性分级为大毒、有毒、小毒等，如《素问·五常政大论》将中药毒性分为大毒、常毒、小毒三级，但未涉及具体药物；《名医别录》《新修本草》将有毒药物分大毒、有毒、小毒三级；《日华子本草》《本草纲目》则分大毒、有毒、小毒、微毒四级；近代中药著作大多按大毒、有毒、小毒三级标注药物毒性，《中华人民共和国药典（一部）》2010 年版收载的有毒中药材 82 种，其中大毒中药 10 种，有毒中药 42 种，小毒中药 30 种。

传统本草对中药毒性分级，主要是依据服药后的中毒症状来判别。中毒症状严重，容易造成死亡的药物，一般定为大毒。如乌头，其汁煎之，名射罔，《证类本草》引陈藏器云："主瘘疮……新伤肉破，即不可涂，立杀人。亦如杀走兽，傅箭镞射之，十步倒也。"

中毒症状较为严重，亦能致死的药物，一般定为有毒。如商陆，《神农本草经集注》"商陆味辛、酸、平，有毒"，《证类本草》引"唐本注云：此有……若服之伤人，乃至痢血不已而死也"。多服、久服后才出现中毒症状的药物，一般定为小毒。如《名医别录》"蒜，味辛，温，有小毒"，陶弘景云："食之损人，不可长食。"明·张景岳《类经·卷十二·论治类·有毒无毒制方有约必先岁气无伐天和》注文引王冰语曰："大毒之性烈，其为伤也多；小毒之性和，其为伤也少；常毒之性，减大毒之性一等，加小毒之性一等，所伤可知也。"说明古人主要是通过比较"伤"的程度给药物毒性定级。1988 年国务院颁发的《医疗用毒性药品管理办法》规定的毒性药品管理品种，把 28 种治疗剂量与中毒剂量相近、使用不当会致人中毒或死亡的有毒中药作为毒性药品，则是以剂量范围作为毒性定级依据。

因此，中药毒性分级，主要应根据中毒剂量、中毒时间、中毒反应程度和有效剂量与中毒剂量之间的范围大小进行毒性分级。

大毒中药是指使用剂量小，有效剂量与中毒剂量之间范围小，中毒时间短，中毒反应程度严重的有毒中药。如川乌、草乌、马钱子、天仙子、巴豆、闹羊花、红粉、斑蝥、信石等。

有毒中药是指使用剂量较大，有效剂量与中毒剂量之间范围较大，中毒时间较短，中毒反应程度较严重的有毒中药。如附子、白附子、天南星、半夏、甘遂、芫花、京大戟、洋金花、常山、商陆、干漆、土荆皮、蜈蚣、全蝎、蕲蛇、蟾酥、朱砂、硫黄、雄黄、轻粉、罂粟壳等。

小毒中药是指使用剂量大，有效剂量与中毒剂量之间范围大，且蓄积到一定程度才引起中毒的有毒中药。如丁公藤、土鳖子、川楝子、小叶莲、艾叶、吴茱萸、苦杏仁、草乌叶、重楼、蛇床子、绵马贯众、大皂角、翼首草等。

## 二、中药毒性类型

中药毒性类型包括毒性反应、副作用、过敏反应、后遗效应、特异质反应和依赖性等。

### 1. 毒性反应

毒性反应是指剂量过大或用药时间过长所引起的机体形态结构、生理机能、生化代谢的病理变化。包括急性毒性、慢性毒性和特殊毒性。

急性毒性是指有毒中药短时间内进入机体，很快出现中毒症状甚至死亡。如砒石约在用药后 1～2 小时出现咽喉烧灼感，剧烈呕吐，继而出现阵发性或持续性腹痛；生半夏服少量即出现口舌麻木，多则灼痛肿胀、不能发音、流涎、呕吐、全身麻木、呼吸迟缓、痉挛，甚至呼吸中枢麻痹而死亡。

慢性毒性是指长期服用或多次重复使用有毒中药所出现的不良反应。如雷公藤长时间服用，除对肝、肾功能有损害外，对生殖系统也有明显的损伤作用；人参大量长期连续服用可致失眠、头痛、心悸、血压升高、体重减轻等。

特殊毒性包括致畸、致癌、致突变。如甘遂、芫花、莪术萜类、天花粉蛋白、乌头碱等有致畸作用；芫花、狼毒、巴豆、甘遂、千金子、β-细辛醚、黄樟醚、马兜铃酸、斑蝥素等过量长期应用，可增加致癌率；雷公藤、石菖蒲、洋金花、马兜铃酸等有致突变的作用。

**2. 副作用**

副作用是指在治疗剂量下所出现的与治疗目的无关的作用。中药作用选择性低、作用范围广，当临床应用其中的一种药效作用时，其他作用就成了副作用。如麻黄止咳平喘治疗哮喘，但患者用药过程中会出现失眠，这是因其能兴奋中枢神经系统引起的；大黄泻热通便治疗热结便秘，而活血祛瘀所导致的妇女月经过多就成为大黄的副作用。

**3. 过敏反应**

过敏反应又叫变态反应，不仅常见，而且类型多样。是指机体受到中药或中药成分的抗原或半抗原刺激后，体内产生了抗体，当该药再次进入机体时，发生抗原抗体结合反应，造成损伤。如当归、丹参、穿心莲等引起荨麻疹；虎杖、两面针等引起猩红热样药疹；蟾蜍、蓖麻子、苍耳子等引起剥脱性皮炎；槐花、南沙参等引起丘状皮疹；天花粉、紫珠等引起湿疹皮炎样药疹；牡蛎、瓦楞子等引起过敏性腹泻；丹参注射液、双黄连注射剂、天花粉注射液、毛冬青等引起过敏性休克等。

**4. 后遗效应（或称后作用）**

后遗效应是指停药后血药浓度已降至最低有效浓度以下时残存的药物效应。如服用洋金花等可致次日口干、视物模糊；长期大量服用甘草，停药后可发生低血钾、高血压、浮肿、乏力等。

**5. 特异质反应**

特异质反应是指少数人应用某些中药后，所产生作用性质与常人不同的损害性反应。如食用蚕豆引起溶血性黄疸，是因为病人红细胞膜内葡萄糖-6-磷酸脱氢酶不足或缺失所致。

**6. 依赖性**

反复或长期应用某些中药，患者会产生心理或生理依赖，一旦停药，就出现戒断症状，表现为兴奋、失眠、出汗、呕吐、震颤，甚至虚脱、意识丧失等，若给予适量该药物，症状立即消失，这种现象称为依赖性。如长期服用牛黄解毒片、应用风油精等出现精神依赖，使用罂粟壳、麻黄等出现生理依赖。

# 第二节  有毒中药的安全性评价

有毒中药的安全性评价，不仅要按照描述毒理学、机制毒理学和管理毒理学的要求进行，尤其还要发挥中医药的优势，揭示有毒中药的毒性物质基础、毒作用机制和控毒方法，为临床合理应用提供科学依据。

## 一、毒性物质基础

有毒中药品种多、成分复杂、毒性物质基础多样，且在不同的病理（病证）状态下，毒性物质基础与药效物质基础的角色可以发生转换，毒效关系密切。如草乌、川乌、附子所含酯型生物碱，雄黄所含 $As_2O_3$，是毒性物质基础，但在治疗痛症、白血病时，也是药效物质基础。虽然中药毒性物质复杂，但大体可分为有机和无机两类毒性物质。

**1. 有机类毒性物质**

有毒中药的有机类毒性物质结构多样，按毒性物质的结构类型，主要分为以下几类：①生物碱类，如含乌头碱的川乌、草乌、附子、雪上一枝蒿，含士的宁的马钱子，含莨菪碱、东莨菪碱的天仙子、洋金花，含常山碱的常山，含麻黄碱的麻黄，含蒺藜碱的蒺藜，含苦楝碱的苦楝子，含秋水仙碱的山慈姑、光慈姑、野百合，含苦参碱的山豆根、广豆根、苦参等。②糖苷类，如含强心苷的万年青、八角枫、夹竹桃、无梗五加、蟾酥等，含氰苷的杏仁、桃仁、枇杷仁、郁李仁、白果等，含皂苷的商陆、黄药子等，含苍术苷的苍耳子，含黄酮苷的芫花、广豆根等。③二萜类，如含雷公藤二萜的雷公藤，含闹羊花毒素的闹羊花，含土荆皮二萜酸的土荆皮，含大戟二萜类的大戟、芫花、甘遂等。④毒蛋白类，如含植物毒蛋白的巴豆、苍耳子、蓖麻子、商陆、木鳖子等，含动物毒蛋白的全蝎、蜈蚣、金钱白花蛇等。⑤其他有机类毒性物质，如含马兜铃酸的关木通、广防己、细辛、马兜铃、青木香、天仙藤等，含吡咯里西啶生物碱的千里光、款冬花等，含蒽醌的大黄、何首乌、芦荟等。

**2. 无机类毒性物质**

有毒中药的无机类毒性物质主要指重金属。重金属主要来源于两方面，一方面是在药材种植过程中，由于环境污染等因素而导致的重金属残留；另一方面是指含重金属的矿物类中药，该类中药包括含砷类中药、含汞类中药、含铅类中药等。含砷类中药有砒霜、雄黄等，含汞类中药有朱砂、轻粉、水银等，含铅类中药有密陀僧、广丹、铅粉等。

## 二、毒作用机制

毒作用机制主要包括四个阶段，即：毒性物质从暴露部位到靶部位的转运，终毒物与靶分子的反应，细胞功能障碍及其导致的毒性，修复与修复紊乱引起的毒性。有毒中药的毒性物质多样，产生毒性的机制相当复杂，研究的广度和深度都有待加强。

**1. 生物碱类**

生物碱多具有比较强烈的毒性作用，引起毒性反应的含生物碱中药很多，对机体的毒性可因所含生物碱性质的不同而异。如川乌、草乌、附子、毛茛、雪上一枝蒿所含乌头碱的毒理作用，主要是使中枢神经与周围神经先兴奋后抑制甚至麻痹，直接作用于心脏，导致心律失常、室颤。雷公藤、昆明山海棠所含生物碱可引起视丘、中脑、延脑、脊髓的病理改变，肝脏、肾脏、心脏可发生充血与坏死。天仙子、洋金花所含莨菪碱、东莨菪碱的毒理作用主要累及神经系统，对周围神经的作用为阻断 M–胆碱反应系统，有抑制或麻痹迷走神经等作用。马钱子所含士的宁碱可选择性地兴奋脊髓，对中枢神经有极强的兴奋作用，中毒量则抑制呼吸中枢。半夏、天南星所含类似烟碱及毒芹碱，除刺激黏膜，引起喉头水肿外，对呼吸中枢有抑制作用，中毒表现为口唇及肢体发麻，恶心呕吐，心悸，吞咽困难，胸闷，流涎，面色苍白，烦躁不安或间有抽搐，血压下降等，最终可因呼吸麻痹及心力衰竭而死亡。

#### 2. 糖苷类

糖苷类包括强心苷、皂苷、氰苷和黄酮苷等。如洋地黄、万年青、八角枫、蟾酥、夹竹桃等含强心苷，小剂量有强心作用，较大剂量或长时间应用可致心脏中毒，严重时可出现传导阻滞、心动过缓、异位节律等，最终因心室纤颤、循环衰竭而致死。杏仁、桃仁等含氰苷，在体内被酶水解产生氢氰酸，有强烈的细胞毒，能迅速与细胞线粒体膜上氧化型细胞色素酶的三价铁结合，阻止细胞的氧化反应，致组织缺氧，表现为头昏、头痛、呼吸困难、紫绀、心悸、四肢厥冷、抽搐、血压下降等，严重者往往可因窒息及呼吸衰竭而死亡。商陆、黄药子等所含皂苷可引起胃肠刺激症状，产生腹痛、腹泻，大剂量可引起中枢神经系统麻痹及运动障碍，长期服用尚可损害肾脏、肝脏等。芫花、广豆根等所含黄酮苷，可刺激胃肠道和导致肝脏损害，引起恶心呕吐、黄疸等症状。

#### 3. 二萜类

雷公藤所含二萜急性毒性较大，对心脏、肝脏有损伤，对骨髓有抑制，有明显的遗传毒性和潜在的致癌性。闹羊花所含闹羊花毒素为二萜类化合物，有不同程度的神经麻痹作用。土荆皮等所含土荆皮二萜酸有胃肠毒性和生殖毒性。大戟、芫花、甘遂等所含大戟二萜类化合物，对消化道和皮肤有严重的刺激性。黄药子所含二萜内酯类化合物长期使用，有肝脏、肾脏毒性，肝毒性可能与二萜内酯类化合物引起线粒体氧化损伤有关，肾毒性主要是通过直接损伤肾小管，导致肾功能下降。

#### 4. 毒蛋白类

毒蛋白可分植物毒蛋白和动物毒蛋白。如巴豆、苍耳子、蓖麻子等植物所含植物毒蛋白，对胃肠黏膜有强烈刺激、腐蚀作用，能引起广泛性内脏出血，甚至死亡。金钱白花蛇所含动物毒蛋白毒性很强，主要引起循环衰竭和急性肾衰竭。蜈蚣含动物毒蛋白毒性较强，类似蛇毒，且有很强的溶血性。

#### 5. 重金属类

重金属类有毒中药因所含重金属类别不同，毒性靶器官和毒作用机制有别。如砒石成分为三氧化二砷，雄黄含硫化砷，可由呼吸、消化道进入体内，引起砷毒性，急性中毒者有口腔、胃肠道黏膜水肿、出血、坏死等，并能使全身的毛细血管极度扩张，大量的血浆漏出，导致血压降低，尚可导致肝脏萎缩，中枢神经损害和心肾严重损害。水银、轻粉、朱砂等含汞类中药，对人体具强烈的刺激性和腐蚀作用，并能抑制多种酶的活性，引起中枢神经与自主神经功能紊乱，中毒后可出现精神失常，胃肠道刺激症状及消化道出血，严重时可发生急性肾衰竭而死亡。密陀僧、广丹、铅粉等含铅类中药，主要损害神经、造血、消化和心血管系统。

### 三、控毒方法

中医药在长期的临床应用和生产实践过程中，积累并形成了大量减毒增效或控毒增效的方法，主要包括选用正品药材、控制毒性，依法炮制、控制毒性，对证用药、控制毒性，合理配伍、控制毒性，掌握煎服方法、控制毒性。下面以附子为例，说明中药毒性的控制方法。

附子早在公元前140年《淮南子》中就有"天雄、乌喙最为凶毒，但良医以活人"的记载，被历代医家视为补火要药。明代医家张景岳将附子、人参、熟地、大黄列为"药中四维"，"火神派"医家祝味菊称附子为"百药之长"。但附子毒性大、不良反应多，用之不当易引起中毒，严重者可致死亡。但其毒性可以有效地控制。

**1. 选用正品药材、控制毒性**

附子的产地不同，毒性差异较大。比较研究四川、陕西、湖北、重庆、云南五个产地附子的毒性，发现云南附子的毒性是川产附子毒性的18倍。进一步比较附子鹅掌叶、艾叶、泡杆南瓜叶、铁杆南瓜叶4个亚型的总生物碱、酯型生物碱、乌头碱的含量及毒效关系，发现川产江油附子4个亚型总生物碱、酯型生物碱、乌头碱的含量和毒性，以及治疗急性炎症模型、亚急性炎症模型、疼痛模型的药效作用无显著性差异。说明选用川产道地正品药材，可以控制附子乌头碱的含量和毒性。

**2. 依法炮制、控制毒性**

选择正常动物及炎症动物模型、疼痛动物模型、痹证动物模型、寒证动物模型、心衰动物模型、阳虚便秘动物模型，研究生附子、盐附子、白附片、黑顺片等不同炮制品的化学物质变化及增效减毒的作用原理，结果表明，生附子、盐附子的酯型生物碱、乌头碱含量较高，毒性较大；白附片、黑顺片等炮制品种的酯型生物碱、乌头碱含量降低，毒性明显减轻。

**3. 对证用药，控制毒性**

根据附子回阳救逆、补火助阳、散寒除湿止痛的功效，选择了肾阳虚证、痛证、炎症、虚寒证动物模型和心肌细胞、神经细胞、结肠间质细胞模型，研究附子对证用药，控毒增效的机制。结果表明，附子对证用药，不仅毒性较低，且能明显增加心阳虚衰大鼠心率，升高左室内压最大上升速率，降低左室内压最大下降速率；能明显改善肾阳虚动物一般状态，升高体温，恢复体温昼夜节律性，显著延长肾阳虚动物低温游泳衰竭时间和爬杆时间；明显改善阳虚便秘小鼠和大鼠的阳虚便秘症状，显著缩短排便潜伏期，增加排便颗粒数，明显促进胃肠蠕动，提高胃肠推进率；能治疗风寒湿痹动物模型，减轻足跖肿胀，降低血清细胞因子 IL$-1\alpha$、IL$-\beta$、IL$-2$、IL$-4$、IL$-6$、IL$-10$、IFN$-\gamma$、GM$-$CSF、TNF$-\alpha$ 的水平，增加下丘脑促肾上腺皮质素释放激素（CRH）含量，促进促肾上腺皮质激素（ACTH）的分泌和释放；明显抑制二甲苯所致小鼠耳郭肿胀；显著对抗蛋清所致大鼠足跖肿胀；抑制巴豆油所致大鼠炎性肉芽肿的增生，减少炎性渗出液；显著减少醋酸所致小鼠扭体次数，延长小鼠扭体潜伏期；明显延长热板刺激小鼠舔后足潜伏期，提高热板小鼠痛阈值。

**4. 合理配伍、控制毒性**

选择正常动物或炎症动物模型，疼痛动物模型，痹证动物模型，寒证动物模型、心衰动物模型、阳虚便秘动物模型，研究附子配甘草、附子配干姜、附子配人参、附子配大黄、川乌配白芍增效减毒的作用原理，筛选其有效组分、毒性组分、控毒组分，以及各组分配伍的最佳比例。结果表明，合理配伍不仅可以减少毒性组分酯型生物碱的含量，而且能够降低毒性，增加疗效。

**5. 掌握煎服方法、控制毒性**

选择大鼠心阳虚衰，小鼠阳虚便秘，小鼠肾阳虚，痛证、炎症、热证动物模型，采用均匀设计方法，研究不同煎煮时间（15 分钟、30 分钟、1 小时、2 小时、3 小时、4 小时、6 小时）和不同给药剂量（相当于临床人用量的 1、3、6、12、24、36、48、72、96、120 倍）毒效的相关性。结果表明，生附子、白附片、黑顺片、川乌、制川乌不同煎煮时间的毒性与酯型生物碱和总碱的含量成正相关；随着煎煮时间（15 分钟~6 小时）的延长和剂量（1~48 倍）的升高，药效作用增强；随着煎煮时间（15 分钟~6 小时）的缩短和剂量（6~120 倍）的升高，毒性反应增强。

此外，附子的毒性还与药物生长的海拔、采收的季节、药物剂型、给药途径等因素有关。

# 第三节　中药毒性的影响因素与合理应用

中药毒性是客观存在的，但并不意味着任何中药在任何情况下都会对人体造成伤害，引起毒性反应。中药使用后，是否对人体造成伤害，出现毒性反应，以及毒性的大小，主要与药物的毒性、机体的状态和临床应用是否合理有关。

## 一、药物因素

药物因素是影响中药毒性的首要因素，药物因素的核心是药物的质量。中药的质量主要与中药的品种、产地、炮制、制剂等相关，对中药毒性和毒作用产生直接的影响。

### 1. 品种

中药来源广泛、品种繁多、成分复杂，同一药名，基源不同，物质基础有别，药物的毒性差异明显。如：白附子载于《名医别录》，列为下品，谓其"生蜀郡，三月采"。一般认为白附子是天南星科（Araceae）植物独角莲 *Typhonium giganteum* Engl. 的干燥块茎，商品名"禹白附"；也有认为白附子为毛茛科植物黄花乌头 *Aconitum coreanum*（Lévl.）Rap. 的干燥块根，商品名习称"关白附"，而关白附含有乌头类双酯型生物碱，毒性很大。再如：木通，原名通草，始载《神农本草经》，列为中品，《药性论》始称之为木通。《本草图经》所载通草，包括木通、三叶木通或其变种白木通，《本草品汇精要》以木通为正名，清代《植物名实图考》提出山木通、小木通、大木通等，为毛茛科木通。马兜铃科关木通历代本草未见其描述，是近代的新兴品种。1963 年版《中国药典》同时收录了木通科木通属五叶木通、毛茛科铁线莲属川木通和马兜铃科马兜铃属关木通，但以后各版药典则将木通科木通属五叶木通删去，仅收录了川木通和关木通。关木通含马兜铃酸和马兜铃内酰胺，肾脏毒性明显，因此 2005 年版、2010 年版《中国药典》不再收录。

### 2. 产地

早在《诗经》中就有"山有枢，隰有榆"的记载，《神农本草经》强调"道地"（产地）的重要性，《神农本草经集注》指出 60 多种中药材何地、何种土壤生长者良，唐·孙思邈《千金翼方》有"药出州土"篇，首次把519种药物按产地分13道集中论述，强调道地产区与中药质量、药性、效用的直接关系。现代研究也证明，同一种中药材，由于产地不同，质量有差异，毒性有区别。如：吴茱萸为芸香科（Rutaceae）植物吴茱萸 *Evodia rutaecarpa*（Juss.）Benth.、石虎 *Evodia rutaecarpa*（Juss.）Benth. var. *officinalis*（Dode）Huang 或疏毛吴茱萸 *Evodia rutaecarpa*（Juss.）Benth. var. *bodinieri*（Dode）Huang 的干燥近成熟果实，始载于《神农本草经》，列为中品，有小毒。《神农本草经》以道地（吴地）命名，陈藏器曰："茱萸南北皆有，入药以吴地者为好，所以有吴茱萸之名也。"吴茱萸为多基原、多道地临床常用中药，贵州、重庆、四川地区为吴茱萸药材生产的最适宜区，湖南为石虎药材生产的最适宜区，贵州为疏毛吴茱萸生产的最适宜区。经四川省中医药科学院等单位对3个基原（吴茱萸、石虎、疏毛吴茱萸）与重庆、贵州、湖南9个产地吴茱萸的急性毒性和肝脏靶器官毒性研究发现，吴茱萸3个基原之间毒性无明显差异，但毒性大小与产地相关，湖南黄雷、凉伞产石虎毒性较小。

**3. 炮制**

炮制是中医药独具特色的加工处理药材的方法，尤其对毒性中药的加工应用具有重要意义。经净选、加热、水浸或酒、醋、药汁等辅料处理，使毒性中药的有效成分易于转化或溶出，有毒成分明显减小，达到增效减毒的作用。如大毒中药川乌、草乌所含乌头碱，为剧毒成分的双酯型生物碱，经过蒸煮炮制后，可改变毒性成分的结构，使其双酯型生物碱水解成为单酯型生物碱或无酯键的乌头原碱，使毒性大大降低。又如，马钱子所含生物碱能使人惊厥，甚至因惊厥而死亡，经砂炒后，马钱子生物碱明显减少，毒性也明显下降；巴豆所含巴豆油是峻泻的毒性成分，经去油制霜后可明显降低其毒性成分的含量。再如，斑蝥、红娘子所含斑蝥素，能刺激黏膜而引起中毒，经米炒后，可破坏其毒性成分；半夏、白附子、天南星的毒性，经加白矾、生姜制后，能消除或降低。另一方面，若不依法炮制也将增加毒性。如雄黄入药，传统只需研细或水飞，忌用火煅，火煅后会生成三氧化二砷（$As_2O_3$，即砒霜），毒性大大增强，故有"雄黄见火毒如砒"之说。

**4. 制剂**

制剂与剂型是影响药物毒性的重要因素之一，既能降低药物的毒性，亦可能增加药物的毒性。如细辛作为常用中药最早载于《神农本草经》，认为无毒，列为上品；《证类本草》《本草纲目》则认为细辛末使用不可过钱，否则导致通气闷塞，乃至死亡，因此在中医药界中逐渐形成了"细辛不过钱，过钱命相连"的古训。但历史上使用的细辛包括了细辛属的多种植物，其主流品种为马兜铃科（Aristolochiaceae）植物北细辛 *Asarum heterotropoides* Fr. Schmidt var. *mandshuricum*（Maxim.）Kitag.、汉城细辛 *Asarum sieboldii* Miq. var. *seoulense* Nakai. 或华细辛 *Asarum sieboldii* Miq. 的干燥全草。前两种习称"辽细辛"或"北细辛"，后者为华细辛。细辛的药效与毒性主要与细辛挥发油相关。现代研究发现，细辛所有品种均存在甲基丁香酚、黄樟醚、榄香素这三种成分。甲基丁香酚为细辛的有效成分，占挥发油的60%，具有镇咳、祛痰、止痛作用；细辛的毒性成分主要为黄樟醚，是一种致癌物质，有呼吸麻痹作用，可致多种动物呼吸麻痹而死亡。辽细辛所含细辛挥发油和黄樟醚较华细辛高，毒性也较大；有毒成分黄樟醚较有效成分甲基丁香酚易挥发，经煎煮 30 分钟后，黄樟醚仅有原药材含量的 2%，此浓度已不足产生毒性。故细辛入散剂毒性较大，不可过钱，入煎剂安全。又如注射剂，特别是静脉注射剂，注射后药物几乎 100% 直接进入全身循环，因此毒性比口服剂的毒性大。

## 二、机体因素

有毒中药必须到达机体的靶部位，并与靶分子相互作用，才可能引起毒性反应。毒性反应的大小、毒性反应量和（或）质的差异，与机体的物种差异、个体差异和机体状态有密切关系。

### 1. 物种差异

不同动物物种在遗传物质、解剖形态、生理功能和生化代谢等方面均有差异，相同剂量及接触条件的有毒中药作用于不同人群和动物物种，毒性反应有很大的差异。如，人对生物碱的敏感性比动物高 100～450 倍。同时，没有一种动物对任何毒物都敏感，但实验动物中一般总存在对某一种毒物的敏感性与人较接近的种属。如，吗啡对狗产生麻醉作用，但引起猫出现剧烈的不安和痉挛，而人的反应与狗相似。苯胺在猪、狗体内转化为毒性较强的邻氨基苯酚，在兔体内则生成毒性较低的对氨基苯酚。苯引起兔的血象改变与人相似，即白细胞减少和造血组织增生过盛。

### 2. 个体差异

不同患者个体间存在差异，对有毒中药的敏感性和耐受性也有所不同。如，《类经》有"人有能胜毒者，有不能胜毒者"的描述，《灵枢》有"胃厚色黑大骨及肥者，皆胜毒；故其瘦而薄胃者，皆不胜毒也"的论述。一般认为，青壮年及高大、肥胖、强壮的人耐毒性强，小孩、老人及矮小、瘦弱的人耐毒性较差，长期接触有毒中药的人群，耐毒性较强。如，《金匮要略》在大乌头煎的服法中提出："强人服七合，弱人服五合。"又如，在四川栽培附子的地区，有冬季食用附子的习惯，当地人对附子生物碱的耐受性比一般人强，服用超过常用量的附子亦不出现毒性反应。另外，不同性别、年龄、体质的患者，对药物的敏感性、耐受性和反应性不同。如雷公藤对生殖系统有损害，可导致男子精子密度下降和活动能力减弱，部分患者性功能减退，女子月经不调、闭经。小儿、老人、孕妇、哺乳期妇女等特殊人群，较一般人群更易发生不良反应，用药时应从小剂量开始，逐渐加量，并应防止蓄积中毒。

### 3. 机体状态

机体处于健康、亚健康、疾病或超敏反应的不同状态，对有毒中药的毒性反应不尽相同。一般而言，亚健康或疾病状态往往会加剧或加速有毒中药毒性反应的出现。如，肝肾疾病，影响有毒中药毒性物质吸收、分布、代谢与排泄的过程，P450 含量下降、活性降低，导致毒性物质排泄的半衰期延长，毒性反应的强度增加、周期延长。但按中医药理论和实践，针对疾病的状态，对证使用有毒中药，在有效剂量和疗程内，将发挥治疗作用，不产生毒性反应；超剂量超疗程使用有毒中药，将加剧或加速毒性反应。免疫状态不同，过高或过低的免疫反应水平，都可能带来不良后果。如蟾蜍、苍耳子等可引起剥脱性皮炎；花粉等可引起湿疹皮炎样药疹；毛冬青、双黄连注射剂等可引起过敏性休克等。

### 三、临床应用

临床应用中药，要树立"有毒观念，无毒用药"的正确态度，要充分重视中药毒性的普遍性，消除中药无毒的概念，高度重视中药临床用药的安全性。另一方面，临床使用有毒中药时，特别是大毒中药，不能畏首畏尾，随意降低剂量以求安全，而忽视疗效，以致疗效不佳或毫无疗效，控制不住病势，导致病情恶化。在具体用药时，应做到依法应用、辨证使用、合理配伍、掌握剂量、控制疗程、用法恰当、中西合用，以及中毒救治等合理措施，消除或降低药物的毒性反应，在充分保证用药安全的前提下追求最佳疗效。应遵循《素问·五常政大论》的用药原则，"大毒治病，十去其六；常毒治病，十去其七；小毒治病，十去其八；无毒治病，十去其九；谷肉果菜，食养尽之，无使过之，伤其正也"；应遵守《神农本草经》提出的"从小剂量开始，逐步加量"的原则，"若毒药治病，先起如黍粟，病去即止，不去倍之，不去十之，取去为度"；应杜绝严重不良反应事件发生。

**1. 依法应用**

临床应用中药，首先应依法合理使用，应按照国家基本药物、国家医疗保险工伤保险生育保险药物、处方与非处方药物、医疗机构中药制剂管理的要求，合理使用。尤其是有毒中药中的大毒中药，必须按照《医疗用毒性药品管理办法》的要求管理和使用。

**2. 辨证使用**

中医治病，精于辨证，药证相符，效如桴鼓；药不对证，适得其反，对人体将造成伤害，出现毒性反应。如羊踯躅花临床用于治疗室上性心动过速，可使心率减慢，恢复正常，即是治疗效果；但健康人或非适应证者服用，将出现心动过缓，即是中毒反应。又人参是补气药，适用于气虚证候，若用于阴虚阳亢内有虚热者，就会出现头晕、心悸、失眠、鼻衄、口舌生疮、咽喉疼痛、便干、食欲减退等所谓人参滥用综合征。

**3. 合理配伍**

合理配伍是保证中药临床安全高效应用的重要环节。中药配伍是指有目的地按病情需要和药性特点，选择两味或两味以上的中药配合应用，以增强疗效、调节偏性、降低毒性或副作用的方法。《神农本草经》记载药"有单行者，有相须者，有相使者，有相畏者，有相恶者，有相反者，有相杀者。凡此七情，合和视之"。中药之间配伍后，会发生某些相互作用，有的能增强或降低原有疗效，有的能抑制或消除毒副作用，有的则能产生或增强毒副反应。临床应用有毒中药时，就是要利用药物之间存在"相畏""相杀"的配伍关系，制约其毒性，使毒性减轻。如陶弘景《本草经集注》云："俗方每用附子，皆须甘草、人参、生姜相配者，正制其毒故也。"甘草、人参、生姜等与附子同用，可使附子的毒性大大降低。另一方面，要避免配伍不当，使药物的毒性增强，甚至产生新的毒性。如朱砂与昆布配伍，不仅二者的有效成分硫化汞和碘的含量明显下降，且会生成碘化汞，汞离子游离，导致汞中毒。此外，尤其要注意"十八反""十九畏"。

**4. 剂量疗程**

中药毒性的大小是相对的，主要取决于用药剂量和用药时间。中药临床的用药剂量和用药时间，应因证而定、因方而别、因人而异、因地因时制宜，并根据病情的变化随时调整剂量和疗程，中病即止。若用量过大或用药时间过长，都会导致毒性。如山豆根含苦参碱，量大可引起痉挛，超量会导致死亡。苦杏仁在常量下使用，其所含的苦杏仁苷，被苦杏仁酶分解后产生微量剧毒物质氢氰酸，能抑制咳嗽中枢而起镇咳平喘作用，过量则中毒。又如含铅、汞的矿物类中药，长期服用，可因蓄积而引起毒性反应。长期或过量服用朱砂、赭石、六神丸等可引起肝、肾损害。尤其是治疗剂量与中毒剂量甚为接近的有毒中药，临床应用时，更应严格控制剂量和疗程，既要限制单次用药剂量，又要限制总服药量，同时还要防止药物在体内蓄积中毒。

### 5. 用法恰当

中药的临床应用方法十分广泛，尤其是给药途径、应用形式、煎煮方式、服药方法等都将直接影响药物的疗效和毒性。①给药途径：中药的传统给药途径主要是口服和皮肤给药，还有吸入、舌下给药、直肠给药、鼻腔给药、阴道给药等多种途径。不同的给药途径，药物的吸收、分布、代谢与排泄的差异明显，直接影响药物的疗效和毒性。按毒性反应的强烈程度和出现的早晚情况，排列递减顺序为：静脉注射、呼吸吸入、腹腔注射、肌内注射、皮下注射、舌下给药、黏膜给药、口服给药、皮肤给药。一般而言，同样的有毒中药的毒性物质，经直肠灌注 1/2 的口服剂量，经皮下注入 1/4 的口服剂量，就能达到同样毒效。②应用形式：中药临床应用的形式多样，有 40 多种剂型；随着科技的进步，新剂型还将不断涌现。《神农本草经》有"药性有宜丸者，宜散者，宜水煮者，宜酒渍者，宜膏煎者，亦有一物兼宜者，亦有不可入汤酒者，并随药性，不得违越"的记载，《苏沈良方》有"无毒者宜汤，小毒者宜散，大毒者宜丸"的论述。概言之，有毒中药的应用形式，应根据临床治疗疾病的需要、药物的性质和剂型的特点，选择合理的应用形式。③煎煮方法：汤剂是中药临床最常用的剂型，煎煮的器具、用水、入药、浸泡，煎煮的火候、时间、次数等，均将影响药物的疗效和毒性。煎煮时，一般宜用瓷罐或砂锅，忌用铜、铁器；用水须洁净澄清，含矿物质、杂质少；入药的方式有先煎、后下、包煎、另煎、烊化、冲服。入药的方式、浸泡的时间与煎煮的火候、时间、次数都应根据药物的性状、性能、临床用途选用适宜的方法。如生川乌、生附子毒性极强，经延长煎煮时间可促进乌头碱水解，使毒性降低 2000 倍。又如细辛煎 30 分钟，其毒性成分黄樟醚挥发 98%，毒性明显降低。但有些中药不能水煎，如朱砂只入丸散或冲服，不入汤剂，因煎煮遇高温则析出有毒的游离汞，导致毒性增强。④服药方法：有毒中药处方用量虽然合理，一般不会引起中毒反应，但患者求治心切，过量服用也会引起中毒。服药时间不同，对药物的毒性亦有影响。如饱腹状态服药，由于药物被稀释，出现中毒的时间较迟，症状较轻；而空腹状态时服药，毒物很快被消化吸收，则迅速出现中毒症状。⑤饮食宜忌：服用有毒中药后必须注意食物宜忌，以免药物与食物之间产生相互作用，影响疗效甚至产生不良反应。一般而言，服用热性有毒中药时，不宜食用葱、蒜、胡椒、羊肉、狗肉等热性食物；服用寒性有毒中药时，应禁食生冷食物。

### 6. 中西合用

张锡纯《医学衷中参西录》创立"石膏阿司匹林汤"，开创中西药联合使用的先河。随着中西医结合工作的深入开展，中药西药同用防治疾病日益广泛。主要表现为三个方面：

一是中西药合用，协同增效。如，黄连木香与呋喃唑酮合用，提高治疗痢疾的效果；金银花与青霉素合用，抑制耐药菌株有协同作用；延胡索与阿托品合用，止痛效果明显提高；枳实与庆大霉素合用，能提高庆大霉素在胆道的浓度，有利于胆囊炎的治疗。二是中西药合用，减轻或消除西药的毒副作用。如甘草（或甘草酸）与链霉素同用，可降低链霉素对第八对脑神经的损害；珍珠母粉与氯丙嗪合用，减轻或消除氯丙嗪对肝脏的损害。三是中西药合用，毒性增加。如朱砂与西药溴化物、碘化钾合用，毒性增加，可引起药源性肠炎；含有机酸的中药与磺胺类药物合用，可以增加磺胺类药物的肾脏毒性；含钙丰富的中药与洋地黄类药物合用，增加洋地黄类药物的毒性；夏枯草、白茅根配服保钾利尿西药，则容易产生高血钾症；甘草与水杨酸同用，使溃疡病发生率增高；含鞣质的中药与四环素、红霉素及庆大霉素等抗生素同用，或与含金属离子钙剂、铁剂同服，可使中西药药效同时降低。

### 7. 中毒救治

有毒中药中毒救治的处理原则，包括排除毒物、实施解毒、对症处理三个方面。①排除毒物：临床发现中药中毒时，应立即停止用药；快速采用催吐、洗胃、灌肠等急救措施，防止毒性物质继续伤害人体，减轻中毒症状，争取治疗时机，减少死亡率。②实施解毒：根据有毒中药毒性物质的性状、成分、作用靶器官，选择不同的解毒剂和解毒方法。中药的解毒剂一般有绿豆、甘草、生姜、蜂蜜等，还可根据中药"相杀""相畏"的配伍原则，选用中药解毒剂。中药解毒剂一般适宜于中毒轻者。③对症处理：应根据毒性物质损害机体的状况，立即吸氧、补液，对症处理脱水、酸中毒、休克、肺水肿、急性肝肾功能衰竭等危重症候。

# 第三章
## 中药描述毒理学

中药描述毒理学直接关注的是毒性鉴定，即采用实验动物、脏器、组织、细胞等材料进行适当的毒性试验，研究有毒中药对人体可能发生危害的剂量（浓度）、接触时间、接触途径以及危害程度等，为安全性评价和管理法规制定提供毒理学信息。根据药物毒性特点，中药毒性试验包括安全药理试验、一般毒性（急性毒性、长期毒性）试验、特殊毒性（遗传毒性、生殖发育毒性、致癌性）试验、其他毒性（过敏性、溶血性、局部刺激性）试验等内容。

基于中药的特殊性，其毒理学研究方法具有以下特点：①中医药理论指导，如相须、相使、相畏、相杀、相恶、相反等的配伍关系，对于中药毒理学试验的设计、结果评价等有指导意义。②多年临床应用经验的基础，有助于中药毒理学试验的结果判断。③试验结果的影响因素众多，重现性不够理想。一方面，中药物质基础复杂，且许多成分未知，联合作用于多个器官组织，作用较为广泛，因而毒性表现复杂，受个体因素和环境因素等影响，重现性差；另一方面，中药质量受诸多因素的影响，如基原、采收时间、炮制加工、提取工艺、制剂、配伍等，都必然会影响中药毒理学试验结果，导致重现性差。进入现代，中药在提取、分离、纯化手段上引进了新工艺、新技术，采用了新剂型，有些甚至改变了传统的给药途径，这些因素可能会导致传统中药与现代中药在物质基础、生物利用度、生物学特性上的差异，也必将导致相同或相似中药在毒理学试验结果上的差异。

因此，要保证中药毒理学试验结果能充分反映药物对机体的毒性，首先应解决受试物的质量和稳定性问题，然后在中医药理论指导下，依据相关的毒理学试验技术指导原则，科学合理设计试验，选用合格实验动物或合理的试验系统，规范给药，如实记录，结合有毒中药的传统认识，科学分析试验结果。从事中药新药安全性研究的实验室应符合《药物非临床研究质量管理规范》（GLP）的要求。

此外，由于中药成分复杂，传统多为口服入药或外用，进入机体后并非所有成分均能吸收，也并非所有成分均有生物活性，或者需要经过体内生物转化而活化。因此，在进行体外试验时，若以中药提取物直接作用于试验对象，由于多成分的干扰而影响试验结果。因此，为排除这些因素的影响，模拟中药临床作用特点，明确中药的毒性物质基础和毒作用机制，需采用一些特殊的研究方法，如血清毒理学研究方法。血清毒理学即在动物给药后，得到含药血清，并用此含药血清进行体外试验，选择合适的观察指标，观察药物可吸收部分的直接毒性作用，可较真实地反映药物在体内产生的作用。

# 第一节 毒性参数和安全限值

对外源化学物毒性的描述，有两种主要方法，分别是比较相同剂量外源化学物引起的毒作用强度，或比较引起相同毒作用的外源化学物剂量。毒性参数即属于后者，可以分为毒性上限参数和毒性下限参数。毒性上限参数是指在急性毒性试验中以死亡为终点的各项毒性参数；毒性下限参数是指观察到的有害作用阈剂量及最大无有害作用剂量。常用指标包括：致死剂量、阈剂量、最大无作用剂量和毒作用带等。

## 一、致死剂量或浓度

在急性毒性试验中，外源化学物引起受试实验动物死亡的剂量或浓度，称为致死剂量或浓度，通常按照引起动物不同死亡率所需的剂量来表示。可分为绝对致死量或浓度（certainly lethal dose，$LD_{100}$ 或 absolute lethal concentration，$LC_{100}$）、半数致死剂量或浓度（median lethal dose，$LD_{50}$ 或 median lethal concentration，$LC_{50}$）、半数耐受限量（median tolerance limit，TLm）、最小致死剂量或浓度（minimum lethal dose，$MLD/LD_{01}$ 或 minimum lethal concentration，$MLC/LC_{01}$）和最大耐受剂量或浓度（maximum tolerance dose，$MTD/LD_0$ 或 maximum tolerance concentration，$MTC/LC_0$）。

绝对致死量或浓度（$LD_{100}$ 或 $LC_{100}$）是指引起一组受试实验动物全部死亡的外源化学物的最低剂量或浓度。由于一个群体中，不同个体之间对外源化学物的耐受性存在差异，可能会有少数个体耐受性过高或者过低，因而造成绝对致死剂量出现增大或减小。

半数致死量（$LD_{50}$）/半数致死浓度（$LC_{50}$）是一个常用的指标，表示能引起一个群体 50% 死亡所需的剂量/浓度。$LD_{50}/LC_{50}$ 数值越小，表明外源化学物的毒性越大。该指标能够较好地减少动物反应性个体差异的影响；而且对于剂量－反应关系的 S 形曲线而言，其 50% 反应率处的斜率最大，关系恒定。在应用该指标的时候，必须注明实验动物种类、暴露途径等条件，还应当注明 95% 的置信区间。在环境毒理学中，常用半数耐受限量（TLm）表示一群水生生物中 50% 个体在一定时间内（48 小时）可以耐受（不死亡）的某种外源化学物的浓度。

最小致死剂量或浓度（MLD，$LD_{01}$ 或 MLC，$LC_{01}$）是指一组受试实验动物中，仅引起个别动物死亡的外源化学物的最低剂量或浓度。

最大耐受剂量或浓度（MTD，$LD_0$ 或 MTC，$LC_0$）也称为最大非致死剂量或浓度，是指一组受试实验动物中，不引起动物死亡的外源化学物的最大剂量或浓度。

由于大多数中药的毒性相对较低，所以其给药量常常会达到最大可给药剂量或浓度。尽管动物不一定会出现显著的毒性反应，但可能会对其消化系统或者营养状况产生不良作用。

## 二、阈剂量

化学物质引起受试对象中的少数个体出现某种最轻微的异常改变所需要的最低剂量称

为阈剂量（threshold dose），又称最小有作用剂量（minimal effective level，MEL），包括急性阈剂量（acute threshold dose，Limac，为与化学物质一次接触所得）和慢性阈剂量（chronic threshold dose，Limch，为长期反复多次接触化学物所得）。

用不同的指标、方法观察外源化学物的毒作用，可以得到不同的阈剂量。易感性不同的个体可有不同的阈值，同一个体对某种效应的阈值也可随着时间而发生改变。因此为安全起见，应当采用敏感指标、敏感动物和足够数量的受试动物进行试验。

阈值是一种外源化学物使生物机体开始出现效应的剂量或浓度，即低于阈值时效应不发生，而达到阈值时效应将发生。目前一般认为，外源化学物的一般毒性（器官毒性）和致畸作用的剂量－反应关系是有阈值的（非零阈值），而遗传毒性致癌物和致突变物的剂量－反应关系是否存在阈值尚无定论，通常认为是无阈值（零阈值）。毒理学上著名的"百万小鼠（megamouse）试验"对遗传毒性致癌物 2－乙酰氨基芴（2－AAF）进行了大规模剂量－反应关系研究。结果提示，利用动物致癌试验精确研究低水平肿瘤发生率的剂量－反应关系是不可能的。

### 三、最大无作用剂量

最大无作用剂量（maximal no-effective dose，MNEL/$ED_0$）指化学物质在一定时间内，按一定方式与机体接触，用现代的检测方法和最灵敏的观察指标均不能发现任何损害作用的最高剂量。

毒理学试验研究中难以获得准确的阈剂量和最大无作用剂量，但可以获得"观察到损害作用的最低剂量（lowest observed adverse effect level，LOAEL）"和"未观察到损害作用的剂量（no observed adverse effect level，NOAEL）"。

观察到损害作用的最低剂量（LOAEL）是指在规定的暴露条件下，通过试验和观察，一种物质引起机体（人或实验动物）形态、功能、生长、发育或寿命某种有害改变的最低剂量或浓度。此种有害改变与同一物种、品系的正常（对照）机体是可以区别的。

未观察到损害作用的剂量（NOAEL）指在规定的暴露条件下，通过试验和观察，一种物质不引起机体（人或实验动物）形态、功能、生长、发育或寿命可检测到的有害改变的最高剂量或浓度。

动物实验获得的 LOAEL 和 NOAEL 是计算参考剂量（reference dose，RfD）和确定安全系数（safety factor，SF）的关键参数，是制定人群安全限值的重要依据。在具体的实验研究中，比 NOAEL 高一个剂量组的实验剂量就是 LOAEL。但因其常受试验组数、每组样本量大小和剂量组距宽窄等因素的影响，故有一定的局限性。基准剂量（benchmark dose，BMD），被推荐用来替代 NOAEL 或 LOAEL。BMD 是指 $ED_1$、$ED_5$ 或 $ED_{10}$ 的 95% 可信区间。

### 四、毒作用带

阈剂量作用下限与致死毒作用上限之间的距离称为毒作用带（toxic effect zone），是综合评价外源性化学物质毒性和毒作用特点的重要参数之一。分为急性毒作用带与慢性毒作用带。

急性毒作用带（acute toxic effect zone，Zac）为半数致死剂量与急性阈剂量的比值，即 $Zac = LD_{50}/Limac$，Zac 值小，说明化学物质从产生轻微损害到导致急性死亡的剂量范围窄，引起死亡的危险性大；反之，则说明引起死亡的危险性小。

慢性毒作用带（chronic toxic effect zone，Zch）为急性阈剂量与慢性阈剂量的比值。Zch 值大，说明 Limac 与 Limch 之间的剂量范围大，由极轻微的毒效应到较为明显的中毒表现之间发生发展的过程较为隐匿，易被忽视，故发生慢性中毒的危险性大；反之，则说明发生慢性中毒的危险性小。

## 五、治疗指数

治疗指数（therapeutic index，TI）是指半数致死量与半数有效量之间的比值，即 $TI = LD_{50}/ED_{50}$，是新药研发的重要参考指标。TI 值越大，其安全性越高。

## 六、安全限值

动物试验的结果需要外推于人群以获得其安全限值（safety limit）。动物试验外推到人通常有三种基本的方法：利用不确定系数（安全系数）；利用药物动力学外推（广泛用于药品安全性评价并考虑到受体敏感性的差别）；利用数学模型。

外源化学物安全限值的制定需要考虑其毒效应是否存在可确定的阈值。对毒效应有阈值的化学物，安全限值是指为保护人群健康，对生活、生产环境和各种介质（空气、水、食物、土壤等）中与人群身体健康有关的各种因素（物理、化学和生物）所规定的浓度和暴露时间的限制性量值，在低于此种浓度和暴露时间内，根据现有的知识，不会观察到任何直接和/或间接的有害作用。也就是说，在低于此种浓度和暴露时间内，对个体或群体健康的危险度是可忽略的。安全限值可以是每日容许摄入量、最高容许浓度、参考剂量、可耐受摄入量等。

每日容许摄入量（acceptable daily intake，ADI）是指允许正常成人每日由外环境摄入体内的特定外源化学物质的总量。在此剂量下，终身每日摄入该化学物质不会对人体健康造成任何可测量出的健康危害。

最高容许浓度（maximal allowable concentration，MAC）系指某一外源化学物可以在环境中存在而不致对人体造成任何损害作用的浓度。

参考剂量（reference dose，RfD）是指一种日平均剂量和估计值。人群（包括敏感亚群）终身暴露于该水平时，预期在一生中发生非致癌（或非致突变）性有害效应的危险度很低，在实际上是不可检出的。

对毒效应无可确定阈值的化学物，理论上在零以上的任何剂量，都存在某种程度的危险度。因而，对于遗传毒性致癌物和致突变物就不能应用安全限值的概念，只能引入实际安全剂量（virtual safe dose，VSD）的概念，即指与可接受的危险度相对应的化学毒物的暴露剂量。化学致癌物的 VSD，是指低于此剂量能以 99% 可信限的水平使癌症超额发生率低于 $1 \times 10^{-6}$，即 100 万人中癌症超额发生低于 1 人。

制定安全限值或 VSD 是毒理学的一项重要任务。

# 第二节 安全药理研究方法

## 一、概述

安全药理学（Safety Pharmacology）主要是研究药物在治疗剂量范围内潜在的不期望出现的对生理功能的不良影响，即观察药物对中枢神经系统、心血管系统和呼吸系统等的影响。根据需要可能进行追加和/或补充的安全药理学研究。

追加的安全药理学研究（Follow-up Safety Pharmacology Studies）是根据药物的药理作用和化学类型，估计可能出现的不良反应。如果对已有的动物和临床试验结果产生怀疑，可能影响人的安全性时，应进行追加的安全药理学研究，即对中枢神经系统、心血管系统和呼吸系统进行深入的研究。

补充的安全药理学研究（Supplemental Safety Pharmacology Studies）是评价药物对中枢神经系统、心血管系统和呼吸系统以外的器官功能的影响，包括对泌尿系统、自主神经系统、胃肠道系统和其他器官组织的研究。

安全药理学研究贯穿于新药研究全过程，可分阶段进行。在药物进入临床试验前，应完成对中枢神经系统、心血管系统和呼吸系统影响的核心组合（core battery）试验的研究。追加和/或补充的安全药理学研究可在申报生产前完成。

安全药理学研究的目的包括以下几个方面：确定药物可能关系到人的安全性的非期望药理作用；评价药物在毒理学和/或临床研究中所观察到的药物不良反应和/或病理生理作用；研究所观察到的和/或推测的药物不良反应机制。

## 二、主要的安全药理试验

### 1. 中枢神经系统

对行为、学习记忆、神经生化、视觉、听觉和/或电生理等指标的检测。定性和定量评价给药后动物的运动功能、行为改变、协调功能、感觉/运动反射和体温的变化等，以确定药物对中枢神经系统的影响。

### 2. 心血管系统

一般测定给药前后血压（包括收缩压、舒张压和平均压等）、心电图（包括 QT 间期、PR 间期、ST 段和 QRS 波等）和心率等的变化。进一步可对心输出量、心肌收缩作用、血管阻力等指标进行检测。如药物从适应证、药理作用或化学结构上属于易于引起人类 QT 间期延长类的化合物，例如抗精神病类药物、抗组织胺类药物、抗心律失常类药物和氟喹诺酮类药物等，应进行深入的研究，观察药物对 QT 间期的影响。

### 3. 呼吸系统

一般测定给药前后动物的呼吸频率和呼吸深度等的变化。进一步可对气道阻力、肺动脉压力、血气分析等指标进行检测。

### 4. 泌尿/肾脏系统

观察药物对肾功能的影响，如对尿量、比重、渗透压、pH 值、电解质平衡、蛋白质、细胞和血液生化（如尿素氮、肌酐、蛋白质）等指标的检测。

### 5. 自主神经系统

观察药物对自主神经系统的影响，如与自主神经系统有关受体的结合，体内或体外对激动剂或拮抗剂的功能反应，对自主神经的直接刺激作用和对心血管反应、压力反射和心率等指标的检测。

### 6. 胃肠系统

观察药物对胃肠系统的影响，如胃液分泌量和 pH 值、胃肠损伤、胆汁分泌、体内转运时间、体外回肠收缩等指标的测定。

# 第三节　一般毒性作用研究方法

## 一、急性毒性试验

### 1. 概述

急性毒性试验是指在不同的给药途径条件下，24 小时内一次或多次给予动物受试药物（包括中药、复方、中药或复方的提取物、中成药）后，短期（一般为 14 天）内观察受试药物所产生的毒性反应，包括一般行为和外观改变、大体形态变化以及死亡效应等。急性毒性试验的目的主要是初步估计受试药物毒性大小、提供有关药物可能的毒性靶器官及可能死亡原因的信息、提示在后续试验中需要重点观察的指标信息、为长期毒性试验剂量设计提供重要的参考依据、为临床用药的安全及监测提供依据、减少试验中的风险等。

### 2. 方法

常用的中药急性毒性试验方法主要包括半数致死量（$LD_{50}$）法、最大耐受量（$LD_0$）法和最大给药量法。

$LD_{50}$ 法适合于毒性大的中药，是反映有毒中药引起半数动物死亡的剂量，是标志动物急性毒性反应程度的重要指标。$LD_{50}$ 法常选用健康成年啮齿类动物大鼠、小鼠作为研究对象。给药途径强调与临床拟用给药途径相同，若临床给药途径无法在动物身上进行时，应特殊说明，并选用与临床途径尽量接近的其他给药途径。动物试验一般采用口服和注射两种给药途径。给药剂量一般设 5~7 个，组间剂量比在 0.65~0.95 之间，或按 $r = \sqrt[n-1]{b/a}$ 求得；每组动物至少 10 只。给药后主要观察毒性反应、死亡率，并连续观察 14 天，用 Bliss 法计算 $LD_{50}$ 值及 95% 的置信区间。

$LD_0$ 法适合于无法测出 $LD_{50}$ 值的中药的安全性评估，通常采用一次或 24 小时内多次给予动物最大浓度、最大用量的受试药物，观察动物是否出现中毒症状及其他病理变化。但应注意，应用该法若动物未出现毒性，仅说明在该条件下未见明确的毒性反应，不代表受试物无毒性。

最大给药量法适用于因中药药物浓度或给药体积限制而无法测出 $LD_{50}$ 或 $LD_0$ 的中药急性毒性研究，如鼻腔喷雾剂、阴道洗剂、膏药、贴剂等。值得注意的是，应用该法未测出毒性仅说明在此给药体积、给药浓度及给药途径下，受试药物对某种动物无明显毒性，但不代表受试药物绝对无毒。

此外，还有近似致死量法、限量试验法、扩展试验法、固定剂量法等急性毒性试验方法。

## 二、长期毒性试验

### 1. 概述

长期毒性试验是重复给药毒性试验的总称，是指在不同的给药途径条件下，长期、反复给予受试药物后，长期观察实验动物的毒性表现。它是药物非临床安全性评价的重要内容。长期毒性试验的主要目的应包括以下五个方面：①预测受试物可能引起的临床不良反应，包括不良反应的性质、程度、剂量－反应和时间－反应关系、可逆性等；②推测受试物重复给药的临床毒性靶器官或靶组织；③预测临床试验的起始剂量和重复用药的安全剂量范围；④提示临床试验中需重点监测的指标；⑤为临床试验中的解毒或解救措施提供参考信息。

药物的开发是一个连续的、渐进的系统工程，长期毒性试验是药物开发的有机组成部分。长期毒性试验不能与药效学、药代动力学和其他毒理学研究割裂，试验设计应充分考虑其他药理毒理研究的试验设计和研究结果。长期毒性试验的结果应该力求与其他药理毒理研究结果互为印证、说明和补充。

中药长期毒性试验主要参照国家食品药品监督管理局（SFDA）在 2005 年颁布的《中药、天然药物长期毒性技术指导原则》的规定进行，总的来讲，具体试验时在实验动物的选择、受试物的剂量设计及给药方式、观察指标和结果判断及恢复期观察几方面予以注意，以避免因实验设计不合理等因素导致人力、物力、财力的浪费，影响受试方药的研究与开发进度。此外，鉴于机体在正常状态下和疾病状态下对药物的毒药物动力学（absorption、distribution、metabolism、excretion，ADME）过程存在明显差异，且中药临床治病讲究"对症下药"，那么进行中药长期毒性研究时应尽可能地选择与临床疾病特征或疾病本质相似的模型动物进行，以期能更客观地推测针对特定疾病受试方药可能的毒性靶器官，更合理地预测临床应用受试方药的安全范围，更科学地评估受试方药的临床风险等。

### 2. 方法

中药长期毒性研究实验方法多涉及口服给药长期毒性试验、注射给药长期毒性试验和皮肤外用药长期毒性试验。其中，口服给药长期毒性试验适合于丸剂、片剂、颗粒剂、胶囊剂、酒剂、口服液等剂型；注射给药长期毒性试验适合于混悬注射剂和提纯成分的澄明注射剂，给药方式主要有肌内注射、腹腔注射、静脉注射、皮下注射；皮肤外用药长期毒性试验主要适合于针对临床皮肤或骨科疾患的膏药、涂膜剂、散剂等剂型。中药长期毒性试验常用动物有大鼠、犬、家兔和豚鼠，特别需要也可用猴。根据《中药、天然药物长期毒性技术指导原则》（2005）规定，长期毒性试验一般需采用两种动物进行，即啮齿类

（常用大鼠）和非啮齿类（常用 Beagle 犬或猴），但皮肤外用药的长期毒性试验常用家兔和豚鼠。实验动物的选择应根据受试物研究期限长短和使用人群范围确定，一般选择健康、体重均一、生长敏感期的动物进行，且雌性应未孕；若受试物是应用于儿童或老人的，则应根据具体情况选用幼年动物或老龄动物；单性别用药可仅选用单性别动物。一般大鼠和犬在口服给药和注射给药长期毒性实验中常用；相对于大鼠，犬更昂贵，但其生理结构与人类更接近，其长期毒性试验结果更具参考价值；但相对于犬，猴与人类的血缘关系最近，其长期毒性试验结果最具有说服力。家兔和豚鼠常用于皮肤外用药的长期毒性试验研究，两种动物的皮肤对受试药物的敏感性均强，但豚鼠较家兔经济。中药长期毒性试验研究时应注意受试药物的剂量设计和给药方式，一般选用制备工艺稳定、符合临床试用质量标准规定的中试样品；剂量设计应遵循以下原则：高剂量使动物出现明显毒性或严重的毒性反应或个别动物出现死亡，中剂量使动物出现轻微的或中等程度的毒性反应且其剂量在高、低剂量之间并与二者成倍数关系，低剂量应高于药效学试验的最佳有效剂量且动物不出现毒性反应。一般情况下至少应设 3 个剂量组和溶媒或赋形剂对照组，必要时还需设立空白对照组和/或阳性对照组。受试药物的给药途径一般要求与临床拟用药途径一致，当临床给药途径在动物身上难以达到或根本无法达到时可允许用别的给药途径，但应与临床的给药途径尽量接近并充分保证受试药物给药剂量的准确性和药物的稳定性。SFDA 规定中药新药长期毒性试验中受试药物的给药周期应是临床疗程的 3 倍，但应注意的是，临床疗程是指临床可观察到受试物疗效的实验周期，对于一些慢性病需长期反复应用的药物，长期毒性试验则要求根据临床实际用药疗程，按照最长实验周期进行。受试药物的检测指标应参照《中药、天然药物长期毒性技术指导原则》进行。值得一提的是，中药长期毒性试验恢复期的观察是不容忽视的，其除可了解受试药物致动物毒性反应的可逆程度外，还可发现可能出现的迟发性反应；恢复期观察时间的长短根据试验的具体情况而定，若实验中某些检查指标出现异常可将恢复期相应延长。最后，需要强调的是长期毒性试验结果的解读，若检测指标没有统计学意义不等于没有生物学意义，有统计学意义不等于有生物学意义，应注意长期毒性试验结果的判定与药效学实验结果的统一性问题和两种动物长期毒性试验结果的不一致性分析。

## 第四节 特殊毒性作用研究方法

中药特殊毒性试验是指受试药物（包括中药、复方、中药或复方的提取物、中成药）的致突变、致畸、致癌试验，其目的主要是证实受试药物有无"三致"毒性，为该药的临床试验开展提供参考信息，降低临床风险。

## 一、遗传毒性试验

### （一）概述

遗传是指生物物种通过各种繁殖方式来保证世代间生命延续的过程，在这个过程中亲代通过遗传物质的传递，使子代获得亲代的特征。遗传的稳定是相对的，可能由于遗传物质在自我复制过程中的偶然失误，或者个体发育与生存受到复杂变化的内外环境条件的影响，造成亲代子代间或者子代与子代间出现不同程度的差异，这种差异称为变异。

遗传毒性（genetic toxicity）是指受试物对基因组的损害能力，包括对基因组的毒作用引起的致突变性及其他各种不良效应。致突变性（mutagenicity）是指受试物引起遗传物质发生改变的能力，包括基因突变和染色体畸变，这种改变可随细胞分裂过程而传递。由此可见，遗传毒性比致突变性具有更广泛的检测终点和检测方法。遗传毒性包含了致突变性。研究物质的致突变性、致突变机制以及对健康危害的科学称为遗传毒理学（genetic toxicology）。

遗传毒性试验包括用于检测通过不同机制直接或间接诱导遗传学损伤的化合物的体外和体内试验，这些试验能检出 DNA 损伤及其损伤的固定。以基因突变，较大范围染色体损伤、重组和染色体数目改变形式出现的 DNA 损伤的固定，一般认为是遗传效应的基础，且是恶性变过程的环节之一（这种遗传学改变仅仅在复杂的恶性变过程中起了部分作用）。在检测此类损伤的试验中呈阳性的化合物为潜在致癌剂和/或致突变剂，即可诱导癌和/或遗传缺陷性疾病。因为在人体已建立了特殊化学物的暴露和致癌性之间的关系，而对于遗传性疾病难以证实类似的关系，因此遗传毒性试验主要用于致癌性预测。

### （二）方法

**1. 遗传毒性试验的选择**

目前已建立的遗传毒性试验方法有 200 种以上，可分为以下 6 类：DNA 损伤和修复试验，原核基因突变试验，非哺乳类真核细胞试验，哺乳动物基因突变试验，哺乳动物细胞遗传试验，生殖细胞致突变试验。

（1）遗传毒性试验标准组合　遗传毒性试验方法有多种，但没有任何单一的试验方法能检测出所有的遗传毒性物质，因此，通常采用体外和体内遗传毒性试验组合的方法，以减少遗传毒性试验的假阴性结果。这些试验相互补充，对结果的判断应综合考虑所有试验的结果。

综合国内外药物遗传毒性试验指导原则，一般选择以下几类试验：①1 项原核基因突变试验，通常选细菌基因突变试验中的鼠伤寒沙门菌（Salmonella typhimurium）回复突变试验，简称 Ames 试验；②1 项体内哺乳动物细胞遗传试验，通常选小鼠体内骨髓细胞微核试验；③1 项体外哺乳动物细胞遗传试验或哺乳动物基因突变试验，通常选中国仓鼠细胞的染色体畸变试验或小鼠淋巴瘤 TK 基因突变试验。

（2）标准试验组合的调整　建议采用标准试验组合并不意味着其他遗传毒性试验（如 DNA 加合物检测、DNA 链断裂、DNA 修复或重组试验）不合适，这些试验可作为标准试验组合以外的可供选择试验，以进一步验证或补充标准试验组合得到的遗传毒性试验结果。常见的需要调整标准试验组合如下：①对于一个受试物，以上组合中所有试验均为阴性结果时，可认为该受试物无遗传毒性；如果组合中有一个试验为阳性结果，则认为该受试物具有遗传毒性。对于标准试验组合得到阳性结果的受试物，根据其治疗用途，可以增加试验以进一步验证试验结果并研究毒作用机制。②在一些情况下，细菌回复突变试验不能提供合适的或足够的信息以评价遗传毒性，如对细菌毒性过大的受试物（如某些抗生素等）；在这种情况下，体外试验部分可改用两种不同类型细胞和两种不同终点（基因突变和染色体损伤）的体外哺乳动物细胞试验。③标准试验组合一般可检出具有遗传毒性作用的可疑结构的受试物，如果含有此类可疑结构的受试物在试验组合中的结果为阴性时，需要适当增加一些试验，防止假阴性结果出现。④对于某些特殊的受试物，如毒代动力学或药代动力学研究表明不被全身吸收，在标准体内遗传毒性试验中无法到达靶组织的受试物，如放射影像剂、抗酸铝合剂和一些皮肤用药等，标准组合的体内试验难以提供有用的信息，若改变给药途径也不能提供足够的靶组织暴露时，可仅根据体外试验进行评价。⑤由于中药制剂尤其是中药复方制剂有其特殊性，如含有生药粉制剂、不溶物较多、成分复杂、溶解度较差、pH 等问题，难以进行体外试验者，可只选择进行合适的体内试验。

**2. 常用的遗传毒性试验**

（1）鼠伤寒沙门菌回复突变试验（Ames 试验）　　Ames 试验是应用最广泛的检测基因突变的试验。其基本原理为：野生型的鼠伤寒沙门菌自身能合成组氨酸，而突变型的菌株不能合成组氨酸，因此突变型的菌株在无组氨酸的培养基上不能生长，在有组氨酸的培养基上可以正常生长。致突变物可以使鼠伤寒沙门菌从突变型回复突变为野生型，从而在无组氨酸的培养基上也能生长。根据在无组氨酸的培养基上生长的菌落数判断受试物是否为致突变物。

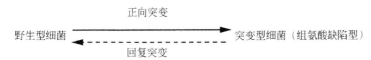

常用的试验方法有点试法和平板掺入法，前者常用于预试验，以了解受试物对沙门菌的毒性和可能的致突变性，后者是标准试验方法。

（2）小鼠骨髓细胞微核试验　　染色体或染色单体的无着丝粒断片或纺锤体受损伤而丢失的整个染色体，在细胞分裂后期遗留在细胞质中，末期以后，单独形成一个或几个规则的次核，包含在子细胞的细胞质内，由于比主核小，故称为微核。微核试验即通过观察受试物能否产生微核，以判断其对染色体完整性的损害及所导致的染色体分离异常情况，检测受试物是否具有致突变性。骨髓细胞由于具有旺盛的增殖能力，所以被选为微核试验的观察对象。

（3）体外细胞培养染色体畸变试验　　当细胞处于分裂中期相时，观察染色体形态结构和数目改变的试验称为染色体畸变试验。将观察的细胞用药物（如秋水仙素等）处理，使细胞停留在分裂的中期相，用显微镜检查染色体畸变和染色体分离异常情况。可观察到的染色体畸变种类有染色体数目异常（如非整倍体、多倍体、内复制等）、染色体结构异常（如断裂、微小体、着丝点环、无着丝点环、双着丝点、交换、三射体、四射体、多射体等）。

（4）小鼠淋巴瘤TK基因突变试验　随着细胞生物学技术的发展，在几十个基因座位上测出了突变体，包括营养需求型、细胞周期型、辐射及拟辐射敏感型、药物耐受型、溴尿嘧啶脱氧核苷依赖型以及其他遗传机制尚未阐明的改变，由此建立了多种哺乳动物类基因突变试验系统。最常用的有 L5178Y/TK$^{+/-}$ 和 V79（CHO）/HGPRT 系统。

小鼠淋巴瘤细胞 L5178Y/TK$^{+/-}$ 基因突变试验（mouse lymphoma assay，MLA）是一种正向突变试验，正向突变试验比细菌回复突变试验要灵敏。TK 基因突变试验的检测终点是位于常染色体上的胸苷激酶（thymidine kinase，TK）基因的突变。TK 基因的产物胸苷激酶在体内催化从脱氧胸苷（TdR）生成一磷酸胸苷（thymidine monophosphate，TMP）的反应。在正常情况下，体内的 TMP 主要来自于脱氧尿嘧啶核苷酸（dUMP），即由胸苷酸合成酶催化的 dUMP 甲基化反应生成 TMP。如果在细胞培养物中加入胸苷类似物，如三氟胸苷（trifluorothymidine，TFT），则 TFT 在胸苷激酶的催化下可生成三氟胸苷酸，进而掺入 DNA，造成致死性突变，使细胞死亡。若 TK 基因发生突变，导致胸苷激酶缺陷，则 TFT 不能磷酸化，亦不能掺入 DNA，故细胞在含有 TFT 的培养基中能够生长，即表现出对 TFT 的抗性。根据突变集落形成数，计算突变频率，以判定受试物的致突变性。

（5）单细胞凝胶电泳技术（SCGE）　又称彗星试验（comet assay）。当各种内外源 DNA 损伤因子诱发细胞 DNA 链断裂时，DNA 的超螺旋结构受到破坏，在细胞裂解液作用下，细胞膜、核膜等膜结构受到破坏，细胞内的蛋白质、RNA 以及其他成分均扩散到细胞裂解液中，而核 DNA 由于分子量太大只能留在原位。在中性条件时，DNA 片段可进入凝胶发生迁移，而在碱处理和碱性电解质的作用下，DNA 发生解螺旋，损伤的 DNA 断链及片段被释放出来，由于这些 DNA 的分子量很小，所以在电泳过程中会离开核 DNA 向阳极移动，形成彗星状的图像，而未损伤的 DNA 部分保持球形。DNA 受损越严重，产生的断片越多并且片段越小，电泳时迁移的 DNA 量也就越大，迁移距离越长，荧光显微镜下可观察到尾长增加、尾部荧光强度增强。在一定条件下，DNA 迁移距离（彗星尾长）和 DNA 含量（荧光强度）分布与 DNA 损伤程度呈线性相关，因此，尾矩（尾部 DNA 的含量与尾长的乘积）成为定量测定单个细胞 DNA 损伤程度的主要依据。

（三）遗传毒性试验要求与结果的综合评价

遗传毒性研究是药物安全性评价与药物整体开发进程的一个有机组成部分，其最终目的在于预测受试物潜在的遗传毒性或致癌性。中药遗传毒性实验研究时，受试方药的适用性问题、受试药的溶解性问题、代谢活化和阳性对照问题及结果的判断与评价问题是应特别注意的。

遗传毒性试验应符合毒理学试验的基本原则，即随机、对照和重复的原则。对照分为阴性对照和阳性对照。阴性对照通常是不加处理的对照，或者溶剂对照；阴性对照除了无处理因素外，其他的条件与试验组完全一样，目的是为了获得试验的基础数据。阳性对照可采用某种已知能产生阳性结果的物质，目的是对试验进行质量控制，证明试验方法的可靠。

有些致突变物必须经过代谢活化才能起作用，称为前致突变物。由于微生物和培养的动物细胞缺乏体内试验中的代谢能力，所以在遗传毒理学试验中必须引入代谢活化系统才能检测出前致突变物。S9 是经酶诱导处理后的哺乳动物肝匀浆经 9000g 离心分离所得上清液，加上适当的辅因子和缓冲液混合而成，主要含有混合功能氧化酶，是国内外常规应用于体外致突变试验的代谢活化系统。其缺点是 S9 随实验动物物种或器官的不同而有差异，另含有大量的亲核物质可能影响试验的敏感性。

在致突变试验中，如最高剂量过低，得出的阴性结果就不可靠。对于体内试验，应当是受试物溶解度许可或染毒途径许可的最大剂量。如该最大剂量有一定毒性，则应是不致引起动物死亡或靶细胞生长严重受抑或靶细胞形态改变而影响观察的最大耐受量。体外试验中受试物的最高浓度主要取决于受试物对细菌/细胞的毒性和溶解度。对易溶解的无毒化合物，细菌试验应达到的最高浓度为 5mg/皿，哺乳动物细胞试验为 5mg/mL 或 10mmol/L（选用较低者）。在遗传毒性体外试验中，某些遗传毒性致癌剂只有在检测浓度高达可产生一定程度的细胞毒性时才可检出，但毒性过高又可影响对相应的遗传终点进行恰当的评价。中药、天然药物成分复杂，大多具有颜色，应综合考虑多方面因素，试验时应根据具体情况进行合理的设计。

试验结果的分析和评价是试验的必要组成部分，应对研究结果进行科学和全面的分析和评价。在对遗传毒性试验结果进行评价时，应结合受试物的药学特点、药效学、药代动力学和其他毒理学研究的结果等信息进行综合分析。中药、天然药物还应结合处方组成特点、方中药味毒性情况、临床应用背景情况等进行综合分析。试验结果的评价最终应落实到临床研究受试者范围限定、风险效益评估以及必要防治措施的制定和应用上。

试验结束时，应首先回顾实验步骤和操作的正确性，剂量设计与对照组设置的合理性，然后进行观察。应首先注意阳性对照所用已知诱变剂的诱变能力是否与其剂量相符；其次应注意阴性对照中溶剂对照与空白对照的自发突变水平是否一致，与历史资料是否相符，在此基础上才判断试验结果的阳性或阴性。

**1. 体外试验阳性结果的综合判定**

①与阴性或溶剂对照数据及背景数据比较有统计学意义；②有剂量相关性存在；③阳性结果具有重现性；④阳性结果不是由于体外独特的代谢活化途径或体外特殊的活性代谢物所致；⑤阳性结果的产生不是由于培养条件所致，如极端的 pH 值、渗透压、细胞悬液中的沉淀物；⑥阳性结果不是由于试验过程中造成的污染所致；⑦排除其他可能的情况。

**2. 体内试验结果的评价**

在体内试验中，致突变作用与受检物能达到靶组织的剂量有关。体内试验方法具有考虑到与人体应用相关的吸收、分布、排泄的优点，而且体内代谢相对于体外试验中的代谢系统更具有相关性。因此，体内试验在遗传毒性试验中具有更重要的意义。一些已经确证的体内试验方法可用于评价遗传毒性，其中包括骨髓或外周血细胞遗传学试验。若某受试物体外试验结果为阴性，一般仅需进行一种体内细胞遗传学试验。对于在一种或多种体外试验中显示有生物学意义的阳性结果的受试物，在进行一种体内细胞遗传学试验的基础上，采用骨髓或外周血以外的组织进行进一步的体内试验可提供更有用的信息。受试物体内作用的靶细胞以及体外试验的检测终点有助于选择附加的体内试验。如果体外与体内试验的结果不一致，对其中的差异应采用具体问题具体分析的原则进行考虑和分析。评价受试物的潜在遗传毒性时，应全面考虑各项试验结果、体内和体外试验方法的内在价值及其局限性。

**3. 遗传毒性的综合判定**

对某一物质进行的所有遗传毒性试验的结果综合分析，只要有一个试验为阳性结果，则判断其有遗传毒性，体内试验阳性较体外试验阳性更具有生物学意义。

## 二、生殖毒性试验

### （一）概述

生殖毒性（reproductive toxicity）是指外来物质对雌性和雄性生殖系统，包括排卵、生精，从生殖细胞分化到整个细胞发育，也包括对胚胎细胞发育所致的损害，往往引起生理功能和结构的变化，影响繁殖能力，甚至累及后代。其主要表现为生殖能力下降、不孕不育、胚胎死亡、畸形、遗传疾病发生等。因此，生殖毒性研究的目的是通过动物试验反映受试药物对哺乳动物生殖功能和发育过程的影响，预测其可能产生的对生殖细胞、受孕、妊娠、分娩、哺乳等亲代生殖机能的不良影响，以及对子代胚胎－胎儿发育、出生后发育的不良影响，所以，准确地说，生殖毒性研究也包括了发育毒性（developmental toxicity）的内容，一般将两者放在一起研究和讨论，称为发育和生殖毒性（developmental and reproductive toxicity，DART）。

中药生殖毒性研究既是中医药药性理论中妊娠禁忌的重要研究内容，又是中药研究和新药开发中安全性评价的重要内容之一，中药是否需要进行生殖毒性试验研究应按我国《药品注册管理办法》规定进行。目前，对药物发育和生殖毒性进行安全性评价时，主要是以整体动物试验为主。体外研究方法主要用于生殖和发育毒性机制的研究。

**1. 整体动物试验**

为发现药物的生殖和发育毒性，试验过程应包括一个完整的生命周期，即从某一代动物受孕到其下一代动物受孕间的时间周期。目前国内外通常采用三段生殖毒性试验检测药物的发育和生殖毒性：①一般生殖毒性试验，即生育力和早期胚胎发育毒性试验（phase Ⅰ：study on reproductive and early embryonic development）；②致畸敏感期生殖毒性试验，即胚胎－胎仔发育毒性试验（Phase Ⅱ：study of effects on embryo－foetus development）；③围产期生殖毒性试验，即围产期发育（包括母体功能）毒性试验（Phase Ⅲ：study of effects on perinatal period development，including maternal function）。但在进行药物发育和生殖毒性研究时，根据药物的具体情况，还有一些其他的试验设计方案，如一代或多代生殖毒性试验、幼年动物的发育毒性评价等。

**2. 体外培养**

在上述整体动物试验的基础上，为了进一步探讨中药的生殖发育毒性机制和寻找快速、简便、经济的生殖发育毒性检测方法，可以进行体外培养研究，如全胚胎培养、组织培养、细胞培养以及其他一些组织或细胞（如水螅匀浆）的培养。

除此之外，由于生殖过程与生殖内分泌的精确调控密切相关，可通过内分泌细胞的培养了解中药对生殖系统的间接影响，如采用下丘脑组织体外孵育和腺垂体组织块培养或腺垂体细胞培养研究中药对下丘脑、腺垂体的内分泌功能的影响。

**（二）整体动物试验方法**

**1. 一般生殖毒性试验**

一般生殖毒性试验即生育力和早期胚胎发育毒性试验，其目的是通过对雌雄动物从交配前到交配期直至胚胎着床期间给药，以评价受试物对动物生殖系统产生的毒性或干扰作用。评价内容包括配子成熟度、交配行为、生育力、胚胎着床前阶段和着床等。对于雌性动物，应对动情周期、受精卵输卵管转运、胚胎着床及着床后发育的影响进行检查。对于雄性动物，应观察生殖器官组织学检查方法可能检测不出的功能性影响（如性欲、精子形成和精子成熟度等）。

**2. 致畸敏感期生殖毒性试验**

器官形成期胚胎对各种外源性物质表现得特别敏感，是发生形态结构畸形的敏感期。此期生殖毒性试验主要是评价从胚泡着床到硬腭闭合期间，雌性动物暴露于受试物后对妊娠动物、胚胎和胎儿的有害影响。包括母体毒性、胚胎和胎儿死亡、生长改变、结构异常等。

**3. 围产期生殖毒性试验**

围产期生殖毒性试验用于检测从胚胎着床到幼仔离乳给药对妊娠/哺乳的雌性动物以及胚胎和子代发育的不良影响；由于对此段所造成的影响可能延迟，试验应持续观察至子代性成熟阶段。有害效应主要包括子代出生前的死亡、生长发育的改变、子代行为、生殖等功能的缺陷。

**4. 一代（二代）生殖毒性试验**

要观察毒物或药物对亲代（P）生殖全过程和子代（F1）生长、发育以及生殖过程的影响，仅做三段生殖毒性试验是不够的，必须进行多代生殖毒性试验。一代生殖毒性试验是指仅亲代（F0）动物直接暴露于受试物，仔1代（F1）经母体子宫及哺乳暴露于受试物；二代生殖毒性试验是指仅对两代动物成体染毒，即F0代直接暴露于受试物，F1代既有直接暴露，也有通过母体的间接暴露，仅F2代经母体子宫及哺乳暴露于受试物。此外，对试验结果进行评价还应包括受试物剂量与生育力、临床体征、体重变化及其他毒性效应是否存在剂量－反应关系。二代生殖毒性试验中子代接触有害物质的时间较长，符合人类生活中长期低剂量接触有害物质的特点，弥补了一代生殖毒性试验不能观察受试物对子代生殖和发育的影响的不足，可用于检测直接或间接对生殖系统有毒性作用的物质。

中药生殖毒性研究实验动物选择原则是，繁殖力强、产仔多、自然流产率低、死胎率低、对发育毒性反应敏感、胎盘结构和功能以及代谢过程与人类接近、实验指标易于观察。

但当前没有一种动物能完全符合上述条件，因此一般啮齿类动物多用大鼠、小鼠，非啮齿类动物多用家兔，但应注意不同动物在生殖毒性试验中的缺点，注意人和动物的差异性问题，如大鼠对致畸作用有较大的耐受性、自发畸形率低；家兔自发畸形率高、孕期长短不定；小鼠对致畸反应介于大鼠和家兔之间、自发畸形率略高于大鼠；豚鼠胎盘结构与人类接近但孕期长且产仔少；故无论选择哪种动物进行实验结论都应慎重。中药生殖毒性研究周期长，动物消耗量大，费时、费力且耗资，实验前应进行周密的、科学的实验设计，而受试方药剂量设置是个应特别重视的问题。另外，检查结果判定应坚持自始至终对实验过程中的各种现象和毒性表现进行细致的观察和及时客观的记录，按照 GLP 管理，整个实验过程中需要质量保证部门对实验计划、实验设施、仪器使用、实验操作过程、记录、总结报告及资料归档等进行全程监督，以保证研究的质量和结果的可靠性。

## 三、致癌作用

### （一）概述

致癌作用的判定是一项艰巨、耗时、复杂的工作。人群流行病学调查和动物试验是评价致癌危险性的主要证据。流行病学调查结果的可信度取决于设计的严密科学，以及研究过程的限制与干扰。动物试验的花费高，周期长，动物使用数量大。各国均对需要进行致癌试验研究的新药进行了规定，我国中药新药致癌试验要求中对致癌试验的动物选择、剂量设置、试验结果评估与判断标准均有规定。我国《中药新药研究指南》中规定：中药有效成分及其制剂、中药新药材制成的制剂、中药材新的药用部位制成的制剂、无法定标准的中药材代用品、来源于无法定标准中药材的有效部位制剂、含有无法定标准药材的现代中药复方制剂中，如果含有与已知致癌物有关、代谢产物与已知致癌物质相似的成分，或长期毒性试验中有细胞毒作用及对某些脏器和组织细胞有异常显著促进作用、致突变试验为阳性的中药新药，要求进行致癌试验。

目前常先进行受试物构效关系分析、致突变组合试验、细胞恶性转化试验等对受试物进行初步筛查，若试验结果为阳性，才进行下一阶段的分析。定量构效关系分析（quantitative structure activity relationship，QSAR）是利用理论计算和统计分析工具来研究化合物结构与其生物学效应之间的定量关系。构效关系分析具有快速、经济、有效的特点，但是由于分析时没有结合"生物学因素"，而且分析方法未能统一，因此目前还没有一个很好的较为全面的构效关系分析系统。致突变组合试验在致突变作用章节有详细的介绍，因此着重介绍恶性转化试验以及长期动物致癌试验。

### （二）方法

#### 1. 体外细胞恶性转化试验

细胞恶性转化是指外源因素对体内培养细胞所诱发的恶性表型改变，包括细胞形态、细胞增殖速度、染色体畸变、在动物中的成瘤性等。其中形态转化是判断细胞转化的最常用的指标；最具有说服力的是能在敏感宿主中具有成瘤性。体外细胞转化试验能直接反映受试物的致癌作用。目前有三类细胞可应用于细胞转化试验：①原代细胞，如叙利亚仓鼠胚胎细胞（SHE 细胞）、人类成纤维细胞、小鼠皮肤或大鼠支气管上皮细胞等；②细胞系，常用细胞系 BALB/C－3T3、C3H10T1/2 和 BHK－21；③病毒感染细胞，如 RLV/RE 细胞（劳舍尔白血病病毒感染的 Fisher 大鼠胚胎细胞）和 SA7/SHE 细胞（猿猴腺病毒感染的 SHE 细胞）。试验的观察终点是恶性变的细胞。恶性变的细胞表现如下：①形态，细胞偏大，且大小不等；核大而畸形，染色质深染而粗糙，核浆比例倒置，核膜粗厚，核仁增生而肥大；核仁、核胞浆因 RNA 增多而偏酸性，呈嗜碱性染色而偏蓝；多见核分裂现象。②正常的接触抑制消失，细胞克隆不是单层细胞且细胞排列有序，而是多层细胞且细胞排列紊乱。③生长表型的改变。

本试验所指转化大多数为形态转化或恶性前期转化。它们可以发展成为真正的恶性变，但亦可能到此为止，其结局不一定形成肿瘤。这是本试验的局限性。因此，对于其阳性结果的解释仍应持慎重态度，提示受试物具有致癌的可能性，但不能代替动物试验做出肯定的结论。

**2. 长期动物致癌试验**

长期动物致癌试验是目前鉴定动物致癌物最可靠、应用最多的传统方法，也是最终的判定方法。在致癌试验中，动物的品种、品系、年龄、性别、肿瘤自发率、靶器官特异性等因素非常重要。最常使用的是啮齿类中的刚断乳或断乳不久的大鼠和小鼠，因为大鼠和小鼠对多数致癌物易感性高，而且体积小、寿命短、试验花费相对少，同时已有大量的对大鼠和小鼠致癌的资料。根据不同的研究内容，偶尔也会选用仓鼠、犬或灵长类动物。

长期致癌试验有不少特殊性：时间长，试验过程中动物容易发生自发性疾病，干扰实验结果；实验人员操作错误出现的可能性较大，检测仪器和试剂的变化不易控制；长期低剂量染毒，实验动物处在不断损伤、不断适应和恢复的过程中，观察指标的变化程度较小，变化规律复杂；长期致癌试验通常和慢性毒性试验合并进行，观察指标多，毒性反应观察终点复杂。总之，影响长期致癌试验结果的客观和主观因素繁杂，在试验中应充分注意以下几点：①试验环境的要求。实验动物的饲养和试验环境规范化十分重要。如采用大鼠，试验必须应在符合国家实验动物标准的屏障环境中进行。②检测条件的控制。试验不仅要求所有检测仪器和辅助条件在短期内的准确可靠，而是长期稳定可比，唯一的方法就是实施严格的质量控制。从仪器设备、试剂的选购、安装、保管、维护、校正，到检测方法、样品处理等的标准操作规程（standard operating procedure，SOP）制订，经常性的室间和室内质控，操作人员的培训等均纳入科学的管理之中。③在试验前尽可能多的获取检测数据，剔除个体差异过大的动物，使实验对象保持齐同，为最后结果的比较、评价和毒性结论的判断提供良好基础。总之，长期动物致癌试验应在 GLP 规范下进行，在试验全过程中贯彻和执行 GLP 的要求。

# 第五节 其他毒性研究方法

## 一、过敏性试验

过敏反应分为Ⅰ、Ⅱ、Ⅲ、Ⅳ四型。其中Ⅰ型过敏反应是了解得最多的一种类型，目前采用的过敏性试验方法多数是根据Ⅰ型过敏反应发病机制的不同环节而设计建立的。

中药、天然药物为一种外源性物质，也可能作为过敏原引发机体产生过敏反应。中药、天然药物应进行何种过敏反应研究，可根据药物自身特点、临床适应证和给药方式确定。通常局部给药发挥全身作用的药物（如注射剂和透皮吸收剂等）需考察Ⅰ型过敏反应，如注射剂需进行主动全身过敏试验和被动皮肤过敏试验，透皮吸收剂需进行主动皮肤过敏试验等。Ⅱ型和Ⅲ型过敏反应可在进行长期毒性试验中选择相关指标进行观察，如观察动物的体征、一般表现及免疫系统损伤的评价指标等。经皮给药制剂（包括经皮给药发挥全身作用或局部作用的药物）应进行Ⅳ型过敏反应试验。

具体试验方法应根据给药途径、过敏反应发生机制、影响因素和临床意义等为基础进行选择，如主动皮肤过敏试验、主动全身过敏试验、被动皮肤过敏试验等，也可采用其他的检测方法，但需阐明其合理性并说明具体方法及操作流程。

## 二、刺激性试验

刺激性是指中药、天然药物制剂（包括活性成分和赋形剂）经皮肤、黏膜、腔道、肌肉、血管等非口服途径给药，经局部吸收或注射后对给药部位以及全身产生的毒性作用，包括对血管、肌肉、黏膜等的刺激性。中药、天然药物制剂，包括活性成分和组分、配伍后产生的新成分、体内代谢物、制备过程中的杂质、辅料及制剂的理化性质（如pH值、渗透压等）等均可能是导致给药部位发生毒性的因素。因此，为了指导临床合理用药，提示临床应用时可能出现的毒性反应和程度、安全剂量或浓度、安全范围、临床研究监测指标、解毒或解救措施等，应进行中药、天然药物制剂局部应用的毒性试验。

常用的刺激性试验方法包括血管刺激性试验、肌肉刺激性试验、皮肤刺激性试验、黏膜刺激性试验等，其中黏膜刺激性试验又包括眼刺激性试验、直肠刺激性试验、阴道刺激性试验、滴鼻剂和吸入剂刺激性试验等。

## 三、溶血性试验

溶血性是指药物制剂引起的溶血和红细胞凝聚等反应。溶血性反应包括免疫性溶血与非免疫性溶血。溶血性试验是观察受试物是否能够引起溶血和红细胞凝聚等现象的试验。

凡是注射剂和可能引起免疫性溶血或非免疫性溶血反应的其他药物制剂均应进行溶血性试验。溶血试验包括体外试验和体内试验，常规采用体外试管法评价药物的溶血性，若结果为阳性，建议与相同给药途径的上市制剂进行比较研究，必要时进行动物体内试验或结合重复给药毒性试验，应注意观察溶血反应的有关指标及体征（如网织红细胞、红细胞数、胆红素、尿蛋白、肾炎、脾脏淤血及骨髓象等），如出现溶血时，应进行进一步研究。

### 四、光敏反应

光敏反应是用药后皮肤对光线产生的不良反应，包括光毒性反应和光过敏反应两类，均由受试物所含的感光物质引起，但两者机制不同，试验方法、临床表现及意义亦不同。

光毒性是由光诱导的皮肤对光的非免疫性的反应，是指药物吸收的紫外光能量在皮肤中释放导致皮肤损伤的作用，可通过直接作用或通过血循环间接作用，即皮肤或全身接触或应用药物后，继而暴露于紫外线照射下所引起的一种皮肤毒性反应。光毒性反应是光敏反应中最常见的一种反应，具有剂量依赖性，其临床表现与晒伤相似，表现为红斑、水肿、皮肤瘙痒和色素沉着，严重者可出现局部坏死、溃烂或表皮脱落。光毒性可由局部给药和系统给药诱发，并不仅限于局部给药。因此，原则上所有给药途径的药物，只要有皮肤分布，均应进行光毒性检测。若受试物的化学结构或某些组成（包括药物和赋形剂）有光毒性作用的文献报道者，或其化学结构与已知光敏剂相似者，或曾有报道光毒性作用或可疑光毒性作用的中药制剂，建议作皮肤光毒性试验。皮肤光毒性试验的目的是观察受试物接触皮肤或应用后遇光照射是否有光毒性反应。

### 五、毒代动力学

毒代动力学（Toxicokinetics，TK）研究是安全性试验不可分割的组成部分，是新药毒理研究的重要手段之一，已成为药物非临床和临床试验间的桥梁，与非临床药代动力学、药物代谢、重复给药毒性试验等一起成为新药安全性评价的标准组合。其研究重点是解释毒性试验结果，而不是描述受试物的基本药代动力学参数特征。毒代动力学研究在中药毒性评价中的作用表现为：①描述毒性试验中药物全身暴露量和剂量与时间的关系。②描述重复给药的暴露延长对代谢过程的影响，包括对代谢酶的影响，如药物代谢酶的诱导或抑制等。③解释药物在毒性试验中的毒理学发现或改变，如药物与毒性相关性分析、无毒现象的甄别等。④评价药物在不同种属、性别、年龄、状态如疾病或怀孕的毒性反应，支持非临床毒性研究的动物种属选择和用药方案。⑤分析动物毒性表现对临床安全性评价的价值，如药物蓄积引起的肝毒性或肾脏损害，毒性的定量和定性推导（如安全范围预测、毒性靶器官的确定等），可为后续安全性评价提供信息。

值得注意的是，毒代动力学研究是安全性评价的常规内容和重要手段，不应仅限于重复给药毒性试验、单次给药毒性试验、生殖毒性试验、体内遗传毒性试验、致癌性试验等。如能进行毒代动力学试验，将会为非临床研究评价和临床研究提供更充足的信息支持，有助于降低临床试验安全性风险，缩短药物研发周期。

# 第四章

# 中 药 机 制 毒 理 学

机制毒理学研究是中药毒理学的研究重点之一，主要探讨有毒中药经胃肠道、皮肤、黏膜和各种生物膜进入靶部位，在体内分布，经生物转化成活性物质，与体内靶分子相互作用，对生物系统产生损害作用的细胞、生化和分子机制。分子生物学、基因组学和代谢组学等研究中的新技术的出现，为机制毒理学研究提供了新的工具。

## 第一节　体内的生物转运与生物转化

毒物对机体的毒性作用，主要取决于两个因素，即毒物的固有毒性和暴露剂量，以及毒物及其代谢物的 ADME 过程。

剂量-反应关系是毒理学的重要概念之一。外源化学物的剂量越大，所致机体发生的量反应强度应该会越大，或出现质反应的发生率应该越高。外源化学物在靶器官存留的时间越长，产生毒效应的可能性越大。但是，相同暴露剂量的不同外源化学物到达靶器官的数量可能相差悬殊，存留时间亦可能差别很大，其根本原因在于机体对化学物的处置（disposition）过程不同。生物机体对于毒物的处置包括吸收（absorption）、分布（distribution）、代谢（metabolism）和排泄（excretion），简称为 ADME 过程。ADME 过程是一个彼此密切关联，相互影响的复杂过程。在这一过程中，吸收、分布和排泄具有共同特征，即外源性毒物穿过生物膜，且其本身的结构和性质没有发生变化，故统称为生物转运（biotransport）；而在代谢过程中，毒物则转化形成了新的衍生物，其结构和性质均发生了改变，因而称之为生物转化（biotransformation）或代谢转化（metabolic transformation）。外源化合物的体内动态图（图 4-1）即代表了药物在体内的 ADME 过程。

毒物动力学（Toxicokinetics, TK）是研究外源化学物的数量在 ADME 过程中随时间而发生动态变化的规律，通过建立数学模型，得出各项动力学参数，以定量描述机体对于外源化学物进行处置的特征。毒物动力学研究对于明确靶器官，揭示外源化学物或其代谢物的水平与毒效应强度、性质之间的关系，探讨中毒机制等具有重要意义。

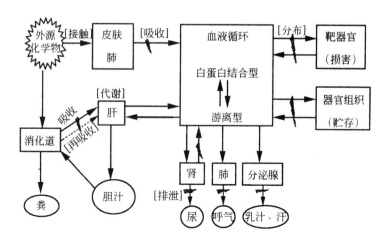

图4-1  外源化学物的体内动态图

## 一、生物膜与生物转运

### (一) 生物膜结构与功能

外源化学物在机体内的生物转运需要通过多个生物膜屏障。生物膜包括细胞膜和细胞器膜，如核膜、内质网膜、线粒体膜、溶酶体膜等，不仅维持细胞内环境的稳定，还参与细胞内外的物质交换和多种生化反应和生理过程。许多外源化学物通过破坏生物膜结构或影响其功能而发挥毒性作用。

生物膜的结构为液态镶嵌模型，主要由脂质和蛋白组成，包括磷脂双分子层、镶嵌蛋白和膜孔等组分和结构。磷脂双分子层中不饱和脂肪酸的不饱和程度与含量影响着生物膜的流动性；由于此种结构，生物膜对水溶性物质具有屏障作用，而对多数脂溶性物质通透性较好。一些极性分子、离子或与蛋白质结合的物质可以借助于镶嵌蛋白通过生物膜。某些水溶性小分子物质可经由膜孔进行转运。

### (二) 生物转运分类

可分为被动转运和特殊转运。被动转运是指外源化学物顺浓度差通过生物膜的过程，包括简单扩散和滤过。特殊转运是指外源化学物借助于载体或者特殊转运系统而进行的跨膜转运，包括主动转运、易化扩散和膜动转运。

**1. 简单扩散**

又称脂溶扩散，是大多数外源化学物通过生物膜的方式。其特点是不消耗能量、不需要载体、不受饱和限制与竞争性抑制的影响。

外源化学物经简单扩散方式转运，必须满足以下条件：顺着浓度梯度、具有脂溶性和非电离状态。外源化学物脂溶性的高低可以用脂/水分配系数（lipid/water partition coefficient）表示，即化学物在含有脂和水的体系中分配达到平衡时，在脂相和水相的溶解度比值。一般而言，外源化学物的脂/水分配系数越大，越容易溶解于脂肪，经简单扩散转运的速率也就越快。不过，由于外源化学物扩散时不仅需要通过生物膜的脂相，还需要通过水相，故脂/水分配系数极高的物质也难以通过简单扩散方式实现跨膜转运。

外源化学物的解离状态也是影响扩散的重要因素。由于处于解离态的物质极性大，脂溶性低，不易通过生物膜的脂相进行扩散；而处于非解离态的物质则刚好与之相反。弱有机酸在酸性环境中或弱有机碱在碱性环境中往往处于非解离状态，易于通过生物膜进行转运。

**2. 滤过**

是外源化学物通过生物膜上亲水性孔道的过程。借助于流体静压和渗透压梯度而产生的水流可经膜孔流过，溶解于水的分子直径小于膜孔的物质随之被转运。毛细血管和肾小球的膜上具有较大的孔（约4nm），可以允许相对分子质量小于清蛋白（约为60000）的物质通过。

**3. 主动转运**

是指外源化学物在载体的参与下，逆浓度梯度透过生物膜的转运过程。主动转运具有以下主要特征：需有载体的参加、化学物可逆浓度梯度转运、需消耗能量，因此代谢抑制剂可阻断此转运过程；载体对外源化学物的结构具有特异选择性；载体具有一定容量，在底物达到一定浓度后，转运系统可被饱和，存在一定极限；由同一转运系统转运的外源化学物之间可以发生竞争性抑制。

近年来的研究已经识别了许多的外源化学物主动转运系统，主要包括多药耐药蛋白或 P - 糖蛋白家族、多耐受药物蛋白家族、有机阴离子转运多肽家族、有机阴离子转运蛋白家族、有机阳离子转运蛋白家族、核苷转运蛋白家族、二价金属离子转运蛋白和肽类转运蛋白等。多药耐药蛋白（multidrug resistance protein, MDRP）或 P - 糖蛋白（P - glycoprotein, P - gp）家族，可将化疗药物从肿瘤细胞中排出，导致肿瘤的耐药发生。研究发现，一些中药，如乌头类生物碱可以逆转多药耐药蛋白或 P - 糖蛋白家族的作用。该系统也可以通过将外源化学物转运出小肠细胞、脑上皮细胞、肝细胞、肾细胞等以避免这些细胞受到损害，还可保护胎儿免受某些外源化学物的伤害。

**4. 膜动转运**

指某些颗粒物和大分子物质的转运，转运过程中生物膜的形态特征发生变化，表现出生物膜的主动选择性并消耗能量。包括吞噬和胞饮、胞吐作用。一些固态颗粒物如大气中的烟、尘等与细胞膜接触后，可改变膜的表面张力，引起外包或内陷，将异物包裹进入细胞，这种转运方式称为吞噬作用（phagocytosis）。某些液体微滴或大分子物质通过吞噬作用进入细胞，称为胞饮作用（pinocytosis）；某些颗粒物或大分子物质通过此种方式从细胞内转运至细胞外，称为胞吐作用（exocytosis）或出胞作用。

## 二、生物转运

### （一）吸收

**1. 定义**

吸收（absorption）是指毒物从暴露部位，通常是机体的外表面或内表面的生物膜转运至血循环的过程。

### 2. 吸收途径

吸收的主要途径包括胃肠道、呼吸道和皮肤。其他途径还包括腹腔注射、皮下注射、肌内注射、静脉注射等。

（1）经胃肠道吸收 吸收的部位主要是小肠，其次是胃。其影响因素包括：胃与小肠的结构特点、毒物本身的理化性质、胃肠液的 pH、胃肠道内食物的量和质、肠内菌群，以及特殊转运系统等。对于弱有机酸和弱有机碱，只有多数以非解离态存在时才易于吸收，因此其自身的 pKa 和胃肠液的 pH 对于其吸收具有决定性作用。此外，该途径还会受到首过消除（first-pass elimination）的影响。

多数外源化学物在胃肠道的吸收是通过简单扩散方式，部分物质可以通过吸收营养素或内源性化合物的专用主动转运系统进入血液。还有少数物质经滤过、吞噬和胞饮作用而被吸收。

经胃肠道吸收的外源化学物通过门静脉系统首先到达肝脏进行生物转化后，再进入体循环，这种现象称为首过消除（first-pass elimination），使得经体循环到达靶器官的毒物原型数量减少，明显影响其所致毒效应的强度与性质。

（2）经呼吸道吸收 经呼吸道吸收的物质分别有气态物质和气溶胶两种形态。

对于气体和蒸气等气态物质而言，其在呼吸道吸收和作用的部位主要由气态物质的水溶性和浓度决定。易溶于水的气体如二氧化硫、氯气等在上呼吸道吸收，而脂溶性较好的气态物质如二氧化氮、氯仿等不易引起上呼吸道刺激症状，也不易被吸收，但易于进入呼吸道深部，由肺泡吸收入血。吸收的方式为简单扩散。而其吸收速度则会受到以下因素的影响：血－气分配系数、溶解度、肺通气量、血流量等。

影响气溶胶吸收的重要因素是气溶胶中颗粒的大小和化学物质的水溶性。颗粒物粒径对气溶胶的沉积部位及其危害程度起着重要的影响作用。直径在 5μm 或以上的颗粒物通常在鼻咽部沉积，直径在 2～5μm 的颗粒物多依靠重力沉积于气管、支气管区域，主要通过呼吸道纤毛黏液层逆向运动至口腔，最终被咳出或吞咽入胃肠道而被吸收。直径在 1μm 及以下的颗粒物可以到达肺泡并被吸收入血，或经肺泡巨噬细胞吞噬后移行至细支气管末端，通过黏液－纤毛系统清除，或进入淋巴系统并在其中长期存留。不同大小颗粒物的吸收如图 4－2 所示。

血－气分配系数（blood/gas partition coefficient），指气体在呼吸膜两侧的分压达到动态平衡时，在血液内的浓度与在肺泡空气中的浓度之比。血－气分配系数越大的物质在血液中的溶解度越高，越容易被吸收。

（3）经皮肤吸收 皮肤主要由表皮层和真皮层构成。位于表皮最上层的角质层是外源化学物经皮肤吸收的主要限速屏障。通过表皮吸收的外源化学物需要穿透多层细胞才能进入真皮层的小血管和毛细淋巴管。外源化学物经皮肤吸收的过程可分为穿透阶段和吸收阶段。穿透阶段是指外源化学物通过被动扩散透过角质层的过程，极性物质与非极性物质的扩散机制不同。吸收阶段是指外源化学物通过表皮深层和真皮层并经静脉或毛细淋巴管进入体循环的过程。

外源化学物的脂/水分配系数和相对分子质量是影响吸收的重要因素。一般认为，具有

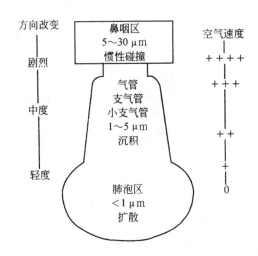

图 4 -2    颗粒物粒径对气溶胶吸收的影响

较好脂溶性的物质易于经皮吸收，高脂溶性或高水溶性物质经皮吸收困难。相对分子质量大于 300 的物质不易透过无损的皮肤。外源化学物的经皮吸收还受到其他一些因素的影响，如损害角质层的酸、碱、二甲基亚砜等可使皮肤的通透性增加；潮湿的皮肤可使角质层结合水的数量增加 3~5 倍，通透性增加 2~3 倍；皮肤充血、炎症时有利于毒物的吸收。此外，机体不同部位皮肤对外源化学物的通透性也不同，如人体皮肤对外源化学物的吸收强度由强到弱依次为：阴囊 > 腹部 > 额部 > 手掌 > 足底；豚鼠、猪、猴的皮肤通透性与人相似。

## （二）分布

### 1. 定义

分布（distribution）指外源化学物吸收后，随血液或淋巴液分散到全身组织细胞的过程。不同的物质在体内各器官组织的分布不均匀，主要影响因素包括组织或器官的血流量、物质的亲和力。在初期，影响分布的主要因素是组织器官的血流量，随后则主要取决于外源化学物与不同组织器官的亲和力。随着时间的推移，在受到外源化学物经膜扩散速率及其与器官组织亲和力的影响下，还可能发生再分布（redistribution），如铅吸收进入体内后，首先分布于红细胞、肝、肾等组织中，但大约一个月后又会发生重新分布，约 90% 转移到骨骼中并沉积下来形成慢性铅中毒。

### 2. 毒物的贮存库

蓄积（accumulation）指外源化学物以相对较高浓度富集于某些组织器官的现象。许多外源化学物可以发生蓄积，蓄积部位可能就是其靶器官，也可能仅仅只是其存积场所，如DDT 在脂肪组织中含量最高，但其所致毒作用主要发生在神经系统等其他组织器官。毒物蓄积的部位可称为毒物贮存库。毒物在组织中的主要贮存库包括：血浆蛋白质（清蛋白）、肝脏和肾脏、脂肪和骨骼组织。

毒物贮存库具有双重毒理学意义：有利方面是可以使到达靶器官的毒物数量减少，毒效应强度降低，减轻或缓解急性毒性作用，对机体有一定保护作用；不利方面则是可能导致慢性中毒的发生，同时，再次暴露于相同作用机制的毒物时，可能导致毒性作用的叠加，对机体产生更为严重的后果。

此外，机体存在的特殊生理屏障，如血-脑屏障（blood-brain barrier）、胎盘屏障（placental barrier），对毒物在生物机体内的分布也有一定影响，对保护中枢神经系统和胎儿免受毒物损害具有一定作用。然而，这些生理屏障都无法有效阻止亲脂性物质的透过，如著名的日本公害病——水俣病。

（三）排泄

**1. 定义**

排泄（excretion）是外源化学物及其代谢产物向机体外转运的过程，是生物转运的最后一个环节。

**2. 排泄途径**

外源化学物最重要的排泄途径是经肾脏随尿液排泄，其次是随粪便排泄、经肺排出。此外，一些毒物可以经脑脊液、乳汁、汗液、唾液等分泌物以及毛发、指甲等途径排出体外。

（1）经肾脏排泄　肾脏是机体最重要、最有效率的排泄器官，其排泄机制涉及三个方面，即肾小球被动滤过、肾小管主动分泌和肾小管重吸收机制。

进入肾小管腔的毒物有两条去路，即随尿液排出体外或经肾小管重吸收。脂/水分配系数高的毒物可以通过简单扩散的方式进入肾小管上皮细胞并重新吸收入血，而水溶性高的毒物则随尿液排泄。弱酸性物质在pH值较高、弱碱性物质在pH值较低的尿液中多数处于解离态，可被大量排出体外。生理条件下，尿液的pH值低于血浆，有利于弱酸性物质的排泄。通过调节尿液pH值可以影响肾小管的重吸收，从而改变相应化学物的排泄速度。

（2）经粪便排泄　可通过粪便排出的毒物包括以下4种主要来源：混入食物中的毒物；随胆汁排泄的毒物；肠道排泄的毒物；肠道菌群及其对外源化学物的代谢产物。其中，胆汁排泄是经粪便排泄物质的主要来源。较大分子进入胃肠道后，可以经过胆汁排泄。肝脏具有多种与外源化学物有关的转运体，经过肝脏生物转化后的代谢产物及某些物质的原形可以直接排泄进入胆汁。对于经胆汁排泄的外源化学物，多数经生物转化后水溶性增强，进入肠道后即随粪便被排出体外；但一部分物质可以被肠液或肠道菌群水解，脂溶性增加而被肠道重吸收，重新返回肝脏，形成肠肝循环（enterohepatic circulation）。由于肠肝循环现象的存在，可能使得毒物从肠道排泄的速度显著减慢，生物半衰期延长，毒作用持续时间延长，对机体产生不利影响。

（3）经肺排泄　体温下以气态存在的物质以及挥发性液体均可经简单扩散的方式由肺排出，排出速度与吸收速度呈反比。

（4）经其他途径排泄　机体还存在乳汁、汗液、唾液、毛发和指甲等其他排泄途径。外源化学物进入乳汁的方式是简单扩散。乳汁对于一些外源化学物的排泄具有一定的毒理学意义，这是因为毒物可以经母乳进入婴儿体内，也可通过乳制品转移给人。如现代有毒中药千里光，由于其含有的吡咯里西啶生物碱能够经过乳汁分泌，因而可能通过哺乳使婴儿的身体受损。非解离态、脂溶性毒物可经简单扩散排入汗液和唾液。随汗液排出的毒物可引起皮炎，而随唾液排出的毒物可能被吞咽并经胃肠道重新吸收。此外，毛发和指甲也是物质排泄途径之一，在毒理学研究中，常常应用存在于毛发和指甲中的重金属等物质的含量来作为生物监测的指标之一。

### 三、生物转化

生物转化（biotransformation），又称为代谢转化，是指外源化学物在机体内经多种酶催化而形成代谢产物的过程。是机体对外源化学物处置的重要环节。

#### （一）生物转化的意义

大多数外源化学物经过生物转化后，其代谢产物水溶性增加，毒性降低，易于排出体外，此为解毒反应，称为代谢解毒（metabolic detoxication）。但是，还有一些毒物经生物转化后毒性反而明显增强，甚至产生致突变、致癌和致畸作用，称为代谢活化（metabolic activation）或生物活化（bioactivation）。代谢活化会形成一些寿命短暂的活性中间产物，主要产物有：亲电子剂、自由基、亲核物和氧化还原性反应物。

#### （二）生物转化酶

**1. 生物转化酶的基本特征**

（1）广泛的底物特异性。生物转化酶通常都具有广泛的底物特异性，一类或一种酶可代谢几种外源化学物，因而可以代谢能够进入生物机体种类繁多的外源化学物，也可以代谢许多的内源性化学物。

（2）有结构酶和诱导酶之分。生物转化酶在体内持续地少量表达，称为结构酶；外源化学物刺激或诱导生物转化酶的合成，称为诱导酶。

（3）某些生物转化酶具有多态性。酶的结构（氨基酸序列）和活性不同，致使其代谢活性不同，因而可以造成同一外源化学物在不同个体中出现代谢速率差异。氨基酸取代对于生物转化酶催化活力的影响通常存在底物依赖性。

（4）某些手性外源化学物具有一个或多个手性中心，即存在立体异构体。其生物转化表现出立体选择性，即一种立体异构体的生物转化速率要快于另一种立体异构体。还有一些手性外源化学物具有抑制生物转化酶的能力，也呈现立体选择性。

**2. 生物转化酶的命名**

由于生物转化酶具有广泛的底物特异性，如果按照其催化的反应进行命名必然会造成混乱。目前，许多生物转化酶类已被克隆和测序，有可能建立基于氨基酸一级序列的专一命名系统，以避免命名的混乱。

**3. 生物转化酶的分布**

生物转化酶在机体各组织的分布十分广泛。在脊椎动物，肝脏是担负生物转化的主要器官，含有的代谢酶类最多。其他器官如肾脏、小肠、肺脏和皮肤等，也有一定的代谢能力。在肝脏和大多数组织中，生物转化酶主要位于内质网（微粒体）或脂质的可溶部分（胞浆），在线粒体、溶酶体和细胞核中分布较少。生物转化酶的亚细胞分布与外源化学物的溶解性相适应，高脂溶性物质的代谢酶多位于生物膜，而高水溶性物质的代谢酶多位于胞液。不同组织对外源化学物生物转化能力的显著区别对于解释化学物损伤的组织特异性具有重要的毒理学意义。

（三）生物转化反应类型

代谢反应过程分为Ⅰ相反应和Ⅱ相反应。

**1. Ⅰ相反应**（phase Ⅰ biotransformation）

指经过氧化、还原和水解等反应使毒物暴露或产生极性基团，如 - OH、- NH$_2$、- SH、- COOH 等，水溶性增高并成为适合于Ⅱ相反应的底物。

（1）氧化反应　氧化反应通常是毒物代谢的第一步，反应主要在肝脏微粒体内进行。微粒体是组织经细胞匀浆和差速离心后，内质网形成的囊泡和碎片，并非独立的细胞器。催化氧化反应的生物转化酶主要有细胞色素 P450 酶系和黄素加单氧酶等。

①细胞色素 P450 酶系　又称为微粒体混合功能氧化酶（microsomal mixed function oxidase，MFO）或单加氧酶（monoxygenase），主要存在于肝细胞内质网中；其特异性低，可催化几乎所有外源化学物的氧化反应。该酶系是由多种酶构成的多酶系统，主要成分包括：Cyt P450（P448）、NADPH（辅酶Ⅱ）、Cyt b -5、NADH（辅酶Ⅰ）、环氧化物水化酶、黄素蛋白单加氧酶等。

近年来基于 P450 酶的中药相互作用及对 P450 酶调控机制的研究越来越受到重视。中药配伍中存在基于药物代谢酶的中药相互作用，这种相互作用模式表现为中药对 P450 酶的诱导或抑制，受调控的 P450 酶再作用于配伍的其他中药，改变其相关成分的代谢特征，产生相互作用或毒性。如中药丹参、苦参、人参分别与藜芦合用后，均不同程度地抑制了大鼠肝 P450 和主要的药物代谢酶 CYP3A、CYP2E1 的酶活力，提示可能正是由于这三种中药与藜芦配伍后对药物代谢酶的抑制作用减缓了有毒中药藜芦中相关物质的代谢，产生了不期望的中药毒性。乌头与半夏、贝母、白蔹、瓜蒌或白及配伍，对大鼠肝 CYP3A 和 CYP1A2 在基因、蛋白和酶活力水平亦产生了抑制作用。

细胞色素 P450 酶系催化反应的总反应式为：

RH（底物）+NADPH +H$^+$ +O$_2$——→ROH（产物）+H$_2$O +NADP$^+$

细胞色素 P450 酶系催化的主要反应类型：

a. 脂肪族和芳香族的羟化：脂肪族化合物在体内的羟化往往是末端或倒数第二个碳原子被氧化成羟基。大多数芳香族化合物芳香环上的氢被氧化生成酚。

b. 双键的环氧化：含双键的芳香族和烯烃类化合物氧化时，在两个碳原子间的双键部位加上一个氧原子，形成环氧化物。黄曲霉毒素 B$_1$（AFB$_1$）、氯乙烯、苯并（a）芘等可以经由环氧化反应形成亲电子剂，毒性增强；因而环氧化是一些外源化学物代谢活化的重要步骤。许多环氧化物仅为中间产物，不够稳定，可很快转化为其他产物。但如果苯环上有卤素取代，或多环芳烃发生环氧化时，则能形成较为稳定的环氧化物。

c. 杂原子（S -、N -、I -）氧化和 N -羟化：含有硫醚键（- C - S - C -）的外源化学物可以发生 S -氧化反应，转化成亚砜或砜。N -氧化的底物多为含有吡啶或喹啉、异喹啉基团的物质。芳香胺类化合物，可在其氨基上进行 N -羟化生成羟氨基毒物，毒性往往较母体毒物大。

d. 杂原子（O－、S－、N－）脱烷基：氮、氧和硫原子上相连的烷基被氧化，进一步裂解重排形成醛或酮。某些外源化学物可经此而代谢活化。

e. 氧化基团转移：是经细胞色素 P450 催化的氧化脱氨、氧化脱硫、氧化脱卤作用。如苯丙胺经细胞色素 P450 催化，氧化形成中间代谢产物苯丙甲醇胺，再脱去氨基生成苯丙酮，释放氨。

f. 酯裂解：酯含有的功能基团裂解后与细胞色素 P450 催化循环中（FeO）$^{3+}$ 复合物的氧合并为 1 个残基，生成 1 分子醛。

g. 脱氢：细胞色素 P450 也可催化很多外源化学物的脱氢反应。如对乙酰氨基酚可以脱氢形成具有肝脏毒性的 N－乙酰苯醌亚胺。

②黄素加单氧酶（flavin-containing monooxygenase，FMO）　该酶主要存在于肝、肾、肺等组织的微粒体中，以黄素腺嘌呤二核苷酸（flavin adenine dinucleotide，FAD）为辅酶，还需要 NADPH 和 $O_2$ 参与催化反应。

FMO 催化的反应与细胞色素 P450 有交叉和重叠，即有些物质是该两种加单氧酶的共同底物，但作用机制并不相同。同时，上述酶系在人类和其他哺乳动物体内的表达具有物种特异性和组织特异性，而这种特异性导致了毒物毒性作用的物种差异性和组织差异性。如千里光、款冬花、佩兰、紫草等中药所含有的吡咯里西啶生物碱，对大鼠有剧毒，而对豚鼠则低毒。其原因在于大鼠体内具有较高的细胞色素 P450 酶系活性和较低的黄素加单氧酶活性，而豚鼠则刚好相反；吡咯里西啶生物碱在黄素加单氧酶催化下形成叔胺 N－氧化物，是一个解毒过程；而其经过细胞色素 P450 酶系催化后，则形成有毒的吡咯及其亲电化合物，即代谢活化。

③微粒体外的氧化反应

a. 醇脱氢酶（alcohol dehydrogenase，ADH）：是一种含锌酶，存在于胞浆，肝脏含量最高，肾脏、肺和胃黏膜也有活性存在。ADH 依据其组成亚单位的不同而分成 4 型。其催化乙醇的氧化反应式如下：

$$RCH_2OH + NAD (P)^+ \Leftrightarrow RCHO + NAD (P) H_2^+$$

b. 乙醛脱氢酶（acetaldehyde dehydrogenase，ALDH）：该酶存在于肝细胞线粒体和胞浆，以 $NAD^+$ 为辅基，可将乙醛转化为乙酸。ALDH 存在遗传多样性。其催化乙醛的氧化反应式如下：

$$RCHO + NAD (P)^+ \Leftrightarrow RCOOH + NAD (P) H_2^+$$

如果体内的醛脱氢酶活性低，则会导致饮酒摄入的乙醇转化为乙醛后，难以进一步转化形成乙酸。乙醛大量累积后可能引起红晕综合征或酒精中毒。

c. 胺氧化酶：包括单胺氧化酶和二胺氧化酶。

单胺氧化酶（monoamine oxidase，MAO）主要存在于肝、肾、肠、神经等组织的线粒体中；二胺氧化酶（diamine oxidase，DAO）主要存在于肝、肾、小肠和胎盘的细胞胞液中。它们催化伯胺、仲胺和叔胺的氧化脱氨反应，生成醛和氨。

$$RCH_2NH_2 + [O] \Leftrightarrow RCHO + NH_3 + H_2O$$

（2）还原反应　机体内细胞通常处于有氧状态，但由于还原性化学物或代谢物在细胞内的积累，也存在局部性还原环境。某些酶可在有氧条件下催化还原反应，参与还原反应的酶系主要是细胞色素 P450 酶系和黄素加单氧酶。

在哺乳动物组织中还原反应活性较低，但肠道处于还原环境，存在含还原酶的菌丛；在肠道菌群中还原酶的活性较高。

①硝基和偶氮还原：主要由肠道菌群催化，但一些肝脏酶也可以参与催化反应，包括细胞色素 P450 酶系、醛氧化酶和 DT－黄素酶。脂溶性偶氮化合物（磺胺类药物、偶氮色素等）易被肠道吸收，主要在肝微粒体和肠道中还原；非脂溶性偶氮化合物不易吸收，主要在肠道中被肠道菌丛还原。肠道菌群催化的硝基还原对某些硝基芳香化合物的毒性起着重要作用。如 2，6－二硝基甲苯在肠道菌群催化下发生的硝基还原反应，是其诱发雄性大鼠肝脏肿瘤的重要步骤。这一过程需要位于肝脏、肠道菌群等不同部位的多种酶的参与。因此，某些化学致癌物的代谢活化往往涉及不同的生物转化酶，并需要几个组织器官的配合。

②羰基还原：羰基还原酶是 NADPH 依赖酶，分布于血液以及肝脏、肾脏、脑等组织细胞的胞浆中，主要催化某些醛类还原成为伯醇，酮类还原为仲醇的反应。

③含硫基团还原：体内的含硫基团还原反应较少。二硫化物还原并裂解形成巯基毒物。硫氧化物（如亚砜）和 N－氧化物可以参与还原反应，如杀虫剂三硫磷氧化产物三硫磷亚砜可还原为三硫磷。

④脱卤反应：脂肪族化合物脱卤涉及三种机制，分别是还原脱卤、氧化脱卤和脱氢脱卤反应。还原脱卤和氧化脱卤由细胞色素 P450 催化，脱氢脱卤由细胞色素 P450 和谷胱甘肽－S－转移酶催化。这些反应在一些卤代烷烃的生物转化和代谢活化中起着重要作用，如肝脏毒物四氯化碳（$CCl_4$）在细胞色素 P450 催化下发生还原脱卤形成三氯甲烷自由基（·$CCl_3$），后者可攻击生物膜启动脂质过氧化，导致肝细胞损伤和坏死。

（3）水解反应　机体对外源化学物的水解作用主要由酯酶、酰胺酶、肽酶和环氧化物水解酶等催化，它们广泛分布于血浆、肝脏、肾脏、肠和神经组织中。

①酯酶和酰胺酶：可水解含有羧酸酯、酰胺、硫酯、磷酸酯和酸酐等功能基团的化合物。脂类可被酯酶水解为醇和酸，酰胺可被酰胺酶水解为酸和胺，硫酯可被水解为酸和硫醇。

②肽酶：存在于血液和各种组织中，可水解各种肽类。肽酶能够水解相邻氨基酸之间的酰胺键，故其功能上属于酰胺酶。

③环氧化物水化酶（epoxide hydrolase，EH）：广泛存在于肝、睾丸、卵巢、肺、肾、肠、皮肤、胸腺、脑和心脏等组织中，催化环氧化物水解反应，生成具有反式构型的邻位二醇。

哺乳动物体内有 5 种形式的环氧化物水化酶，其中仅有微粒体环氧化物水化酶（microsomal epoxide hydrase，mEH）和可溶性环氧化物水化酶（soluble epoxide hydrase，sEH）具有代谢外源化学物的作用。环氧化物多为亲电子物，可与蛋白质、核酸等生物大分子结合产生细胞毒性和遗传毒性，但在多数情况下，环氧化物水化酶与细胞色素 P450 分布保持一致，从而使得后者催化形成的环氧化物能够被及时水解而解毒。但苯并（a）芘环氧化反应形成的产物苯并（a）芘 -7，8 -二氢 -9，10 环氧化物所具有的特殊空间构型——湾区结构可以阻碍 EH 的催化作用，从而免受 EH 水解而发生致突变、致癌作用。

**2. Ⅱ 相反应**（phase Ⅱ biotransformation）

Ⅱ 相反应又称为结合作用（conjugation）。是指具有一定极性的外源化学物与内源性辅因子（结合基团）进行化学结合的反应；这些极性物质包括外源化学物暴露出原有的或经 Ⅰ 相反应产生的极性基团，如 -OH、-NH$_2$、-SH、-COOH 等。多数 Ⅱ 相反应产物的水溶性增强，易于从体内排出；且其生物活性或毒性减弱或消失。但也有发生代谢活化者。结合反应主要发生在肝脏，其次在肾脏、肺、肠、脾、脑等组织。主要的结合方式有葡萄糖醛酸结合、硫酸结合、乙酰化作用、甲基化作用、谷胱甘肽（GSH）结合和氨基酸结合等。

①葡萄糖醛酸结合：是体内最主要的 Ⅱ 相反应类型，由 UDP -葡萄糖醛酸基转移酶（UDP -glucuronyl transferase，UDPGT）催化。尿苷二磷酸葡萄糖醛酸（uridine diphosphate glucuronic acid，UDPGA）是葡萄糖醛酸的供体。凡是含有 -OH、-NH$_2$、-SH、-COOH 等功能基团的外源化学物或经 Ⅰ 相反应产生的代谢产物都可以发生该种反应。

②硫酸结合：反应的供体是 3′-磷酸腺苷 -5′-磷酰硫酸（3′- phosphate adenosine -5′-phosphoryl sulfuric acid，PAPS），催化反应的酶是硫转移酶（sulfurtransferase，SULT），反应底物主要是含有 -OH 的毒物，也包括含有 -NH$_2$、-SH 者。由于硫酸结合较葡萄糖醛酸结合的亲和力更高，但结合容量较低，因此同一种毒物在低剂量时主要与硫酸结合；而随着毒物剂量的增加，与葡萄糖醛酸结合的比例也会随之增加。

③乙酰化作用：反应由 N -乙酰转移酶催化，是芳香胺类或含肼基团的外源化学物的主要代谢途径。其反应产物的水溶性较母体化合物降低。作用的后果取决于解毒与活化反应的相对速度。

④谷胱甘肽结合：谷胱甘肽（glutathione，GSH）在机体组织中广泛存在，反应由谷胱甘肽 S -转移酶（glutathione S -transferase，GST）所催化。其反应底物具有的共同特点包括：具有一定的疏水性；含有亲电子原子（C、N、O、S）；可与 GSH 发生非酶促反应。该结合反应是亲电子剂解毒的一般机制，并在清除自由基过程中具有重要作用，有助于抗脂质过氧化，防止外源化学物所致氧化损伤。GSH 结合物具有极性和水溶性，可经由胆汁排出；也可随体循环转运至肾脏后排泄。

⑤甲基化反应：该反应并不是外源化学物的主要结合形式，主要涉及一些内源性底物的甲基化，包括组胺、氨基酸、蛋白、糖类和多胺等。反应的甲基化供体是 S -腺苷甲硫氨酸（S -adenosyl methionine，SAM）。反应产物的水溶性通常较母体化合物降低，不利于排泄，但毒性往往降低。

⑥氨基酸结合：是羧酸和芳香羟胺的主要代谢途径。

**（四）外源化学物生物转化的影响因素**

影响外源化学物生物转化的主要因素包括遗传因素和环境因素。遗传因素是指物种、性别、年龄、生理、营养状况等，表现为毒物代谢酶的种类、数量、活性和分布的差异。

各种环境因素也可以通过干扰代谢酶的合成与催化过程而影响毒物的生物转化。其中，毒物代谢酶的诱导和激活、抑制与阻遏就是最主要的表现形式。

酶的诱导（enzyme induction）指有些毒物可使某些代谢过程催化酶系的酶蛋白合成量增加，伴有活力增强。能引起酶诱导效应的物质称为诱导剂（inducer）。

诱导剂包括单功能和双功能两类。双功能诱导剂既能诱导Ⅰ相反应酶，又能诱导Ⅱ相反应酶，如苯巴比妥（PB）、苯并（a）芘、TCDD等。

细胞色素 P450 酶系的诱导剂有 5 类：①巴比妥类，如苯巴比妥（PB）诱导 2B1/2、2C、3A1/2；②多环芳烃类，如 3 - 甲基胆蒽（3MC）、TCDD（2，3，7，8 - 四氯二苯 - P - 二恶英）等，诱导 1A1/2；③醇/酮，如乙醇、异烟肼，诱导 2E1；④甾类，如孕烯醇酮 16α - 腈、地塞米松，诱导 3A1/2；⑤氯贝特（安妥明）类过氧化物酶体诱导剂，诱导 4A1/2。此外，多氯联苯（PCB）兼有 PB 和 3MC 样诱导作用。

毒物在对某些代谢酶诱导的同时可阻遏另外一些代谢酶的合成，即为酶的阻遏（enzyme repression）。此外，有些毒物还存在对毒物代谢酶的抑制（inhibition）与激活（activation）作用。

人体在生产、生活环境中往往会同时接触多种外源化学物，尤其是同时服用某些药物或嗜烟、酒。这些物质中，如果某些物质能够诱导和激活或抑制与阻遏毒物代谢酶，则可能改变其他物质的代谢。

# 第二节　有毒中药的毒性作用机制

有毒中药对生物机体的毒性作用主要取决于其暴露途径和程度。有毒中药毒性成分、毒作用及其特征的定性和定量描述，对于全面探讨和评价其潜在风险是非常必要的。在此基础上，充分阐明有毒中药的毒性作用机制，可以更加清楚地解释描述毒理学研究资料，有助于准确评估有毒中药和中药有毒成分毒性效应的发生概率和特征，发现中毒的诊断指征，明确诊断标准，制定中毒的预防和救治策略，为其合理应用提供理论依据；同时，对毒物毒性作用机制的研究还有利于对生物机体基本生理、生化过程及疾病病理过程的深入认识。

由于毒物种类和数量繁多，大多数毒物的毒作用机制尚未完全阐明，有毒中药的毒作用机制研究更是如此。一些比较肯定的研究表明，不同毒物的毒作用机制不完全相同，而且其复杂程度亦存在较大差异。目前认为，多数毒物毒作用的发生至少经历如下过程：毒物的 ADME 过程；进入靶部位的终毒物与内源性靶分子发生相互作用；毒物引起机体分子、细胞和组织器官水平功能和结构的紊乱；机体启动不同修复机制以应对毒物的毒作用，但当机体修复功能低下或毒物引起的功能或结构紊乱超过了机体的修复能力时，机体即会出现组织坏死、肿瘤等损害作用。就毒物引起的细胞调节功能障碍而言，主要表现为基因表达调节障碍和细胞瞬息活动的调节障碍。基因表达调节障碍，如转录调节障碍、信号转导调节障碍、细胞外信号分子变化等；细胞瞬息活动的调节障碍，如细胞内钙稳态的失调

（图 4 -3）。

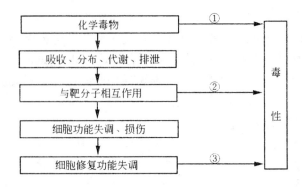

图 4 - 3  有毒中药毒作用的发生机制

## 一、终毒物

终毒物（ultimate toxicant）是指与内源靶分子（如受体、酶、DNA、微丝蛋白、脂质）相互作用或严重地改变生物学（微）环境，启动结构和（或）功能改变而表现出毒性作用的物质。终毒物可为机体所暴露的原化学物（母体化合物）或其代谢产物，也可能是毒物在体内生物转化过程中形成的活性氧（reactive oxygen species，ROS）、活性氮（reactive nitrogen species，RNS）或内源性分子等。

增毒（toxication）指外源化学物在体内经生物转化成为终毒物的过程。消除终毒物或阻止终毒物生成的生物转化过程称为解毒（detoxication）。

## 二、剂量与剂量－反应关系

### （一）剂量

剂量（dose）是指给予机体或机体暴露的毒物的数量，是毒物毒性作用的最主要影响因素。剂量的常用单位是以单位体重暴露的外源化学物的数量 [mg/kg（体重）] 或环境中的浓度 [mg/m³（空气），mg/L（水）] 来表示。

剂量是一个广泛的概念，可以包括给予剂量、应用剂量、内剂量（吸收剂量）、送达剂量和生物有效剂量（靶剂量）等类型。给予剂量，又称为潜在剂量，是指机体实际摄入、吸入或应用于皮肤的外源化学物的量。应用剂量是指直接与机体的吸收屏障接触可供吸收的量。内剂量，又称吸收剂量，是指已被吸收进入体内的量。送达剂量，是指内剂量中可到达所关注的器官组织的部分。生物有效剂量，又称靶剂量，是指送达剂量中到达毒作用部位的部分。由于内剂量不易测定，所以剂量的一般概念系指给予机体的外来化合物数量或机体暴露的数量。

毒物的剂量是引起机体损害作用的重要因素，尤其对于有毒中药而言更是如此。有毒中药具有显著的毒效相关性特征，不同剂量水平往往是导致其产生药效或者毒性作用的重要影响因素。此外，毒物的暴露条件（包括暴露途径、暴露期限、吸收速率和暴露频率）也可以影响毒物毒作用的性质和程度。在多次重复染毒时，引起毒作用的关键因素是暴露频率，而不是暴露期限。

## （二）剂量－反应关系

效应（effect），是量反应（graded response），指外源化学物引起个体、器官或组织的生物学变化，如条件反射、非条件反射、脑电、心电、血象、免疫功能、酶活性的变化以及各种中毒症状和死亡的出现等；变化程度常可用计量单位来表示，例如酶活力的降低、白细胞数下降等。反应（response），是质反应（quantal response），指暴露于外源化学物的群体中，出现某种效应的个体在群体中所占比例，如引起实验动物的肿瘤或其他病症的发生率、死亡率等变化。

剂量－反应关系可以分为剂量－量反应关系（graded dose－response relationship）和剂量－质反应关系（quantal dose－response relationship）。前者是指外源化学物的剂量与个体中发生的量反应（效应）强度之间的关系；而后者是指外源化学物的剂量与群体中质反应（反应）发生率之间的关系。在毒理学研究中，剂量－反应关系的存在被视为受试物与机体损伤之间存在因果关系的证据。

剂量－反应关系可以通过剂量－反应曲线来直观地进行表示。剂量－反应曲线反映了人体或实验动物对外源化学物毒作用易感性的分布；以表示效应强度的计量单位或表示反应的百分率或比值为纵坐标，剂量为横坐标。主要的曲线类型包括：直线型、抛物线型、S型曲线（对称/非对称）和"全或无"反应曲线。S型曲线是剂量－反应曲线的基本类型。毒理学研究中可在一个狭窄的剂量范围内观察到坡度极陡的线性剂量－反应关系，即"全或无"反应曲线，它主要用于评价遗传毒性致癌物、致突变物等的剂量－反应关系特征。

S型曲线反映了人体或实验动物对外源化学物毒作用易感性分布的不一致性，少数个体对该外源化学物特别易感或特别不易感，整个群体对其易感性呈正态分布。S型曲线的特征表现为：在低剂量范围内，随着剂量增加，反应增加较为缓慢；在较高剂量范围内，随着剂量增加，反应也随之急速增加；但当剂量继续增加时，反应强度的增加又趋于缓慢；曲线的中间部分，即50%反应率处的斜率最大。在毒理学实验研究中，由于样本量有限，受试群体中存在一些具有高耐受性的个体，故以非对称S型曲线最为常见。

## 三、毒物毒作用的主要机制

### （一）毒物对生物膜的损害作用——膜毒理学

前已述及，生物膜的正常结构对于维持细胞正常生理功能和信息传递非常重要，与毒物在生物机体内的生物转运和生物转化过程有着非常密切的关系。因而诞生了一门新的分支学科——膜毒理学。

毒物对生物膜有多种影响，可影响生物膜的组成成分，如脂质、糖、蛋白质等；可影响膜上某些酶的活力；可影响生物膜的生物物理性质，如影响细胞膜的选择通透性；可影响膜流动性量和质的变化；可影响膜表面电荷。

### （二）毒物对细胞内钙稳态的影响

毒物通过破坏细胞内钙稳态，可以产生毒性作用。

**1. 细胞内钙稳态**

$Ca^{2+}$在细胞功能的调节中起了一种信使作用，负责将激动剂的刺激信号传给细胞内各种酶反应系统或功能性蛋白。激动剂刺激引起细胞 $Ca^{2+}$动员，可调节细胞的多种生物功能，包括肌肉收缩、神经传导、细胞分泌、分化和增殖。在细胞内钙有两种存在类型，即游离的 $Ca^{2+}$和与蛋白质结合的钙，游离的 $Ca^{2+}$才具有生理活性。在细胞静息状态下，细胞内游离的 $Ca^{2+}$仅为 $1 \times 10^{-7} mol/L$，而细胞外液 $Ca^{2+}$则达 $1 \times 10^{-3} mol/L$。当细胞处于兴奋状态，第一信使传递信息，则细胞内游离 $Ca^{2+}$（体内第二信使）迅速增多，可达 $1 \times 10^{-5} mol/L$，此后再降低至 $1 \times 10^{-7} mol/L$，完成信息传递循环。上述 $Ca^{2+}$浓度的变化过程呈稳态状，称为细胞内钙稳态。

**2. 钙稳态失调**

细胞 $Ca^{2+}$信号的改变在各种病理及毒理发生过程中起重要作用。细胞受损时可出现 $Ca^{2+}$内流增加，或 $Ca^{2+}$从细胞内贮存部位释放增加，或抑制细胞膜向外排出 $Ca^{2+}$，表现为细胞内 $Ca^{2+}$浓度不可控制的持续增加，即打破细胞内钙稳态，或称为细胞内钙稳态的失调。

$Ca^{2+}$这种失调或紊乱，将完全破坏正常生命活动所必需的由激素和生长因子刺激而产生的短暂的 $Ca^{2+}$瞬变，危及细胞器的功能和细胞骨架结构，最终激活不可逆的细胞成分的分解代谢过程。

### （三）机体内生物大分子氧化损伤

自由基（free radicals）是独立游离存在的带有不成对电子的分子、原子或离子。自由基主要是由于化合物的共价键发生断裂而产生。其共同特点是：具有顺磁性、化学性质十分活泼、反应性极高，因而半衰期极短，一般仅能以 μs 计，作用半径短。

在与生物体有关的自由基中，最主要的是氧中心自由基，如 $O_2^- \cdot$ 和 $OH \cdot$，这类自由基持续不断地在机体内产生。活性氧（ROS）是一个集合名词，不仅包括氧中心自由基，也包括某些氧的非自由基衍生物，如 $H_2O_2$、单线态氧和次氯酸，甚至还包括过氧化物、氢过氧化物和内源性脂质及外来化合物的环氧代谢物，因为它们都含有化学性质活泼的含氧功能基团。

以氧中心自由基为主的自由基分别来源于细胞正常生理过程（线粒体、过氧化物酶体等产生），或者外源化学物在机体内的代谢反应过程。许多外源化学物可通过不同途径产生自由基，但其中最主要的途径是氧化还原反应。

**1. 机体对氧化损伤的防御系统**

包括非酶性抗氧化系统和酶性抗氧化系统。非酶性抗氧化系统是指在生物体系中广泛分布的许多小分子，如维生素 C、维生素 E、谷胱甘肽（GSH）、尿酸、牛磺酸和次牛磺酸等，它们能通过非酶促反应而清除氧自由基。酶性抗氧化系统是机体清除自由基的主要机制，主要包括超氧化物歧化酶（superoxide dismutase，SOD）、过氧化氢酶（catalase，CAT）、谷胱甘肽过氧化物酶（glutathione peroxidase，GSH－Px）和谷胱甘肽还原酶（glutathione reductase glycosides peptide，GR）等。SOD 是一类含有不同辅基的金属结合酶家族，如 CuZn－SOD、Fe－SOD 与 Mn－SOD，几乎存在于所有的真核细胞中，其唯一生理功能是歧化超氧阴离子，生成 $H_2O_2$ 和 $O_2$。过氧化氢酶主要功能是将 $H_2O_2$ 转化为水。谷胱甘肽过氧化物酶在机体内广泛存在，能特异地催化谷胱甘肽对过氧化物的还原反应，使过氧化物转化为水或相应的醇类，并形成氧化型谷胱甘肽（oxidized glutathione，GSSG），可阻断脂质过氧化的连锁反应；有些毒物可耗竭肝脏 GSH 而继发脂质过氧化，如丙烯腈、苯乙烯等。谷胱甘肽还原酶的分布同 GSH‑Px，主要功能是产生还原型的谷胱甘肽（GSH），以保证机体解毒功能的执行。

**2. 自由基对生物大分子的损害作用**

正常状态下，自由基的产生与机体的防御体系之间处于动态平衡之中。只有当自由基的产生超过了机体的防御能力，或机体的抗氧化能力降低时，才可能造成毒性作用。这种由氧自由基产生的细胞毒性效应或抗氧化失衡状态称为氧化应激（oxidative stress）。

自由基的毒性作用包括对生物膜、蛋白质和核酸的损害。脂质过氧化（lipid peroxidation），是指主要由自由基引起的多不饱和脂肪酸的氧化作用对生物膜产生的强烈破坏作用。脂质过氧化物的分解产物还具有细胞毒性，并可对 DNA 产生影响。脂质过氧化过程包括启动、发展和终止三个阶段。自由基对蛋白质氧化损伤可以造成蛋白质凝集与交联，或降解与断裂的后果。这种损伤既可以表现为对蛋白质的直接作用，也可以通过对生物膜的损害而产生间接影响。自由基对核酸的氧化损伤则分别造成碱基损伤和 DNA 链断裂，8‑羟基脱氧鸟嘌呤（8‑OHdG）是重要的毒理学生物标记物。而 DNA 链断裂在基因突变的形成过程中有重要意义。

**（四）毒物与细胞大分子的共价结合**

内源性分子作为毒物靶分子必须具有合适的反应性和（或）空间构型，以容许与终毒物发生共价或非共价反应。终毒物还可能通过去氢反应、电子转移和酶促反应而改变靶分子。

某些毒物可以通过非极性交互作用或氢键、离子键等方式与膜受体、细胞内受体、离子通道和酶等靶分子发生非共价结合，这种结合通常是可逆的。毒物或其活性代谢产物还可以与机体的核酸、蛋白质等重要生物大分子发生共价结合，从而改变核酸、蛋白质、酶、膜脂质等生物大分子的化学结构或生物学功能，这种结合是不可逆的。活性化学物与细胞大分子之间通过共价键形成的稳定复合物称为加合物（adducts）。DNA 加合物是判断遗传毒性致癌物的重要生物标志物之一，但将其应用于人群流行病学研究尚有许多未能解决的问题。

有毒中药的毒性作用机制研究已经较为深入和全面。如附子具有显著的心脏毒性，其机制研究分别涉及亚细胞形态学损伤、离子通道变化、细胞增殖、DNA 损伤、毒代动力学试验等方面，发现附子生物碱可以引起心肌细胞能量代谢异常，影响 $Na^+$、$K^+$、$Ca^{2+}$ 等离子通道开闭活性，影响传导系统，导致氧化损伤和细胞凋亡。

# 第五章

# 中药管理毒理学

　　管理毒理学（regulatory toxicology）属于管理科学范畴，同时也是毒理学的一个分支，是将毒理学的原理、技术和研究结果应用于化学物管理，以达到防止人类中毒性健康危害的发生和保护环境的目的。具体地说，管理毒理学是应用毒理学试验研究和流行病学调查等资料，进行健康危险度评定，研究毒物在人群中能够造成危害的可能性，同时结合技术条件和社会经济状况等因素综合考虑，制定卫生标准，为国家提出管理决策和采取预防措施，达到保护人类健康的目的。

　　最早的毒物管理是从预防急性毒性开始的。急性毒性以化学物质对动物的半数致死剂量或半数致死浓度为主要参数作为毒性分级的依据，对剧毒和高毒化学物质进行严格控制，防止其危害人群和环境。多年的管理实践表明，单靠毒性分级标准不能有效防止中毒事件的发生。例如，1984 年印度博帕尔因剧毒物质异氰酸甲酯泄漏事故，给当地居民带来巨大的灾难，造成 3600 多人死亡；1999 年，比利时、荷兰、法国、德国相继发生因二恶英污染导致畜禽类产品及乳制品染毒事件；十九世纪五、六十年代在欧洲出现的反应停致新生儿畸形更曾经让人谈之色变。一次又一次的教训使人们深刻认识到，科学评价外源化学物产生毒害的可能性，并依法对其进行监督管理具有深远的社会意义。管理毒理学在管理法规制定、实施和执行的社会实践中逐步发展成为一门必需的重要学科。

　　管理毒理学的核心内容是外源性化学物的毒理学安全性评价、危险度评定以及相关法规、卫生标准的制定及贯彻执行。其既有预防医学的自然科学属性，又有卫生行政管理的方针政策特征。对外源化学物进行毒理学安全性评价、环境污染调查和暴露人群健康损害的流行病学调查，再经过综合分析做出危险度评定，此过程属于自然科学行为；而依据危险度评定确定可接受危险度，提出安全限值和管理办法，经卫生管理部门批准和颁布，并用行政手段强制执行，该过程则属于行政行为。在管理毒理学涉及的各方中，行政管理部门是决策机构，具有法定的权威性，毒理学家则以可靠而有效的研究成果为化学物质管理提供科学依据。一方面毒理学的各种研究资料为毒物对健康的危险度评定提供实验证据，为合理制定法规、采取各种管理控制措施提供科学依据；另一方面，这些法规和管理控制措施又对毒理学提出了更高的要求，促进了实验毒理学等相关学科的发展。如世界各国卫生法规要求药品在上市前必须进行毒理学安全性评价，在销售前必须获得管理部门的许可。目前，国际上对新药临床前安全性评价及临床试验已有标准，即注册药品登记技术要求的国际协调组织（ICH）所制定的各种相关文件。ICH 每两年召开一次国际性大会。从 ICH -

1（1991 年）开始，至今已连续召开了 7 次会议。ICH 指导原则包括药效（Efficacy，E）、安全性（Safety，S）、质量（Quality，Q）和多学科（Multidisciplinary，M）四个部分。到目前为止，安全性部分共颁布了 8 个方面试验 15 项指导原则：S1 致癌性评价试验，S2 遗传毒性评价试验，S3 药物动力学评价试验，S4 重复给药毒性试验，S5 生殖毒性试验，S6 生物技术药物的安全性评价试验，S7 安全性药理评价试验，S8 免疫毒性评价试验。我国药品监督管理的立法工作主要从改革开放后才逐步得到加强。自 1985 年《中华人民共和国药品管理法》开始实施以来，我国药品监督管理逐步向规范方向发展。在化学药物非临床安全性试验规范的基础上，中药新药非临床安全性评价的法规和指导原则从无到有，渐成体系。

管理毒理学作为现代毒理学中年轻而发展迅速的分支学科，在制定与人类健康和环境保护有关的政策法规和管理决策中起着至关重要的作用。目前，世界各国的健康和环境管理机构，正越来越多地应用管理毒理学的研究资料来制定相关法规。

# 第一节　安全性评价

## 一、基本概念

### 1. 安全（safe）

是指一种化学物质在规定的使用方式和用量条件下，对人体健康不产生任何损害，即不引起急性、慢性中毒，亦不至于对接触者（包括老、弱、病、幼和孕妇）及后代产生潜在的危害。

### 2. 安全性（safety）

是一种相对的、实用意义上的安全概念，是指在一定接触水平下，伴随的危险度很低，或其危险度水平在社会所能接受的范围之内的相对安全概念。安全性和危险度实际上是从不同的角度反映同一个问题。

### 3. 毒理学安全性评价（toxicological safety evaluation）

按照规定的毒理学程序和方法，通过动物实验和人群的流行病学观察，阐明某种物质的毒性及潜在的危害，提出其安全接触限值，综合评价人类使用该物质的安全性。

## 二、毒理学安全性评价的基本内容

### （一）毒理学安全性评价程序的选用原则

人类在日常生活和生产中接触和使用的化学物有农药、食品、工业化学品、化妆品、药品等，因其种类、用途不同，毒理学安全性评价的程序和内容也不同，一般根据化学物质的种类和用途来选择国家标准、部委和各级政府发布的法规、规定和行业规范中相应的程序。我国现有的较具代表性的安全性评价程序有《食品安全性毒理学评价程序》《农药毒性试验方法暂行规定》《化妆品安全性毒理学评价程序和方法》《中华人民共和国药品管理法》《化学危险品安全管理条例》。毒理学安全性评价通常采用分阶段试验的原则，即各种毒性试验按一定的阶段顺序进行，根据化学物质的特点、人们接触化学物质的方式以及化学物质对健康可能造成的危害等各方面因素，划分毒理学试验的阶段，明确各阶段的试验项目。为了在最短的时间内，用最经济的办法，取得最可靠的试验结果，实际工作中常常是先安排试验周期短、费用低、预测价值高的试验，根据前一阶段毒性试验的结果，判断是否需要进行下一阶段试验，并有针对性地选择进一步的试验项目和观察指标。

### （二）毒理学安全性评价各阶段试验项目

#### 1. 第一阶段

一般包括急性毒性试验和局部毒性试验。急性毒性试验主要有急性经口毒性试验、急性经皮毒性试验和急性吸入毒性试验三类。通过测定 $LD_{50}$ 或 $LC_{50}$，初步了解待评物质的急性毒作用强度、性质及可能的靶器官，为急性毒性分级、标签管理及后续毒理学试验的剂量选择提供依据。局部毒性试验对有可能与皮肤、黏膜或眼接触的待评物质进行安全性评价，其目的是获得待评物质的局部刺激作用和致敏作用的资料。包括皮肤原发性刺激试验、眼刺激试验和皮肤致敏试验。化妆品的毒理学安全性评价尚需进行皮肤光毒和光变态反应试验。

#### 2. 第二阶段

一般包括短期重复剂量毒性试验和遗传毒性试验。短期重复剂量毒性试验主要有 14 天和 28 天经口（经皮或吸入）毒性试验，其目的是了解待评物质与机体重复接触后是否具有蓄积毒性或可能造成的潜在危害。遗传毒性试验包括原核细胞基因突变试验、真核细胞基因突变和染色体畸变试验、微核试验或骨髓细胞染色体畸变试验，其目的是初步判断待评物质是否具有遗传毒性，进而估测其潜在的遗传危害和致癌可能性。

#### 3. 第三阶段

一般包括亚慢性毒性试验、生殖与发育毒性试验和毒物动力学试验。亚慢性毒性试验是指人或实验动物连续接触较长时间、较大剂量的外源性化学物所出现的中毒效应。其目的是研究外源性化学物亚慢性毒性剂量-反应关系，了解受试物亚慢性毒性的性质、特点和靶器官，确定其观察到有害作用的最低剂量（LOAEL）和最大无作用剂量（NOAEL），为慢性毒性试验和致癌试验的剂量设计提供依据。

生殖与发育毒性试验包括一般生殖毒性试验、致畸试验、围生期生殖毒性试验和一代（二代）生殖毒性试验。其目的是检测待评物质对生殖过程及发育的影响。

毒物动力学试验是研究外源性化学物质在吸收、分布、生物转化和排泄过程中随时间发生的量变规律，用数学模式系统地分析和阐明化学物质在体内的部位、浓度与时间的关系，并研究化学物质的理化性状、染毒途径、染毒剂量、环境因素和机体条件等对这种动态行为的影响，探讨这种动力学过程与毒效应强度和时间的关系。毒物动力学研究不仅为外源性化学物质安全性评价和卫生标准制订提供科学依据，也对阐明毒作用机制、动物资料外推于人等方面具有重要意义。

#### 4. 第四阶段

一般包括慢性毒性试验和致癌试验。慢性毒性试验的目的主要是检测机体长期反复暴露于待评物质所产生的毒性作用，确定靶器官并获得慢性暴露的 LOAEL 和（或）NOAEL；阐明外源性化学物质毒作用的性质、靶器官和中毒机制；为制定该化学物质的人类接触的安全限量标准及进行危险度评定提供毒理学依据。致癌试验的目的在于检测待评物质的致癌作用，根据药品注册管理办法的相关规定，对于临床预期连续用药 6 个月以上（含 6 个月）或治疗慢性复发性疾病而需经常间歇使用的药物等，均应提供致癌性试验或文献资料以提示人体长期用药的致癌性风险。

　　一般来说，化学物在登记、生产、销售之前，通常必须进行第一、二阶段的试验。凡属我国首创的化学物质，一般要求选择第三阶段甚至第四阶段的某些有关项目进行测试，特别是对其中产量较大、使用面广、接触机会较多或化学结构提示有慢性毒性、遗传毒性或致癌性可能者，必须进行全部四个阶段的试验。对于有一定毒性资料的仿制品，若生产单位能证明其产品的理化性质、纯度、杂质成分和含量与国外原产品相似，并经一项急性毒性试验和诱变性试验，实验结果与国外产品或文献资料一致，一般不再继续进行试验，可参考国外有关资料或规定进行评价；产品质量或毒理学试验结果与国外资料或产品不相同者，必须完成第一、二阶段的试验。

（三）人群暴露资料

　　人群暴露资料是评价待评物质对人体损害作用最直接、最可靠的证据，在毒理学安全性评价中具有决定性意义。在实际工作中，应根据动物试验结果和待评物质本身的理化性质等，选择适当的观察指标，进行流行病学调查，尽可能搜集人群暴露资料，包括对中毒事故的原因调查、对环境和职业暴露人群的监测、对药物毒性的临床观察以及对志愿人员的试验与检测等。

# 第二节　危险性分析

　　危险性分析是在综合分析人群流行病学调查、毒理学试验、环境监测和健康监护等多方面研究资料的基础上，对化学物质损害人类健康的潜在能力进行定性和定量的评估，以判断健康损害的发生概率和严重程度。危险性分析的目的是确定可接受的危险度和实际安全剂量，为政府行政管理部门制定卫生和环保管理法规、卫生标准提供科学依据。危险性分析包括四部分工作：危害性认定（Hazard Identification）、剂量－反应关系评定（Dose－Response Assessment）、暴露评定（Exposure Assessment）、危险度特征分析（Risk Characterization）。

## 一、危害性认定

　　危害性认定也称危害鉴定，属定性评价，是危险性分析的首要工作。该部分工作的内容主要是收集化学物质危害相关的资料，然后判定毒物危害的性质。目的是确定待评化学毒物对接触者能否引起损害效应；损害效应的性质、特点和强度如何；化学物质与损害效应之间是否存在因果关系。

## （一）危害性认定的科学依据

危害性认定首先要全面收集已有的相关资料，目前主要采用证据权重法进行危害识别。证据权重法对不同科学研究资料的权重常常依次为：流行病学研究资料、毒理学研究资料和定量结构－活性关系研究资料。

**1. 待评物质的资料**

待评物质的化学结构和理化性质、用途、使用方式和范围，以及有关该物质在环境中的稳定性，能否发生化学反应或转化为毒性更强或更弱的衍生物等，这些资料一般通过查阅有关文献获得或由生产厂家提供，但有时需经实验室检测确定。结构－活性关系（structure－activity relationship，SAR）的研究对危害识别具有重要意义，常可估测待评物质引起危害的潜在能力。如 N－亚硝胺或芳香胺类化合物与致癌活性有密切关系。

**2. 流行病学调查资料**

人群流行病学调查资料来自接触某种或几种化学物质的人群，直接反映接触造成的结果。在危害性认定中应尽可能获取人群流行病学调查资料，通过对各种接触方式的人群抽样或自愿者的流行病学调查可以获得在动物试验中不能获得的资料，可以为危害鉴定提供最有价值的科学依据。

**3. 毒理学试验资料**

由于通常难以获得理想的人群接触某化学物质的直接资料，故毒理学试验资料是危害识别中最常用的资料，也是进行危险度评定的主要依据。毒理学试验可以根据需要人为地控制实验条件，排除环境、年龄、性别、染毒方式等方面的混杂因素的影响，获得较为确定的待评物质与机体损害效应间的因果关系资料，如：剂量－反应关系、毒作用靶点、蓄积性、致畸性、生殖毒性、致突变性、致癌性以及代谢动力学特性等参数，进而为评价和预测化学物质对健康造成影响的可能性提供依据。毒理学试验资料外推至人用于危险性分析时，必须考虑物种差异带来的不确定性。

## （二）危害效应分类

在危害鉴定过程中，根据待评物质所致危害效应的性质和剂量－反应关系类型等可将危害效应分为有阈值效应和无阈值效应。有阈值效应是指在规定的时间间期内，机体摄入化学物质的剂量或浓度在一定水平时对健康发生了某种影响，如果低于该水平则不会检测到该种影响，这个水平就是阈值水平，或称为阈剂量。一般的生理、生化异常和器官、组织的病理改变都属于有阈值效应。发育毒性和胚胎毒性引起的结果目前也属于有阈值效应，这样的化学物应该按有阈值化学物进行评定。通常认为化学物的致癌作用（特别是遗传毒性致癌物）、致体细胞或生殖细胞突变作用在零以上的任何剂量均可发生，其剂量－反应关系是无阈值的，应按照无阈值化学物进行评定。

## 二、剂量－反应关系评定

剂量－反应关系评定是危害的定量描述，是危险性分析的第二部分工作，其目的是通过分析流行病学调查资料和动物毒理学研究资料，阐明不同剂量水平的待评物质与暴露群体出现有害反应率之间的定量关系，确定特定接触剂量下某人群危险度的基准值（criteria）。

## （一）有阈值化学物的剂量－反应关系评定

### 1. 参考剂量（RfD）

RfD 在概念上类似于每日容许摄入量（ADI），为日平均接触剂量的估计值，RfD 的单位为 mg/（kg·d），是指人群（包括敏感人群）在此剂量下终身接触被评定的化学物质，发现由其引起的非致癌或非致突变有害效应的危险度可低至不能检出的程度。

### 2. 不确定系数（uncertainty factor，UF）

又称安全系数（SF）、外推系数（extrapolation coefficient）或转换系数（transfer coefficient）。由于人类对多数化学物的毒性反应比动物敏感，在把动物试验结果外推至人的过程中，存在许多不确定因素造成的误差。故在计算 RfD 时，把实验动物的 NOAEL 或 LOAEL 缩小一定倍数来校正误差，确保安全，这一缩小的倍数即不确定系数。

在实际应用时，UF 又分为标准化不确定系数（UFs）和修正系数（modifying factor，MF）两部分，它们的关系为 UF = UFs × MF。确定 RfD 时，UF 的选择主要受到以下因素的影响：①在人群内部推导到易感亚群或易感个体的不确定性，一般取 10 倍系数；②从实验动物资料外推到人的不确定性，一般取 10 倍系数；③从亚慢性毒性试验资料推导慢性毒性试验结果的不确定性，最大可取 10 倍系数；④当以最低剂量（LOAEL）替代最大无作用剂量（NOAEL）计算 RfD，最大可取 10 倍系数；⑤当用于推导的资料库不完整（如实验物种太少，缺乏生殖毒性资料等）时，最大可取 10 倍系数；⑥考虑研究的科学性以及上述各项未能包括的不确定因素时，常取修正系数（MF）<10；⑦当研究中的不确定因素可由 UFs 予以充分估计时，MF 取值为 1。如果 UF 太大，说明毒性资料不完全，不确定因素过多，因而计算所得的 RfD 的精确性较差，缺乏可信度。

### 3. 基准剂量（BMD）

随着医学统计的进展和计算机的普及应用，促进了新概念和新方法的发展，美国环境保护署（Environmental Protection Agency，EPA）提出了用基准剂量（BMD）来计算 RfD，其方法是将按剂量梯度设计的动物试验结果以最适模式计算，求得阳性效应5%发生率的剂量及其95%可信区间的下限值。该方法考虑了试验组数、每组实验动物数、终点指标离散度等整个试验的各种参数。

## （二）无阈值化学物的剂量－反应关系评定

遗传毒性致癌物及致突变物的致癌或致突变效应在除零以外的所有剂量均可能发生。毒理学试验研究不能直接确定 NOAEL 以下剂量范围内的剂量－反应关系，对这一类化学物质进行评价的关键是确定低剂量范围内的剂量－反应关系，并预测危险人群在特定接触水平下发生癌症的危险度。

### 1. 数学外推模型

对于无阈值化学物特别是致癌物的低剂量外推，目前主要是通过数学外推模型来估算，即推断当致癌物的剂量相当于人类实际暴露水平时与其致癌效应发生概率之间的关系。外推 NOAEL 以下剂量－反应关系的数学模型有多种，常用的有四类：数学外推模型、机制模型、以生理学为基础的毒物动力学模型、以生物学为基础的剂量－反应模型，选用适宜的模型对于正确评价化学物的致癌或致突变危险度至关重要。

**2. 致癌强度指数（carcinogenic potency index）**

美国 EPA 致癌物评价组制定的致癌强度指数，就是实验动物或人终生接触致癌物剂量为 1mg/（kg·d）时的超额危险度。当以动物试验资料为依据时，其值为剂量－反应关系曲线斜率的 95% 可信限上限；当以人类资料为依据时，其值为该斜率的最大可能估计值（maximum likelihood estimate，MLE），同样用 mg/（kg·d）表示。该值越大，则单位剂量致癌物所引起的动物或人的终生超额危险度越大。

## 三、暴露评定

暴露评定（exposure assessment）是危险性分析的第三部分工作，其目的是确定危险人群接触待评化学毒物的总量并阐明接触特征，为危险度评价提供可靠的接触数据或估测值。如经此阶段认定待评化学毒物与人群无接触或虽有接触但不能引起健康危害，则危险度评价可不再向下进行。

### （一）暴露评定的基本要素

**1. 暴露特征**

暴露（exposure）是指一种或一种以上的化学、物理或生物因子与人体在时间和空间上的接触。暴露人群特征分析包括暴露途径、暴露的时间和频率、亚人群（高暴露或高敏感人群）的暴露特征以及个体暴露水平等。

**2. 暴露水平估测**

通过环境监测和生物监测的资料来估算接触水平，同时还应注意其他方式的接触，如食物、饮水及生活环境等。

**3. 污染来源**

包括污染物的来源，其在环境（空气、土壤、水体）或食物中的浓度或含量，以及分布、转运、转化的情况和消除规律等。

**4. 暴露的变异性**

包括个体内、个体之间、不同人群之间、时间之间和空间之间（如不同国家、地区）暴露的差异。

### （二）暴露量的计算

**1. 环境浓度的检测**

正确选择采样点及采样时间，准确测定各种环境介质中待评物质的浓度，同时监测其他干扰因子，以进一步确定待评物质与暴露人群健康损害的因果关系。

**2. 人体暴露量的估算**

人体暴露量通常以日平均暴露剂量（average daily dose，ADD）或终身日平均暴露剂量（life average daily dose，LADD）表示，单位为 mg/（kg·d）。ADD 适用于短期暴露的待评物质，LADD 则适用于长期低浓度暴露的待评物质，如致癌物等。在实际情况中，待评物质常存在于多种环境介质中，通过多种途径进入机体，因此在暴露评定时需确定待评物质在各种环境介质中的浓度及人群可能暴露途径，然后估算出各介、各途径的暴露量，最后得到总暴露量。此外，暴露剂量与靶器官剂量并非总是平行，后者才是导致健康损害的关键，因此估测暴露剂量时要结合健康效应检查进行。

### 四、危险度特征分析

危险度特征分析（risk characterization）亦称危险度裁决（risk judgment），是危险度评价的最后一步。将危害鉴定、剂量－反应关系评定、暴露评定工作中的评定结果进行综合分析、判断，测算待评化学物在接触人群中引起危害的概率（即危险度），为管理部门进行外源化学物的危险度管理提供依据。

## 第三节 中药安全性评价相关政策法规、标准、规范

药物安全性评价可分为临床前和临床的安全性评价，以及药物上市后的安全性再评价。药物安全性评价必须遵循国家制订的有关法律法规及试验指导原则或指南。《药品注册管理办法》《中药注册管理补充规定》以及 2007 年以来 SFDA 对中药、天然药物针对安全性监测的多个研究技术指导原则，是进行中药新药安全性研究必须遵守的法规和技术原则。

### 一、临床前安全性研究

中药新药非临床安全性评价是指注册申请中药新药所提供的非临床动物试验研究中全部毒理学试验和安全药理试验的试验数据和评价资料。其目的是了解中药新药受试物的毒性剂量、确定安全剂量范围、发现毒性反应、寻找毒性靶器官、了解毒性的可逆程度和制订临床解救措施。

为保证药物安全性评价试验资料的准确、真实、可靠、可信，必须要建立试验全过程的质量监控和保证体系，1978 年美国食品药品管理局（FDA）颁布了世界上第一部药品安全性评价研究规范《药品非临床安全研究工作质量管理规范》，1993 年我国国家科学技术委员会发布第 16 号令，于 1994 年 1 月 1 日开始实施《药品非临床研究质量管理规定（试行）》，1999 年 3 月国家药品监督管理局发布《新药审批办法》，同年 11 月开始施行《药品非临床研究质量管理规范（试行）》，简称 GLP。2001 年 12 月 1 日起施行新版《中华人民共和国药品管理法》，第三十条规定："药物的非临床安全性评价研究机构和临床试验机构必须分别执行药物非临床研究质量管理规范、药物临床试验质量管理规范。"从此 GLP 监督管理进入了强制执行的法制阶段。2003 年 8 月 6 日，国家食品药品监督管理局（SFDA）颁布《药物非临床研究质量管理规范》，印发《药物非临床研究质量管理规范检查办法（试行）》。2006 年 SFDA 发出的"关于推进实施《药物非临床研究质量管理规范》的通知"中明确要求："自 2007 年 1 月 1 日起，未在国内上市销售的化学原料药及其制剂、生物制

品；未在国内上市销售的从植物、动物、矿物等物质中提取的有效成分、有效部位及其制剂和从中药、天然药物中提取的有效成分及其制剂；中药注射剂的新药非临床安全性评价研究必须在经过 GLP 认证，符合 GLP 要求的实验室进行。否则，其药品注册申请将不予受理。"

2007 年 10 月 1 日开始正式施行新的《药品注册管理办法》。该版药品注册管理办法中涉及中药新药研究开发和注册审评，审批材料主要包括正文、附件一、附件四以及配套制定的《中药注册管理补充规定》等。这些法规条文将在新的药品注册监管形势下对指导和规范中药新药的研发、注册、申报、审评、审批起到积极的作用。《中药注册管理补充规定》第二条规定"中药新药的研制应当符合中医药理论，注重临床实践基础"；同时，该补充规定中对中药复方制剂都明确规定了要在中医理论指导下组方，并充分重视临床应用基础；中药新药上市后使用于临床不能脱离中医理论对药物性质以及疾病本身的认识。因此，上市前临床试验设计，包括疾病诊断、病例入选标准、疗程、疗效指标、疗效判定标准等都不可背离中医药理论关于具体中药应用于具体病证的原则性认识。从 2007 年迄今，非临床安全性评价指导原则在不断补充和更新，《中药、天然药物研究技术指导原则》及《天然药物研究技术要求（征求意见稿）》是中药新药研究的基本要求，对执行"药物非临床研究质量管理规范"进行了法律规定。

## 二、临床安全性研究

新药的临床安全性评价是新药上市前临床研究的核心问题之一，也是指导临床医师合理、规范用药的重要保障。《药品注册管理办法》规定："药物的临床试验（包括生物等效性试验），必须经过国家食品药品监督局批准，且必须执行《药物临床试验质量管理规范》。"

《药品注册管理办法》规定新药临床安全性评价工作是：通过 I－III 期的临床试验，为上市审批及说明书项目提供充分的数据支持，上市后 IV 期临床试验进一步关注新药的安全监测及合理应用。目前中药注册分类 I 即有效成分制剂需要在 I 期临床试验进行药代动力学试验和耐受性试验，其他类别的中药新药（除中药复方制剂外）主要进行耐受性试验。耐受性试验主要是对初次进行人体试验的受试物进行单次给药及多次给药的试验，以考察在不同剂量下人体的耐受情况，为后续的临床试验给药方案提供安全性方面的信息。II 期临床试验是对新药应用于患者的有效性及安全性作出初步评价，推荐安全的临床给药剂量。III 期临床试验为新药上市前扩大的临床试验阶段，目的在于对新药的有效性、安全性进行社会性考察。IV 期临床试验是新药上市后在广泛使用条件下考察疗效和不良反应，尤其是罕见不良反应。

## 三、上市后安全性监测

药品上市前的安全性评价受到许多因素限制：①临床试验病例数少，观察期较短；②种族差异、个体差异、性别、年龄、病理状态等机体方面的因素会导致临床研究结果的不确定性；③中药成分复杂，且存在用药方式、环境因素等方面的差异。因此药品经批准上市后还应继续进行安全性监测，有计划地进行临床研究，如新药用于特殊人群（老人、儿童、妊娠哺乳期妇女、肝肾功能异常者等）安全性研究；药品相互作用的研究；长期用药（终身用药）的安全性、有效性研究等，以全面评价临床新药罕见、迟发不良反应和药物相互作用，保障用药安全，促进合理用药。

《药品注册管理办法》设立了监测期，对药品上市后进行安全性监测，如《药品注册管理办法》第六十六条规定："国家食品药品监督管理局根据保护公众健康的要求，可以对批准生产的新药品种设立监测期。监测期自新药批准生产之日起计算，最长不得超过 5 年。监测期内的新药，国家食品药品监督管理局不批准其他企业生产、改变剂型和进口。"第六十七条规定："药品生产企业应当考察处于监测期内的新药的生产工艺、质量、稳定性、疗效及不良反应等情况，并每年向所在地省、自治区、直辖市药品监督管理部门报告。药品生产企业未履行监测期责任的，省、自治区、直辖市药品监督管理部门应当责令其改正。"

依法建立药品不良反应（adverse drug reaction，ADR）监测报告制度，开展 ADR 监测报告工作，是及时、有效控制药品风险、保障公众用药安全的重要措施。2001 年 12 月颁布实施的《中华人民共和国药品管理法》第七十一条明确规定"国家实行药品不良反应报告制度"，标志着我国的 ADR 监测工作步入了法制化的轨道。2004 年 3 月，国家食品药品监督局和卫生部共同颁布实施了《药品不良反应报告和监测管理办法》，进一步明确了各级食品药品监管部门、各级卫生行政主管部门的职责，确立了药品生产、经营、使用单位的法定报告和监测的责任。目前，全国 31 个省、自治区、直辖市均成立了不良反应监测中心。

中药不良反应监测工作起步较晚，中药不良反应监测技术体系和组织体系有待进一步建立和健全。目前我国加强了中药注射剂和含有毒中药材中成药的不良反应监测，并对已上市的中药新药进行重点药品集中监测，及时监测、反馈和控制中药不良反应。如对龙胆泻肝丸引起肾损害的问题进行通报后，国家药品监督管理局加强了对含马兜铃酸品种的监管力度，并采取了积极的措施。2003 年 4 月，取消了含有马兜铃酸的关木通药用标准。2004 年，取消了广防己、青木香的药用标准，对中成药处方涉及的这两种药物分别以粉防己、土木香替换，并对含马兜铃、寻骨风、天仙藤、朱砂莲的中药制剂严格按处方药管理。

中药成分复杂，加之患者状态、用药方式、环境因素等方面的差异和影响，由此而产生的中药安全性问题非常复杂，可能同时涉及多个系统与器官，临床表现具有多样性和不可预知性。如中药注射剂中的主要有效成分虽已是精制纯化物，但其成分仍很复杂，即便经过注册审批的中药注射剂，也存在着质量控制问题。我国《药品不良反应报告和监测管理办法》规定的药品不良反应是指合格药品在正常用法用量下出现的与用药目的无关的有害反应，不包括用药不当、医疗事故和药品质量问题而引起的有害反应。因此，中药的安全性问题需进行客观认识、分析和评价，重视中药中毒的临床报道，正确对待中药毒性。

## 四、逐渐完善中药安全性评价体系

由于中药安全性研究起步较晚，基础薄弱，现有方法大多仿照化药，不完全适合中药的特点，也尚未形成一个完整的体系。国内外中药严重不良反应事件已提升了相关部门对中药安全性的重视程度和监测力度，加大了立项投资的力度。在管理上强化了在 GLP 规范下提高中药安全性评价的质量。首先建立了四个专题集成数据库（有毒中药数据库、中药不良反应期刊文献数据库、古代相关文献数据库和国外植物药不良反应相关文献与信息数据库），可支持各种结构化信息（元数据检索）与非结构化信息（全文检索）的复杂组合检索。目前，制约中药安全性评价的瓶颈问题是缺乏适合中药特点的有效方法，针对国家ADR病例报告数据库中有关中药不良反应的中药品种，我国开展了"双黄连注射剂ADR回顾性研究""马兜铃酸及其相关中成药安全性文献评价"和"葛根素注射液安全性研究"等评价工作，对中药安全性评价模式进行了积极探索。随着各相关学科技术的渗入，新技术、新方法已逐步应用于中药安全性的评价，如蛋白质组学、代谢组学、毒物基因组学的研究思路拓展了中药毒理学研究思路，特别是注意到中药多成分的代谢特点、肠道菌群对物质基础的转化以及化学成分对肝药酶诱导或抑制作用对中药安全性评价的影响。近年来，中药安全性评价的关键技术起着重要的支撑作用，如中药注射剂致敏原快速检测和筛选、毒性物质的分离、高灵敏度的免疫毒性检测方法等。目前新药的毒理学研究已由开发的后期被动参与转变为全程主动指导，将药物毒理学研究贯穿于新药发现、临床前安全评价、临床试验和上市后监督与跟踪整个过程。相信今后中药安全性评价方法将取得突破，评价体系逐渐完善。

# 各 论

## 第六章

# 大毒中药

大毒中药是指使用剂量小、有效剂量与中毒剂量之间范围小，中毒时间出现快，中毒反应程度严重的有毒中药。一般而言，大毒中药药性峻猛，多用于治疗危急重症或作为外用/局部用药，具有显著的毒性或副作用。

《中华人民共和国药典》2010 年版共收载大毒中药 10 种，占已知 12807 种中药 0.78‰，占药典收载有毒中药 12.20%。包括川乌、草乌、马钱子（马钱子粉）、天仙子、巴豆（巴豆霜）、闹羊花 8 种植物药，动物药和矿物药各 1 种，即斑蝥和红粉。10 种大毒中药多为临床常用药，分属祛风湿药、活血化瘀药、泻下药和外用药。功效广泛，如祛风除湿，温经止痛；通络止痛，散结消肿；解痉止痛，平喘安神等；或外用以拔毒、除脓、去腐、生肌；破血逐瘀，散结消癥，攻毒蚀疮等。药理作用广而强，如抗炎、镇痛、镇静、刺激性泻下、平喘、改善血液循环、腐蚀、促进创面愈合等。因本类药物具有"大毒之品，药性猛烈"的特点，若临床使用得当，多能达速效、奇效之功，但同时也容易产生较为严重的不良反应，因此一般多短期使用，且需严格掌握适应证与禁忌证，并通过延长煎煮时间、控制用药剂量、合理配伍等达到合理制用的目的。

本类有毒中药的毒性及毒效相关性研究较多。一些学者在传统中医药理论指导下，按照国际规范，选用正常动物和/或病证结合模型动物，采用基因组学、蛋白质组学、代谢组学等研究技术，引入网络药理学等新的理念，对部分大毒中药的毒性物质基础、临床作用特征及其控毒方法等进行了深入研究，取得了大量研究成果。本类中药具有毒效成分合一的特点，即其毒性成分多是其有效成分，如川乌、草乌所含的乌头碱，马钱子所含的士的宁，天仙子所含的东莨菪碱等生物碱类既是其祛风除湿的有效成分，也是其导致不良反应的物质基础。大毒中药的毒性作用往往涉及多个靶器官系统，尤其是与生命活动密切相关的神经系统、心血管系统、消化系统、呼吸系统、泌尿系统等，严重者中毒可致死亡。

川乌、草乌主要毒性表现在神经系统、心血管系统和消化系统，尤其是心脏，可见多种心律失常；马钱子的主要毒性表现为兴奋脊髓的反射机能和延髓的呼吸中枢及血管运动中枢，大剂量引起惊厥；天仙子的主要毒性反应表现为 M 受体阻断效应；巴豆（巴豆霜）

主要毒性表现为强腐蚀作用和黏膜刺激性；闹羊花的主要毒性表现为心脏毒性和胃肠道刺激；斑蝥的主要毒性表现为消化道刺激和肾功能损害；红粉的主要毒性表现为汞的毒性反应。部分中药如生川乌等还具有胚胎毒性等特殊毒性。

# 川乌　Chuanwu
## Aconiti Radix

川乌为毛茛科植物乌头 *Aconitum carmichaelii* Debx.的干燥母根。主要分布于四川、云南、陕西、湖南等地。6月下旬至8月上旬采挖，除去子根、须根及泥沙，晒干成生川乌，或经蒸、煮等炮制成制川乌。川乌辛、苦，热；有大毒。归心、肝、肾、脾经。功效为祛风除湿，温经止痛。用于风寒湿痹，关节疼痛，心腹冷痛，寒疝作痛及麻醉止痛。一般炮制后使用。主要含有生物碱、多糖、微量元素等。具有抗炎、镇痛、强心、抗肿瘤、降血糖等作用。

【毒性表现】

传统文献和现代临床报道均认为川乌有毒。其毒性主要表现在神经系统、心血管系统、消化系统等，尤以心律失常最为多见。中毒原因与炮制不当、用量过大、疗程过长、煎煮时间过短、配伍不当等有关。

（一）传统文献记载

乌头始载于《神农本草经》，列为下品，为川乌、草乌之统称，至五代后唐候宁极在《药谱》中首次分列川乌头和草乌头，但仅录药名，未记载内容。川乌头、草乌头之名的广泛应用出现于宋代本草。《证类本草》："若无脓水，有生血，及新伤肉破，即不可涂，立杀人。亦如杀走兽，敷箭镞射之，十步倒也。"《本经逢源》载川乌"辛热，有毒。入祛风药"。《得配本草》载川乌头"远志、莽草为之使。畏饴糖、黑豆、冷水。恶藜芦。忌豉汁。反半夏、栝蒌、贝母、白蔹、白芨。伏丹砂、砒石。辛，热。有大毒"。至于减毒方法，张仲景著《金匮要略》载"乌头大者五枚，以水三升，煮取一升，去渣，内蜜三升，煎令水气尽"或"以蜜二升，煎取一升，即出乌头"，再将川乌蜜煎与其他四味药同煎取汁。《证类本草》："凡用附子乌头天雄，皆以热灰微炮令拆，勿过焦。又云；凡使乌头，以柳木文武灰火中炮令皮拆。以刀刮去上孕子，底尖擘破。于地掘一坑安之，一宿取出。焙干用。"《本草纲目》曰："附子，乌头，天雄，侧子，乌喙，采得，以生熟汤浸半日，勿令灭气，出以白灰拌之，数易使干。又法；五物收时，一处造酿。采半月前自造米醋，用时不必太酸，将采收洗净罐内淹七日，日搅一遍，捞出以疏筛摊之。令生白衣。乃向慢风日中晒之百十日，以透干为度。"关于川乌中毒后解毒方法，《证类本草》曰："或中者，以甘草、蓝青、小豆叶、浮萍，冷水、荠，皆可御也。"

（二）现代临床报道

川乌不良反应多为服用生川乌药酒、生川乌粉或含川乌复方水煎液后出现，用量1～

250g 不等，不良反应出现较快，多在服药后 30 分钟内出现，或延长至 3 小时。川乌中毒的毒性表现以消化系统、神经系统和心血管系统为主，尤以心脏毒性反应最为常见，中毒表现多为口舌、四肢及全身麻木，流涎，恶心，呕吐，腹泻，头昏，眼花，心慌心悸，口干，脉搏减弱或紊乱，甚至呼吸困难，手足搐搦，神志不清，大小便失禁，血压和体温下降，心律不齐，严重者呼吸、循环衰竭而死亡。

## 【毒性物质基础】

双酯型生物碱是川乌的主要毒性组分，以乌头碱、新乌头碱和次乌头碱毒性最大；水溶性生物碱是川乌的控毒组分。

## 【毒理研究】

### （一）基础毒性

**1. 急性毒性**

生川乌 1 小时水煎液经醇沉后的提取液 10g/mL 小鼠灌胃、腹腔注射的 $LD_{50}$ 分别为 163.757（147.572，179.942）g/kg、19.173（17.616，21.042）g/kg。中毒反应表现为活动明显减少，分泌物亢进，心跳先快后慢，精神萎靡，被毛蓬松潮湿，大小便增多，随后四肢抽搐，瞳孔极度缩小，呼吸极度困难，最后出现腹式呼吸，至呼吸停止。给药后 10 ~ 40 分钟为死亡高峰期。

**2. 长期毒性**

制川乌提取物以 11.0g/kg 灌胃正常大鼠，连续 6 个月，停药观察 1 个月，3 个月末大鼠外周血平均红细胞体积（mean corpuscular volume，MCV）偏低，血清甘油三酯（triglyceride，TG）升高，雄性大鼠脑、肺、附睾、睾丸脏器系数降低，6 个月末时部分大鼠出现心肌坏死病变，恢复期呈纤维修复状态。

川乌具有慢性神经毒性。生川乌 2 小时水煎液以 27.6g 生药/kg 灌胃小鼠，15 ~ 30 分钟内可使小鼠自发活动减少，连续灌胃 3 天可引起 Morris 水迷宫试验中小鼠逃避潜伏期延长，表现为神经行为抑制。将生川乌粉碎后掺入肉汤中令犬自食，每周 7 天，连续给药 3 个月，可导致犬脊髓胸段灰质内部分神经元肿大，腰段灰质内多数神经元胞浆淡染呈细颗粒状，或胞浆内大量呈风轮状、雪花状、柳叶状改变的空泡，部分神经细胞坏死崩解，出现卫星现象和噬神经细胞现象，Nissl 小体崩解成微细颗粒。

### （二）特殊毒性

**胚胎毒性**

生川乌具有一定胚胎毒性，无明显致畸毒性。生川乌提取物 13.0g/kg 灌胃妊娠第 7 天至 15 天雌性大鼠，可致孕鼠体重增加缓慢，摄食量减少。

### （三）毒作用机制

乌头类有毒中药具有遗传毒性和细胞毒性，其所含的双酯型生物碱（主要是乌头碱）可影响丝裂原活化蛋白激酶（mitogen‑activated protein kinase，MAPK）通路、黏着斑激酶（focal adhesion kinase，FAK）通路、神经活性配体‑受体互相作用（neuroactive ligand‑receptor interaction，NLRI）通路、细胞代谢通路、钙离子通路等相关基因表达，影响细胞代谢、细胞凋亡、三联体转运活性、信号传导、细胞周期等活动，引起细胞骨架破坏、细胞内线粒体和内质网损伤、细胞能量代谢和神经递质分泌异常、细胞内环境紊乱和细胞内钙超载，从而导致心脏、神经系统、生殖系统等多个靶器官毒性。如在整体水平上，乌头碱先兴奋后麻痹感觉神经和中枢神经，其次是兴奋胆碱能神经和呼吸中枢而出现一系列胆碱能神经 M 样和 N 样症状，如心律失常；也可直接作用于心室，使心室内异位起搏点的兴奋性增高和产生折返激动，形成单源或多源多形室性早搏、室性心动过速、心室颤动等，最后则由于呼吸麻痹和中枢抑制而导致机体死亡。在细胞水平，乌头碱可通过调节心肌细胞 $\alpha_1$-G-蛋白-$IP_3$ 通路使胞内三磷酸肌醇（inositol triphosphate，$IP_3$）升高，从而抑制心肌细胞 $Na^+$-$K^+$-ATP 酶活性，导致细胞内 $Na^+$ 浓度升高，$K^+$ 浓度降低，引起细胞的兴奋性升高和细胞内 $Ca^{2+}$ 超载，导致心肌细胞形态和功能的损伤；次乌头碱可抑制心肌细胞钠通道失活，增强细胞内钙调控蛋白 RyR2 和 NCX 基因转录和蛋白表达增加，诱发细胞内 $Ca^{2+}$ 超载，或直接激活 L-钙通道和降低心肌细胞缝隙连接 Cx43 蛋白表达而增加心肌细胞发生心律失常的易感性；乌头碱可使体外培养大脑皮质神经元 $Na^+$-$K^+$-ATP 酶活性、能量代谢、分泌神经递质功能异常，使结肠间质细胞膜通透性异常。

从毒性基因数目、基因本体、信号传导看，相对草乌和附子，川乌对代谢通路中的脂质过氧化通路和脑组织中钙离子通路影响最大，而从不同器官的毒性基因表达看，从强到弱依次为肺、脑、肾、肝和心。川乌对 MAPK、过氧化物酶体增殖物激活受体（peroxisome proliferator activated receptor，PPAR）通路的影响较草乌、附子大。

**毒代动力学**：川乌水煎液 2g/mL 按 1:0.85 比例设定 5 个剂量后灌胃小鼠的表观动力学参数：分布相半衰期（$T_{1/2\alpha}$）为 0.54 小时，消除相半衰期（$T_{1/2\beta}$）为 12.1 小时，清除率（clearance rate，CL）为 0.0958kg/h，血药浓度-时间曲线下面积（area under the curve，AUC）为 208.7g/（kg·h），显示半衰期较长，具有一定蓄积性。

## 【控毒方法】

控毒方法主要有依法炮制、延长煎煮时间、辨证用药、合理配伍、控制用药剂量等。

### （一）依法炮制

生川乌不可内服。内服用制川乌。川乌经过加热，可使其中毒性生物碱被破坏。

### （二）延长煎煮时间

川乌在临床应用时应先煎、久煎至入口无麻味。因为延长川乌的煎煮，能促进酯型生物碱水解，减小其毒性。

乌头类生物碱不耐热，经煎煮可水解为单酯型生物碱，毒性降低至双酯型生物碱的 1/200，进一步水解为胺醇类碱，毒性降至原来的 1/2000。生川乌粉末、生川乌常压下 2 小时水煎液，生川乌加压下 2 小时水煎液及生川乌常压下 6 小时水煎液经相同处理后所得提取液 2g/mL，分别腹腔注射正常小鼠，均可引起急性毒性反应不同。但不同提取液的 $LD_{50}$ 的毒性强度不一，随着煎煮时间的延长，川乌水提液的毒性逐级降低，$LD_{50}$ 值逐渐增大。

### （三）辨证用药

川乌为辛热有大毒之品，药性猛烈，应用时应掌握适应证与禁忌证。风湿热痹患者及心、肾功能不全者慎用；老弱及年幼者慎用；阴虚阳亢、热证及孕妇忌用。

### （四）合理配伍

川乌与某些药物配伍使用，毒性能被降低，如白芍、防风、生姜、甘草等。小鼠灌胃单味川乌的 $LD_{50}$ 为 163.757g/kg，川乌与防己 1∶1 配伍的 $LD_{50}$ 为 234.153g/kg，川乌与白芍 1∶1 配伍的 $LD_{50}$ 为 239.332g/kg。另外，川乌不宜与半夏、瓜蒌、瓜蒌子、天花粉、川贝母、浙贝母、平贝母、伊贝母、湖北贝母、白蔹、白及同用。姜半夏配伍川乌则使其毒性增大，瓜蒌可加重川乌毒性反应，川贝母、白蔹配伍川乌的增毒反应不明显。

### （五）控制剂量

一般而言，川乌入煎剂剂量宜小。生川乌煎煮 2 小时的水煎液以 13.8、6.9g 生药/kg 灌胃，对小鼠的神经行为无影响，但当剂量提高至 27.6g 生药/kg 时可抑制神经行为活动，提示临床用药应谨慎剂量。

另外，川乌不宜酒浸、酒煎服。

# 草乌　Caowu
## Aconiti Kusnezoffii Radix

草乌为毛茛科植物北乌头 *Aconitum kusnezoffii* Reichb. 的干燥块根。主要分布于内蒙古、四川、云南、陕西、湖南等地。秋季茎叶枯萎时采挖，除去须根和泥沙，干燥，得生草乌，或经炮制得制草乌。草乌辛、苦，热；有大毒。归心、肝、肾、脾经。功效为祛风除湿，温经止痛。用于风寒湿痹，关节疼痛，心腹冷痛，寒疝作痛及麻醉止痛。一般炮制后使用。主要含有生物碱类，此外有挥发油、糖类、蛋白质等，其中生物碱是其主要活性物质。具有抗炎、镇痛、强心、调节免疫、抗肿瘤等作用。

## 【毒性表现】

传统文献和现代临床报道均认为草乌有毒。其毒性与川乌相似，亦主要表现在神经系统、心血管系统、消化系统等，严重者可致死。中毒原因与炮制不当、用量过大、疗程过长、煎煮时间过短、配伍不当等有关。

### （一）传统文献记载

本药始载于《神农本草经》，与川乌统称为"乌头"，至《吴普本草》始有"草乌"之名。本品又名北乌，别名五毒根、北乌头、断肠草、鸭头、药羊蒿、鸡头草、百步草等。草乌毒性大，《神农本草经》所载"煎之，名射罔，杀禽兽"乃谓之草乌，正如明代李时珍《本草纲目》曰："乌头有两种：出彰明者即附子之母，今人谓之川乌头是也……《本经》所列乌头，今人谓之草乌头者是也，故曰其煎汁为射罔。"《本草经集注》载其"味辛、甘，温、大热，大毒"；《新修本草》谓射罔"猎人以敷箭射禽兽，中人亦死，宜速解之"；《本草纲目》强调草乌为至毒之药，"非风顽急疾，切不可轻投"；《本经逢源》曰："草乌头、射罔乃至毒之物，非若川乌头、附子之比。自非风顽急疾不可轻投……"《得配本草》载射罔"作毒箭以射禽兽，十步即倒，中人亦死"；《本草从新》谓草乌头："辛苦大热，搜风胜湿，开顽痰。治顽疮。以毒攻毒。颇胜川乌。然至毒无所酿制。不可轻投。"历代本草重视草乌毒性，强调慎用本品，并提出一些控毒方法。如《本经逢源》载中射罔毒可"以甘草、蓝汁、小豆叶、浮萍、冷水、荠苨皆可一味御之"；《得配本草》载"或以乌大豆同煎去其毒，或以豆腐同煮透亦可"；《炮制全书》谓减草乌头毒可"以黑大豆同煮熟去其毒用。黑豆、冷水能解其毒，荠草、远志为使，反半夏、栝蒌、贝母、白蔹、白芨，恶藜芦，畏饴糖，忌豉汁，伏丹砂、砒石"。

（二）现代临床报道

草乌中毒多为类风湿性关节炎或疼痛患者。服生药粉者用量 1.5 ~ 100g 不等，复方中用量为 10 ~ 20g。毒性反应多在服药后 10 分钟 ~ 3 小时出现。草乌中毒的临床不良反应与川乌中毒相似，即以消化系统、神经系统和心血管系统症状最常见，常见恶心，呕吐，腹痛，腹泻，口舌及四肢麻木，头晕，视力模糊，烦躁不安，精神错乱，兴奋多语，抽搐，胸闷气紧，呼吸困难，心慌心悸，心律失常，血压降低等，以各种类型心律失常最为多见，其中室性心律失常占比最高。

【毒性物质基础】

草乌的毒性物质基础与川乌相同，均为双酯型生物碱，在乌头碱、新乌头碱和次乌头碱中以次乌头碱含量最高。

【毒理研究】

（一）基础毒性

**1. 急性毒性**

生草乌、诃子制草乌、烘制草乌粉末混悬液灌胃小鼠的 $LD_{50}$ 分别为 2.4060g/kg、2.2829g/kg、5.4900g/kg。生草乌 2 小时水煎液经醇沉后灌胃小鼠的 $LD_{50}$ 为 4.03g/kg，毒性反应多在给药后 10 分钟即出现，可见不同程度的耸毛、抽搐、眯眼或眼睛分泌物增多、瞳孔散大或缩小、腹泻、口吐白沫、呼吸急促或困难、大小便失禁，多在 10 小时内死亡，解剖见肺部不同程度瘀血、胃胀、部分肠管充盈。生草乌 0.5 小时水煎液除杂后小鼠灌胃和腹腔注射的 $LD_{50}$ 分别为 6.03（4.31，8.43）g 生药/kg、1.18（1.17，1.20）g 生药/kg。鲜草乌煎煮 12 小时的水煎液、草乌浸膏及 70% 草乌乙醇浸剂小鼠腹腔注射的 $LD_{50}$ 分别为 90.50g/kg、1.62（0.52，2.72）mg/kg 和 0.38g/kg。

**2. 长期毒性**

生草乌煎煮 15 分钟、30 分钟、1 小时、2 小时、3 小时、4 小时、6 小时水煎液分别按 3.6、0.6、6.0、2.4、0.3、4.8、1.2g 生药/kg 的剂量灌胃完全弗氏佐剂诱导的雄性痹证大鼠，每天 1 次，连续 30 天，30 分钟水煎液可导致大鼠血清葡萄糖（glucose，GLU）水平升高，$Na^+$、$Cl^-$、总胆固醇（total cholesterol，TC）、谷丙转氨酶（glutamic - pyruvic transamin，ALT/GPT）水平普遍降低，部分水煎液使大鼠肾、肺或脑脏器系数升高，肾脏、肺脏可见间质性炎症病变；以上病变在停药 15 天后基本恢复正常。

（二）特殊毒性

**1. 胚胎毒性**

体内外试验均显示，草乌具有胚胎毒性。将 9.5 天龄 SD 大鼠胚胎用含生草乌提取物的大鼠含药血清作用 48 小时，当生草乌终浓度达 2.5mg 生药/mL 以上时可诱发卵黄囊生长和血管分化不良、生长迟缓、形态分化异常，严重时出现体节紊乱，小头、心脏发育迟滞及心脏空泡等。妊娠第 7 天至 16 天大鼠灌胃生草乌 8.3g 生药/kg 至妊娠第 20 天，可导致孕鼠体重增加缓慢和摄食量减少，胎鼠身长减小，胸骨骨化数减少。

**2. 生殖毒性**

$2 \times 10^4$ng/mL～$5 \times 10^4$ng/mL 乌头碱可不同程度抑制体外培养雌性大鼠黄体细胞的增殖和孕酮的分泌，对体外培养的雄性大鼠睾丸支持细胞的增殖也有抑制作用，可降低其对乳酸分泌的刺激作用，提示草乌具有潜在生殖毒性。

（三）毒作用机制

草乌的毒作用机制与川乌相近，具体参见"川乌"。如 1mg/mL 生草乌水煎液作用于原代乳鼠心肌细胞 24 小时，可使心肌细胞的搏动维持时间明显缩短；作用 24 小时和 48 小时后，可使心肌细胞的存活率明显降低，并可使心肌细胞乳酸脱氢酶（lactic dehydrogenase，LDH）活性和 $Ca^{2+}$ 含量显著升高，琥珀酸脱氢酶（succinate dehydrogenase，SDH）活性显著降低。从毒性基因数目、基因本体、信号传导看，相对川乌和附子，草乌对相关基因表达的影响较小，毒性基因在不同脏器的表达量从多至少依次为肺、脑、肾、肝和脑。

【控毒方法】

控毒方法主要有依法炮制、延长煎煮时间、辨证用药、合理配伍和控制剂量等。

（一）依法炮制

生草乌一般不宜内服。内服须用炮制品。生草乌和按药典方法炮制的制草乌 30 分钟水煎液灌胃或腹腔注射小鼠的 $LD_{50}$ 分别从 6.03g/kg、1.18g/kg 升高至 31.10g/kg、13.26g/kg，制草乌水煎液以 1/4 $LD_{50}$ 剂量腹腔注射大鼠，较生草乌水煎液可明显提高动物存活率，减少心律失常的发生，呼吸困难、紫绀等中毒反应出现的时间推迟，中毒程度减轻。

（二）延长煎煮时间

草乌宜先煎、久煎，超常用量时应相应延长煎煮时间。延长煎煮时间可有效降低草乌毒性。以生草乌水煎 2 小时煎液和 12 小时煎液灌胃小鼠的 $LD_{50}$ 分别为 7.79g/kg、9.40g/kg，2 小时组较 12 小时组心律失常发生率高，死亡率高，室性早搏（ventricular premature beats，VP）、室性心动过速（ventricular tachycardia，VT）、心室纤颤（ventricular fibrillation，VF）出现潜伏期短，心律失常类型严重。

（三）辨证用药

草乌为辛热有大毒之品，药性猛烈，临床用药时应严格掌握川乌的适应证与禁忌证。风湿热痹患者及心、肾功能不全者慎用；老弱及年幼者慎用；阴虚阳盛、热证及孕妇忌用。

（四）合理配伍

草乌配伍白芍、生姜、干姜、甘草、黑豆，可减轻其毒性。草乌不宜与半夏、瓜蒌、瓜蒌皮、天花粉、川贝母、浙贝母、平贝母、伊贝母、湖北贝母、白蔹、白及同用。

### （五）控制剂量

严格控制剂量是有效控制草乌临床毒性的重要方法，自古医家已有共识。用药剂量应综合考虑治疗病证、用药形式、用药途径等。

另外，酒浸、酒煎服易致中毒，需慎用。

## 巴豆　Badou
## Crotonis Fructus

巴豆为大戟科植物巴豆 *Croton tiglium* L.的干燥成熟果实，主要分布于四川、广西、云南、贵州等省。秋季果实成熟时采收，堆置 2~3 天，摊开，干燥，得生巴豆，或经炮制成巴豆霜。巴豆辛，热；有大毒。归胃、大肠经。生巴豆功效为外用蚀疮，用于恶疮疥癣、疣痣。巴豆霜功效为峻下冷积，逐水退肿，豁痰利咽；外用蚀疮。用于寒积便秘，乳食停滞，腹水膨胀，二便不通，喉风，喉痹；外用痈肿脓成不溃，疥癣恶疮，疣痣。主要含有巴豆油、蛋白质、生物碱等。具有泻下、利胆、抗肿瘤、抗炎、免疫抑制、抗菌、镇痛等作用。

### 【毒性表现】

传统文献和现代临床报道均认为巴豆有毒。其毒性主要因其刺激性过强所致，表现在皮肤黏膜、消化系统、心血管系统、泌尿系统等，过量服用可致死。中毒原因多与不当使用、剂量过大等有关。

#### （一）传统文献记载

巴豆首载于《神农本草经》，名巴菽，列为下品，谓其"味辛，温"，尚未言有毒；《吴普本草》首次载其"辛，有毒"；《名医别录》谓其"味辛，温，生温熟寒，有大毒。……人吞一枚，便欲死，而鼠食之，三年重卅斤"，自此之后的《汤液本草》《本草品汇精要》《本草蒙筌》《本草从新》等均从其说。巴豆毒性大，张元素谓"巴豆乃斩关夺门之将，不可轻用"。至于其毒性表现，《药鉴》曰："最能泻人。"《本草汇》曰："不去膜则伤胃，不去心则作呕……试以少许沾之肌肤，须臾发泡灼烂，况肠胃柔脆之质?"历代本草对其用药禁忌也多有描述，《本草必用》曰："孕妇大忌。"《本草再新》曰："巴豆油能大泻，用一二厘足矣，勿多。"《握灵本草》曰："反牵牛……虽利不虚，久服亦不利人。白膜破者不可用。无寒积者不可用。"本草亦提出了炮制减毒的方法，如《本草经集注》中提出了"巴豆打破剥皮，刮去心，不尔令人闷"之说，简单说明了巴豆去皮心的道理。《药镜》曰："得火则良。"《本草汇》曰："捣如膏，用纸包压去油，名为巴霜……即不得已急证，欲借其开通道路之力，亦须炒熟，压令油极净，入分许即止。"并对巴豆中毒后的解毒问题进行了论述："黄连小豆蕾汁大豆汁并可解之。"有关预防巴豆中毒和对巴豆的解毒，古人亦有相关记载，如《名医别录》强调使用巴豆"新者佳用之皆去心皮乃秤，又熬令黄黑，别捣如膏,乃合和丸散尔",《证类本草》强调"用之去心、皮",《得配本草》曰:"……不去膜伤胃,不去主伤肾。炒熟,令烟尽至黑色,去油极尽用。用之不当,脏腑溃烂。中其毒,绿豆汁解之。"《炮炙全书》谓:"中其毒者,冷水、黄连汁、大豆汁解之。"

（二）现代临床报道

巴豆的中毒反应多因其对黏膜、皮肤、结膜等部位强烈的刺激性,导致消化系统、泌尿系统、心血管系统、皮肤等毒性反应。巴豆内服主要引起消化系统和泌尿系统毒性,严重者导致心血管系统异常。初见口腔与咽喉异常灼热感、刺痛、流涎,继而出现眩晕、呕吐、腹泻、剧烈腹痛、便血或米泔样大便,甚至脱水,也可见血尿、尿闭,严重者出现谵语、发绀、体温下降、皮肤湿冷、血压下降、呼吸困难,最终可因急性肾衰竭或呼吸、循环衰竭死亡。人服用巴豆油20滴可致命。皮肤接触巴豆油或巴豆外敷可导致脓疱状皮疹。

【毒性物质基础】

巴豆油是巴豆的主要毒性物质,含量为34%～57%,主要有巴豆油酸、巴豆酸、棕榈酸硬脂酸、油酸、巴豆醇、巴豆醇双酯化合物等。此外,巴豆中某些蛋白质类成分亦可引起毒性。

【毒理研究】

（一）基础毒性

**1. 急性毒性**

生巴豆泥糊喂饲小鼠的 $LD_{50}$ 为1600mg/kg。巴豆霜、巴豆油小鼠灌胃的 $LD_{50}$ 分别为489（426,562）mg/kg、3566（3024,4206）mg/kg。巴豆毒素家兔皮下注射的 $LD_{50}$ 为50～80mg/kg。巴豆油酸大鼠灌胃的 $LD_{50}$ 为1g/kg,豚鼠皮下注射的 $LD_{50}$ 为600mg/kg。10%巴豆油乳液20mL/kg灌胃大鼠可引起大鼠食欲不振,体重减轻,活动减少,拱背,并可引起小肠绒毛顶端坏死,肠腔内脓细胞形成,大肠黏膜表面上皮脱落。

**2. 致炎刺激性**

将巴豆油溶液涂擦家兔声带处,对家兔声带组织有明显致炎作用。

（二）特殊毒性

**1. 遗传毒性**

巴豆水提液10g/kg正常小鼠灌胃,可增高其骨髓细胞微核发生率,亦可使孕小鼠胚胎肝细胞微核率增高。

**2. 致癌**

巴豆油有诱发肿瘤的潜在危害。巴豆油具有协同人巨细胞病毒（human cytomegalovirus,HCMV）诱导癌变的作用。巴豆油18mg/kg大鼠腹腔注射,可致肝脏 $\alpha_1$-抑制因子3（$\alpha_1$-$I_3$）水平降至正常的1/8,然后部分回升,并诱导癌基因 ODC 和 c-*fos* RNA 表达增加。

（三）毒作用机制

强烈刺激性是导致巴豆毒性的主要原因。巴豆油在消化道分解为甘油和巴豆酸,巴豆酸对胃肠道有强烈的腐蚀和刺激作用，导致肠道炎症和腹泻，严重者可发生出血性胃肠炎、肠嵌顿等病变；亦可刺激肾脏和皮肤，导致肾功能损伤和急性皮炎。大剂量下可导致神经中枢毒性，导致惊厥、呼吸中枢麻痹和运动障碍，最终导致呼吸、循环衰竭而死亡。

## 【控毒方法】

控毒方法主要有依法炮制、辨证用药和合理配伍等。

### （一）依法炮制

巴豆外用应去皮取净仁。内服宜制霜用。因为巴豆有强烈的刺激性，所含巴豆油是其主要的毒性物质，因此在内服前应规范炮制，去油后制成巴豆霜使用。巴豆霜灌胃小鼠的 $LD_{50}$ 明显高于巴豆。巴豆的毒性成分巴豆毒蛋白，在110℃可被破坏，这也是制霜后毒性降低的原因之一。

### （二）辨证用药

巴豆味辛，性热，能荡涤胃肠沉寒痼冷，具有峻猛之性，故适用于寒积腹痛、便秘，对于热积便秘和轻症者禁用。此外，对本品过敏者宜禁用，患有消化道疾病、脾胃虚弱、年老体弱者及孕妇均应禁用。

### （三）合理配伍

巴豆不宜与牵牛子合用。临床应用时应注意。

# 马钱子　Maqianzi
## Strychni Semen

马钱子为马钱科植物马钱 *Strychnos nux－vomica* L. 的干燥成熟种子。主要分布于东南亚各国及我国福建、台湾、广东、广西、云南等地。冬季采收成熟果实，取出种子，晒干，生用或加工成制马钱子和马钱子粉。马钱子苦，温；有大毒。归肝、脾经。功效为通络止痛，散结消肿。用于跌打损伤，骨折肿痛，风湿顽痹，麻木瘫痪，痈疽疮毒，咽喉肿痛。主要含生物碱，还有脂肪油、蛋白质等成分。具有抗炎、镇痛、调节免疫、抗血栓、抗氧化及抗肿瘤等作用。

## 【毒性表现】

传统文献和现代临床报道均认为马钱子有毒。中毒表现主要在神经系统、呼吸系统、消化系统、心血管系统等。中毒的原因多因炮制不当、使用失宜所致。

### （一）传统文献记载

古代对马钱子毒性的认识经历了从无毒到有毒、大毒的过程。马钱子以番木鳖为名始载于明代李时珍所著《本草纲目》。李时珍论其"苦寒，无毒"，但注明："或云豆腐制过用之良。或云能毒狗至死。"说明李时珍怀疑其有毒。《景岳全书》曰："番木鳖味极苦，性大寒，大毒。功与木鳖大同，而寒烈之性尤甚。"《本草易读》认为其"苦、寒、无毒"。

《本草汇言》中言其"有毒"。《本草原始》载"味苦，寒，有大毒"。之后，《医学衷中参西录》提出"其毒甚烈……开通经络，透大关节之力，实远胜于它药也"。《罗代会约医镜》曰："苦甘、大寒、不可内服。"《本经逢原》曰："番木鳖苦寒，大毒。"至于毒性表现，清代李中立在《本草原始》中形容："马中其毒，则麻木抽搐而死；狗中其毒，则苦痛断肠而死；若误服之，令人四肢拘挛。"另外，古代医家采用多种炮制方式减毒。除了李时珍采用豆腐制外，《鲁府秘方》中"用牛油炸黄色，炒干"，这是油炸马钱子的原始方法。《良明汇集》则采用香油，《串雅补》中则提出用真麻油，《串雅补》和《本草纲目拾遗》均提出："黄土炒，焦黄为度，不可太枯。"《外科论治全生集》载"水浸半月，入锅煮数滚，透心黑脆，再用细土拌炒，入盆中拌，淹一夜，取鳖去土，磨粉入药"的复制法，因操作繁琐复杂后世未沿用。另《得配本草》有将马钱子水磨切片，炒研，或醋、蜜制（炙）的方法，现也不采用。

（二）现代临床报道

马钱子毒性表现主要涉及神经系统、呼吸系统、消化系统、心血管系统、泌尿系统等。典型的神经系统中毒表现为早期可出现头痛，头昏，烦躁不安，口唇发紫，嚼肌及颈部肌肉抽筋感，吞咽困难，全身不安，然后伸肌与屈肌同时极度收缩而出现强直性惊厥，进而发展为角弓反张，牙关禁闭，双拳紧握，四肢挺直，面部呈苦笑状，神志大多清醒。每次惊厥反复发作 $1\sim2s$，然后肌肉开始松弛，但任何刺激都可促使惊厥再次发作。严重惊厥反复发作 6 次以上者，常因延髓麻痹、心脏和呼吸被抑制而死于呼吸麻痹、窒息或心力衰竭。此外，呼吸系统毒性主要表现为呼吸急促，呼吸困难，口唇紫绀，呼吸衰竭等；消化系统毒性主要表现为恶心，呕吐，腹痛，腹泻，黑便，肝损害等；心血管系统毒性主要表现为心动过速，血压升高或下降，左心衰，心跳骤停；泌尿系统毒性主要表现为血尿明显，急性肾功能衰竭。

【毒性物质基础】

马钱子中所含士的宁和马钱子碱是其毒性的主要物质基础，同时也是发挥药效的重要成分。

【毒理研究】

（一）基础毒性

**急性毒性**

士的宁、马钱子碱小鼠灌胃的 $LD_{50}$ 分别为 $3.27mg/kg$、$233mg/kg$；小鼠腹腔注射的 $LD_{50}$ 分别为 $1.53mg/kg$、$69.77mg/kg$。马钱子碱小鼠静脉注射、腹腔注射、灌胃的 $LD_{50}$ 分别为 $12mg/kg$、$62mg/kg$、$150mg/kg$，小鼠中毒症状为兴奋和强直性痉挛，死亡前可出现惊厥、抽搐等毒性症状。

（二）毒作用机制

马钱子主要引起神经毒性和肾毒性。治疗量马钱子对神经系统的兴奋性可用于治疗不同的疾病，中毒量的马钱子可破坏正常反射活动，使大脑皮层发生各种时相状态（均等相、反常相、抑制相），致使脊髓反射性兴奋显著亢进，引起特殊的强直性痉挛，甚至因呼吸肌强直痉挛而窒息死亡。士的宁是马钱子神经毒性的主要物质基础，可与突触后抑制性介质甘氨酸竞争性结合突触受体，选择性阻断运动神经元和中间神经元的突触后抑制，导致脊髓过度兴奋，在此过程中士的宁也可能直接抑制胆碱酯酶活性。马钱子的肾毒性至少有两方面机制：一是马钱子通过兴奋延髓血管运动中枢，使血管平滑肌张力增高，小动脉收缩，血压升高，肾小管可因缺血、缺氧而坏死。二是马钱子可直接损害肾小管上皮细胞，导致急性肾衰竭、尿毒症。另外，士的宁可抑制胆碱酯酶活性，使肠蠕动亢进导致腹痛、腹泻等消化系统毒性；马钱子碱可阻断心肌细胞 $K^+$、$Na^+$、$Ca^{2+}$ 通道而引起心脏功能异常。

**毒代动力学：**马钱子中的马钱子碱具有较好的透皮吸收率，且随着给药浓度的增大而吸收加快。大鼠给药研究发现入血后超过 50% 与血浆蛋白结合，小鼠经口或静脉注射后可分布在心、肝、肾、脾、脑、胃、骨骼肌和脂肪等多个部位，其中以肝脏和肾脏分布最多。小鼠静脉注射的时量曲线符合二室开放模型，而灌胃给药的时量曲线呈一室开放模型，在 60mg/kg、40mg/kg 灌胃剂量下的药动学参数：药物吸收半衰期 $t_{1/2Ka}$ 分别为 0.19 小时、0.16 小时，药物消除半衰期 $t_{1/2Ke}$ 分别为 1.28 小时、1.17 小时，$CL_s$ 分别为 7.87L/（h·kg）、7.89L/（h·kg），$AUC$ 分别为 7.62（h·mg）/L、5.07（h·mg）/L。

## 【控毒方法】

控毒方法主要有依法炮制、合理配伍、控制剂量、辨证用药、规范用法等。

### （一）依法炮制

马钱子内服必须经过炮制。马钱子炮制方法较多，主要有砂烫法、油炸法、樟帮尿泡法、樟帮尿泡滑石粉炒法、建帮尿泡砂炒法、醋酸浸法、醋酸浸泡砂炒法、醋酸煮法、醋酸煮砂炒法等。各法炮制后的马钱子给小鼠灌胃 $LD_{50}$ 均有所增大。砂烫法为《中国药典》2010 年版规定的炮制方法。马钱子中的士的宁及马钱子碱经砂烫后在高温条件下产生了新的氮氧化物，毒性仅为士的宁及马钱子碱的约 1/10 或 1/15。炮制后，虽然总生物碱和含量下降甚微，仅损失 1.4%～7.9%，但 $LD_{50}$ 上升了 48.5%～52.2%，其毒性大为降低。

### （二）合理配伍

马钱子与大剂量甘草、绿豆、赤芍、白芍、生地黄、地龙、肉桂、蜂蜜或麻黄、苏木其中 1～2 味同煎，可缓解或降低其毒性，减少不良反应的产生。配伍甘草后，马钱子中士的宁的相对含量明显降低，马钱子碱降低较小，分别较生品下降 31.6%、16.5%，且 2 种成分的下降程度甚至超过了砂烫马钱子。机制主要为甘草酸对士的宁有吸附作用，对士的宁的吸附率为 35.89%，在共同煎煮的过程中，甘草与马钱子的毒性成分发生沉淀反应而减毒。马钱子配伍赤芍后可以降低毒性，且随着赤芍剂量的增加毒性降低明显，并且配伍组抗炎作用优于单味药组。随后又测得配伍赤芍后，2 种生物碱的含量下降近 50%。

另外，马钱子配伍地龙、全蝎、蜈蚣、僵蚕、蝉蜕、天麻、钩藤、制南星等可拮抗其引起的抽搐等症状。禁与麝香、延胡索、硝酸一叶碱、咖啡因、安纳咖、阿片、吗啡类等配伍。

### （三）控制剂量

内服马钱子制剂时，用量宜小。1 次服用士的宁含量应控制在 6mg 左右。外用适量。

## （四）辨证用药

马钱子不宜用于气血虚弱、脾胃不实者。原发性高血压、动脉粥样硬化、急慢性肾小球肾炎、肝病、破伤风、突眼性甲状腺肿患者，孕妇及哺乳期妇女、婴幼儿、5 岁以下儿童及对马钱子过敏者禁用。

## （五）规范用法

内服时一般依法炮制后入丸、散剂，入汤剂一般冲服。初次服用应从小剂量开始，当剂量由小逐渐递增时显示疗效，不宜盲目加大剂量而导致中毒发生。

<h1 style="text-align:center">斑蝥　Banmao<br>Mylabris</h1>

斑蝥为芫青科昆虫南方大斑蝥 *Mylabris phalerata* Pallas 或黄黑小斑蝥 *Mylabris cichorii* Linnaeus 的干燥体。主要分布于河南、广西、安徽、四川、贵州、湖南、云南、江苏等地。夏、秋二季捕捉，闷死或烫死，晒干，生用或炮制成米斑蝥。斑蝥辛，热；有大毒。归肝、胃、肾经。功效为破血逐瘀，散结消癥，攻毒蚀疮。用于癥瘕，经闭，顽癣，瘰疬，赘疣，痈疽不溃，恶疮死肌。主要含有斑蝥素、脂肪、树脂、蚁酸、色素和多种微量元素等。具有抑菌、抗肿瘤、升高白细胞等作用。

## 【毒性表现】

传统文献和现代临床报道均认为斑蝥有毒。其毒性反应涉及全身多个系统器官，尤以消化系统和泌尿系统、神经系统为主。中毒原因与误服、过量或使用不当等有关。

### （一）传统文献记载

斑蝥始载于《神农本草经》，列为下品。后世医家多认为其有毒，甚至大毒。《本草经集注》认为其"味辛、寒，有毒"。《证类本草》记载："味辛，寒，有毒……桐君：有毒。扁鹊：甘，有大毒。生河内川谷或生水石。药性论云：斑蝥，使，一名龙苗，有大毒。"《本草纲目》载其"斑蝥，专主走下窍，直至精溺之处，蚀下败物，痛不可当"。《本草经疏》认为"斑蝥，近人肌肉则溃烂，毒可知矣……性有大毒，能溃烂人肌肉"。《本草崇原》记载"气味辛寒，有毒"。《本草汇言》曰："斑蝥，倘用之不善，如溃伤肌肉，攻害脏腑，崩败血气，为祸不可胜言者，详慎用之可也。"古代医家多认为斑蝥的毒性即为药性，如《本草纲目》曰："葛氏云：凡用斑蝥，取其利小便，引药行气，以毒攻毒是矣。"《本草崇原》曰："斑蝥感秋气，食豆花，气味辛，色兼黄黑，盖禀金水之化而为毒虫，故主散恶毒，消恶疮，攻死肌，破石癃，乃以毒而攻毒也。"《本草汇纂》曰："斑蝥味辛气寒有毒，破恶血恶毒，其性下走而不上，专走下窍，直至精溺之处，蚀下败物，痛不可当，且入胎则堕，其毒可知。外用蚀死肌，敷疥癣鼠瘘恶疮，内治破石淋，拔瘰疬疔肿，下猘犬毒、蛊毒、轻粉毒，取其以毒攻毒，然惟实者可用。"古代医家多认为毒性表现在消化系统和泌尿系统，如《本草经疏》"犹能啮人肠胃，发泡溃烂致死"。杨登甫云："瘰疬之毒，莫不有根，大抵以斑蝥、地胆为主，制度如法，能使其根从小便中出，或如粉片，或如血块，或如烂肉，皆其验也。"但毒之行，小便必涩痛不可当，李中梓在《雷公炮制药性解》更有具体医案说明："按斑蝥入腹，有开山凿巅之势，最称猛烈，故辄致腹痛不可忍。余见里中一壮年患痞疾，服斑蝥数剂，初则大泻不止，烦闷欲绝，继则二便来红，三日而死。自非百药不效之病，不可轻使。"至于用药注意，《本草衍义》载"妊身人不可服"。《本草纲目》载"马刀为之使，畏巴豆、丹参、空青。恶肤青、甘草、豆花"。关于解毒方法，李时珍在《本草纲目》写道："凡斑蝥、芫青、亭长、地胆修事，并用糯米、小麻子相拌炒，至米黄黑色取出，去头、足、两翅，以血余裹，悬东墙角上一夜，至明用之，则毒去也。大明曰：入药须去翅、足，糯米炒熟，不可生用，即吐泻人。时珍曰：一法用麸炒过，醋煮用之也。"李时珍同时对解毒方法做出了简单说明："斑蝥、芫青、亭长、地胆之毒，靛汁、黄连、黑豆、葱、茶，皆能解之。"

### （二）现代临床报道

中毒反应时间最短不及 2 分钟，最长 5 天；中毒剂量最小为 0.1g，最大为 30g。斑蝥中毒反应主要累及消化系统、泌尿系统和神经系统。误服或用药过量，初期口、咽、喉及胃有灼痛感，恶心呕吐，轻则吐痰、重则吐血，剧烈腹痛、腹泻，大便水样或血水样，尿频，尿痛，尿血，严重者可致肾衰竭，还可出现口唇麻木、视物不清、抽搐、血压升高、心律不齐、周围循环衰竭等中毒反应。甚则可出现高烧、寒战、惊厥、昏迷甚至危及生命。

## 【毒性物质基础】

斑蝥的毒性物质基础为斑蝥素，又叫斑蝥酸酐，主要由斑蝥的足关节分泌。斑蝥素是一种具有强烈刺激性臭味及发泡性的油状物，一部分以镁盐形式存在。

## 【毒理研究】

### （一）基础毒性

#### 1. 急性毒性

斑蝥悬液、斑蝥煎剂小鼠灌胃 $LD_{50}$ 分别为 131.8mg/kg、457.1mg/kg。斑蝥素溶液小鼠腹腔注射的 $LD_{50}$ 为 1.86（1.59，2.17）mg/kg。小鼠腹腔注射斑蝥素药量分别为 $LD_{50}$ 以及 1/2 $LD_{50}$、1/5 $LD_{50}$、1/10 $LD_{50}$，可使血清中 GPT、碱性磷酸酶（alkline phosphatase，AKP/ALP）的水平升高，尿素氮（blood urea nitrogen，BUN）含量增加，具有一定的肝肾毒性。

#### 2. 长期毒性

斑蝥对大鼠淋巴组织具有抑制作用，其毒性靶器官为淋巴器官、肾和肝。1% 斑蝥混悬液大鼠灌胃，每隔 4～5 天 1 次，共 4 次。可导致白细胞增高，淋巴细胞比值下降；血清 GPT、谷草转氨酶（glutamic-oxaloacetic transaminase，AST/GOT）及 BUN 增高；葡萄糖-6-磷酸（glucose-6-phosphate，G-6-P）酶和三磷酸腺苷（adenosine triphosphate，ATP）酶活性下降；脾、肾脏器系数增大；肾、肝细胞变性、坏死明显；淋巴细胞变性坏死显著；胃、肠、膀胱等黏膜有出血、坏死。小鼠注射斑蝥素 7.5～10mg，连用 10 天，可致心肌纤维、肝细胞和肾小管上皮细胞混浊肿胀，肺脾瘀血或小灶性出血。

**3. 皮肤黏膜刺激性**

斑蝥及斑蝥素对皮肤、黏膜有强烈的刺激作用，能引起局部发赤和起疱，但其对组织穿透力较小，作用较缓慢，仅有中度疼痛，通常不涉及皮肤深层，皮肤上形成的水疱很快痊愈，不留瘢痕。对黏膜或皮肤创口则作用较剧烈，亦难痊愈。外用可使局部充血、起水疱，大面积使用时毒素吸收后亦可引起全身中毒。

### (二) 特殊毒性

**致突变性**

南方大斑蝥煎煮液 82.84mg/kg、49.70mg/kg 灌胃 NIH 小鼠，有致骨髓嗜多染红细胞微核率升高效应；斑蝥煎煮液 100mg/kg、50mg/kg 灌胃 NIH 小鼠，骨髓细胞姊妹染色单体交换频率有升高效应。

### (三) 毒作用机制

斑蝥经口给药后首先刺激胃、肠等消化器官，引起多脏器损伤，出现消化道炎症、黏膜坏死和肝细胞损伤（浊肿、脂肪变、坏死）。随后，斑蝥中的毒性物质（如斑蝥素）可使肾小球变性，肾小管上皮水肿和出血，导致肾功能损害，血清 BUN、肌酐（creatinine，Cr）含量明显提高；同时毒性物质从肾脏排出时也可刺激泌尿道，最终导致尿急、尿痛等症状和血尿、蛋白尿等小便异常，对尿道刺激亦可引起阴茎异常勃起。毒性物质吸收后能直接损伤毛细血管内皮细胞，导致细胞间隙扩张和血管通透性提高，导致血浆成分外渗。此外，斑蝥中所含斑蝥素可引起心肌细胞浊肿和心肌出血。

**毒代动力学**：斑蝥素以 1.767mg/kg 腹腔注射后在小鼠体内的动态变化符合一级动力学二室开放模型，主要药动学参数为：$t_{1/2\alpha}$ 为 0.44 小时；$t_{1/2\beta}$ 为 5.63 小时；$K_{21}$ 为 0.274h$^{-1}$；$K_{10}$ 为 0.700h$^{-1}$；$K_{12}$ 为 0.709h$^{-1}$；$CL$ 为 0.071kg/（kg·h）；$AUC$ 为 16.15（mg·h）/kg；$V_C$ 为 0.102mg/kg。斑蝥素 34μg/kg 静脉注射后在 Beagle 犬体内的动态变化符合权重系数为 1/C/C 的一室模型，其主要药代学参数：$AUC$ 为（203.5 ±23.8）（h·μg）/L，$CL$ 为（168.8 ±18.6）（mL·h）/kg，$t_{1/2}$ 为（0.69 ±0.03）小时；斑蝥素 102μg/kg 灌胃后在 Beagle 犬体内的动态变化符合权重系数为 1/C/C 的一级吸收一室模型，其主要药代学参数：$AUC$ 为（160.4 ±26.9）（h·μg）/L，$CL$ 为（649.1 ±97.7）（mL·h）/kg，$t_{1/2}$ 为（0.38 ±0.1）小时。与静脉注射相比，绝对生物利用度为 26.7%。

## 【控毒方法】

控毒方法主要有控制剂量、严禁滥用和误用、依法炮制、辨证用药和规范用法等。

### (一) 控制剂量

《中国药典》2010 年版明确规定斑蝥的用量为 0.03 ~ 0.06g，炮制后煎服或入丸散，外用适量，不宜大面积使用。据文献报道，口服斑蝥的中毒量为 1g，致死量约为 3g，斑蝥素的中毒致死量为 32 ~ 64mg。因此，斑蝥使用上应严格控制剂量。

### (二) 严禁滥用和误用

民间采用以毒攻毒的方法，用斑蝥防治狂犬病，但是这方法是否有效，至今尚无确切的结论，且可引起严重的毒性反应，使用风险远大于效益，所以，防治狂犬病应该及时使用疫苗而不是用斑蝥。另外，应加强药品管理工作，防止误用斑蝥事件出现。

### （三）依法炮制

斑蝥口服必须经过炮制。米炒法是斑蝥常见的炮制方法，可起到减毒的作用。由于斑蝥素在84℃开始升华，其升华点为120℃，米炒时锅温为128℃，正适合于斑蝥素的升华，又不至于温度太高致使斑蝥焦化。当斑蝥与糯米同炒时，由于斑蝥均匀受热，使斑蝥素部分升华而含量降低，从而使其毒性降低。其次，斑蝥呈乌黑色，单炒难以判断炮制火候，而米炒既能很好地控制温度，又能准确地指示炮制程度。斑蝥通过米炒可使其 $LD_{50}$ 升高，能显著地降低其毒性。

### （四）辨证用药

斑蝥主要用于癥痕，经闭，顽癣，瘰疬，赘疣，痈疽不溃，恶疮死肌。孕妇、体弱者及心功能不全、肾功能不全、有严重消化道溃疡、有出血倾向者忌用。

### （五）规范用法

服用期间忌吃油类食物，以避免加快毒素的吸收。

另外，在斑蝥生产过程中，应加强防护，如穿工作服、戴口罩、改进生产工艺、避免粉末飞扬等。

# 第七章

# 有毒中药

　　有毒中药是指使用剂量较大，有效剂量与中毒剂量之间范围较大，中毒时间出现较快，中毒反应程度较严重的有毒中药。具有中毒发生较慢、不良反应较轻的特点。

　　《中华人民共和国药典》2010 年版标明有毒的中药共 42 种，约占已知 12807 种中药的3.28‰，占药典收载毒性中药的 51.22%，包括白附子、商陆、牵牛子、常山、洋金花、蜈蚣、白花蛇、雄黄、轻粉等。42 味有毒中药多为临床常用药，如天南星、蜈蚣、全蝎、苍耳子、白果、半夏等，也包括一些临床较少应用的中药，如甘遂、蟾酥、干漆、木鳖子、轻粉、硫黄、雄黄、狼毒等。按照功效分类，主要分属于峻下逐水药、化痰止咳平喘药、活血化瘀药和外用药等，约占 60% 左右。有毒中药的毒性物质基础包括生物碱类（如洋金花、常山、山豆根、北豆根等）、苷类（如半夏、杏仁等）、植物毒蛋白（如苍耳子、蓖麻子等）、动物毒蛋白及毒素（如蜈蚣、蕲蛇等）、重金属（如硫黄、雄黄、轻粉等）等。毒性靶器官较多，主要涉及神经系统、呼吸系统、血液系统、消化系统、泌尿系统等。大量对单味中药和复方的现代研究明确了大部分有毒中药的毒性成分和毒性作用机制，为临床用药提供了科学依据。有毒生物碱类如洋金花中含阿托品类生物碱，用量过大或使用不当会侵害中枢神经系统及自主神经系统，导致神经功能紊乱，最后因呼吸麻痹而死亡；有毒苷类如苦杏仁中含有的苦杏仁苷，其在水中的溶解度大，性质不稳定，易被消化酶或苦杏仁苷酶水解，可产生有毒的氢氰酸，小剂量氢氰酸有镇咳作用，大剂量则抑制细胞色素氧化酶和呼吸中枢，引起中毒；有毒植物蛋白如蓖麻毒蛋白是从蓖麻中分离得到的具有凝集素活性的毒蛋白，为最强烈天然毒素之一，对所有哺乳动物真核细胞都有毒害作用，一个蓖麻毒蛋白分子进入细胞内，就足以使整个细胞的蛋白质合成完全停止而死亡；矿物药如硫黄、雄黄、轻粉等含有砷、汞等重金属，易造成蓄积中毒等。

## 附子 Fuzi
## Aconiti Lateralis Radix Preparata

　　附子为毛茛科植物乌头 *Aconitum carmichaeli* Debx. 的子根的加工品。主要分布于西南、西北、华中、华东等地。于 6 月下旬至 8 月上旬采收后加工成盐附子、白附片、黑顺片等。附子辛、甘，大热；有毒。归心、肾、脾经。功效为回阳救逆，补火助阳，散寒止痛。用于亡阳虚脱，肢冷脉微，心阳不足，胸痹心痛，虚寒吐泻，脘腹冷痛，肾阳虚衰，阳痿宫冷，阴寒水肿，阳虚外感，寒湿痹痛。主要含生物碱、多糖，还含有甾醇、微量元素等。具有强心、升血压、扩血管、抗休克、抗心律失常、提高耐缺氧能力、抗炎、镇痛等作用。

## 【毒性表现】

传统文献和现代临床报道均认为附子有毒。其毒性主要表现在神经系统、心血管系统和消化系统等。中毒原因与用量过大、辨证不准、疗程过长、炮制不当、用法错误、配伍失宜等有关。

### （一）传统文献记载

附子始载于《神农本草经》，列为下品。附子的毒性早在《淮南子》就有记载："天雄、乌喙最凶险。"关于附子性能特点，汉末《名医别录》言："味甘，大热，有大毒。"《开宝本草》言："味辛、甘，大热，有大毒。"《药性赋》言："味辛，性热，有大毒。"《汤液本草》："气热味大辛，纯阳。辛甘温大热，有大毒。"《本草经疏》点出了其性能特点与生长环境的关系，言"附子全禀地中火土燥烈之气，而兼得乎天之热气，故其气味皆大辛大热，微兼甘苦而有大毒"。关于附子中毒的临床表现，《本草崇原》中记载："甚至终身行医，而终身视附子为蛇蝎，每告人曰：附子不可服，服之必发狂而九窍流血；服之必发火而痈毒顿生；服之必烂五脏，今年服之，明年毒发。"《本草新编》则指出附子毒性与药效的关系，即"附子之妙，正取其有毒也……而阳毒非附子不胜任。以毒治毒，而毒不留，故一祛寒而阳回，是附子正有毒以祛毒，非无毒以治有毒也"。但附子是否出现毒性反应因人而异，如《本草纲目》记载："有人才服钱匕即发燥不堪，而昔人补剂用为常药若此数人……此皆脏腑禀赋之偏，不可以常理概论也。"历代本草亦告诫临床慎用，用之不当可致死，如元代朱丹溪在《本草衍义补遗》中记载："无人表其害人之祸，相可用为治风之药，杀人多矣……又堕胎为百药之长，慎之！"明代李时珍在《本草纲目》记载："乌附毒药，非危病不用。"更有本草指出明确禁忌证，如《本草经疏·附子简误》详细列举了附子禁忌病证共七十余症，并告诫医者慎重应用："而误用之于阴虚内热……阳厥等证，靡不立毙……倘误犯之，轻变为重，重者必死，枉害人命，此药居多……故特深著其害，以表其非尝试轻用之药也。"《得配本草》记载"若血虚生热，热生风者，投之立毙"。《本草蒙筌》记载："孕妇忌煎，堕胎甚速。"古代本草多认为可用炮制法解生附子之毒，但除医圣张仲景急救回阳用生附子，亦有认为可以用生附子入药的医家，如《本草纲目》曰："附子生用则发散，熟用则峻补。生用者，须如阴制之法，去皮脐入药。熟用者，以水浸过，炮令发拆，去皮脐，乘热切片再炒，令内外俱黄，去火毒入药。又法：每一个，用甘草二钱，盐水、姜汁、童尿各半盏，同煮熟，出火毒一夜用之，则毒去也。"至于其他控毒或解毒方法，《本草衍义补遗》指出："予每以童便煮而浸之，杀其毒且可助下行之力，入盐尤捷。"《本草蒙筌》指出"倘误中人，甘草急嚼。蓝青萍草，亦可解之"。《本草备要》谈到："黄连、犀角、甘草煎汤解之，黄土水亦可解。"《得配本草》言"中其毒者，生甘草、犀角、川连，煎汤服之可解"。《景岳全书》更明确了用甘草解毒的原因："用甘草不拘，大约酌附子之多寡而用。其所以必用甘草者，盖以附子之性急，行甘草而后缓；附子之性毒，得甘草而后解；附子之性走，得甘草而益心脾；附子之性散，得甘草而后调营卫，此无他，亦不过济之以仁而后成其勇耳。"

（二）现代临床报道

附子不良反应主要表现在神经系统、心血管系统和消化系统。发生不良反应的时间最短 5 分钟，最长 15 天。毒性表现为"麻、颤、乱、竭"，"麻"即口舌面及全身麻木；"颤"即唇、肢体颤动以至言语不清，不能行走；"乱"即心律失常，胸闷、烦躁不安，抽搐；"竭"即呼吸衰竭或循环衰竭，呼吸慢、弱，神志昏迷，四肢厥冷，脉弱欲绝，血压下降，心音微弱。心脏是附子的主要毒性靶器官，可表现为心率减慢，传导阻滞，室性期前收缩（早搏），室性心动过速，甚至室颤而死亡；乌头碱对心脏毒性较大，人口服乌头碱 0.2mg 即可产生中毒症状。此外，重度中毒亦可损害肝肾功能。

【毒性物质基础】

附子的毒性成分与川乌、草乌相近，均以双酯型生物碱为主要毒性物质基础，以乌头碱、新乌头碱和次乌头碱为代表；水溶性生物碱为主要控毒组分。但附子的双酯型生物碱含量相对川乌、草乌含量低。

【毒理研究】

（一）基础毒性

**1. 急性毒性**

生附子水煎液小鼠灌胃的 $LD_{50}$ 为 7.15（6.19，8.29）g/kg。黑顺片醇提物、白附片醇提物、泥附子醇提物小鼠灌胃的 $LD_{50}$ 分别为 49.853（45.804，54.636）g 生药/kg、42.550（38.221，47.828）g 生药/kg、22.168（21.043，23.513）g 生药/kg；小鼠多在 45 分钟内死亡，其中泥附子醇提物最快可在给药后 10 分钟致小鼠死亡。总体而言，泥附子醇提物毒性反应出现最早，表现最严重。

乌头碱小鼠灌胃、皮下注射、腹腔注射、静脉注射的 $LD_{50}$ 分别为 1.8mg/kg、0.27mg/kg、0.38mg/kg、0.12mg/kg；新乌头碱小鼠灌胃、皮下注射、腹腔注射、静脉注射的 $LD_{50}$ 分别为 1.9mg/kg、0.204mg/kg、0.213mg/kg、0.10mg/kg；次乌头碱小鼠灌胃、皮下注射、腹腔注射、静脉注射的 $LD_{50}$ 分别为 5.8mg/kg、1.19mg/kg、1.1mg/kg、0.47mg/kg。

**2. 长期毒性**

泥附子醇提物 6.20g 生药/kg 灌胃大鼠 3 个月，可致心前区搏动加快，心律失常，雄鼠摄食量降低，中性粒细胞百分比、中性粒细胞数量值升高，心肌小片状或灶性坏死、溶解，伴随慢性炎细胞浸润及纤维结缔组织细胞增生。部分动物肾脏有肾小管上皮细胞浊肿、轻度空泡性变及少量透明管型。

白附片提取物 15.0g 生药/kg、黑附片提取物 24.0g 生药/kg SD 大鼠经口给予，连续 6 个月，可见大鼠心肌均有一定的损伤，并且有明显的性别差异（多见于雄性大鼠），但这种损伤在恢复期出现纤维修复。

## （二）特殊毒性

**生殖毒性**

雌性大鼠妊娠第 7 天至第 15 天灌服 1.14、3.43、10.3g/kg 盐附子浸膏，其中高剂量对孕鼠体重和摄食量有明显影响，有一定的母体毒性，但未发现其具有致畸性。乌头碱 2.5μg/mL 可影响体外大鼠胚胎生长发育和器官形态分化，诱发以心脏和神经系统为主的器官畸形；乌头碱 $5 \times 10^2$ ng/mL 可明显抑制黄体细胞孕酮的分泌；$5 \times 10^3$ ng/mL 可抑制大鼠卵巢颗粒细胞和大鼠睾丸支持细胞的增殖，降低其对乳酸分泌的刺激作用；$5 \times 10^4$ ng/mL 可升高大鼠卵巢颗粒细胞丙二醛（malondialdehyde，MDA）含量，明显抑制大鼠黄体细胞的增殖。

## （三）毒作用机制

因附子与川乌的主要毒性物质均是双酯型生物碱，因此毒作用机制与川乌相近，具体参见"川乌"。从毒性基因数目、基因本体、信号传导看，相对川乌和草乌，附子的阳性基因总数最少，而在不同器官表达中由强至弱为心、肝、脑、肺和肾。对于不同的信号通路，附子对 FAK 通路和钙离子信号通路的影响更明显。

**毒代动力学：** 给大鼠灌胃附子总生物碱（折算成乌头碱、新乌头碱、次乌头碱剂量为：乌头碱 0.3112mg/kg、新乌头碱 3.912mg/kg、次乌头碱 1.3096mg/kg），灌胃后不同时间点取血测定。其中乌头碱、新乌头碱和次乌头碱的药动学曲线经拟合均符合口服给药的二室模型，乌头碱 $t_{1/2\alpha}$ 为（3.326 ±1.564）分钟，$t_{1/2\beta}$ 为（886.609 ±242.136）分钟；新乌头碱 $t_{1/2\alpha}$ 为（15.4989 ±4.8712）分钟，$t_{1/2\beta}$ 为（1255.8081 ±684.891）分钟；次乌头碱 $t_{1/2\alpha}$ 为（125.482 ±51.654）分钟，$t_{1/2\beta}$ 为（1007.7575 ±349.4852）分钟。总体而言，灌胃给药后 20 分钟，乌头碱类双酯型生物碱总血药浓度达最高，然后快速下降，30 分钟下降到 20 分钟的 3/4 左右，30～360 分钟血药浓度相对稳定，然后缓慢下降。乌头碱在中毒大鼠体内组织的分布较为广泛，口服给药后除胃、肠各脏器外，以肝和肺药物含量最高，心、肾、脾次之，生殖器官、肌肉、脂肪和脑组织中含量最低。

## 【控毒方法】

控毒方法主要有依法炮制、延长煎煮时间、辨证用药、合理配伍、控制剂量等。

## （一）依法炮制

附子炮制的目的皆为减毒，合理炮制后毒性可降低 70%～80%。附子中所含双酯类生物碱，在加工炮制的过程中易水解，生成毒性较小的单脂类碱苯甲酰乌头胺、苯甲酰中乌头胺和苯甲酰次乌头胺。如继续水解，生成毒性更小的不带脂键的胺醇类碱乌头胺、中乌头胺和次乌头胺。另外，附子炮制过程中使用的胆巴含大量 $Mg^{2+}$，能发挥三方面的作用：一方面能提高乌头碱的溶出速度，其次能加速乌头碱的水解，第三通过口服吸收具有抵抗乌头碱的心脏毒性的作用。因此在炮制时加强镁盐含量的控制非常必要，镁盐炮制具有拮抗附子毒性和降低毒性成分的双重调控作用。白附片和黑顺片毒性较小，其最大给药剂量均为 20.52g/kg。盐附子毒性较大，$LD_{50}$ 为 11.301g/kg。

### （二）延长煎煮时间

通过煎煮可使附子双酯类生物碱水解失去 C-8 位乙酰基而成为毒性较小且仍具有一定药理作用的苯甲酰乌头原碱类，毒性约为原有生物碱的 1/2000。若进一步水解则失去 C-14 位苯甲酰酯基而成为毒性更小、药理作用也较弱的乌头原碱类，其毒性仅为原生物碱的 1/2000～1/4000。煎煮时间一般在 2 小时以上，以不麻口为度。生附子 15 分钟、30 分钟、1 小时、2 小时、3 小时、4 小时水煎液灌胃给药，对正常小鼠、扭体模型小鼠、热板模型、耳郭肿胀模型小鼠、肉芽肿模型小鼠、脾阳虚证模型小鼠、肾阳虚证模型小鼠的 $LD_{50}$ 依次增大。

### （三）辨证用药

临床用药时，应准确掌握附子适应证与禁忌证。凡出现脉实数或洪大、大便热结、高热、内热外寒、真热假寒的阴虚和热证患者应忌用；房室传导阻滞患者及孕妇应禁用；年老体弱、心功能减退及肝肾功能不全者应慎用。炙黑附子水提液按 4g/（kg·d）、8g/（kg·d）的剂量给正常大鼠、丙基硫氧嘧啶所致阳虚模型大鼠和甲状腺素片所致阴虚模型大鼠灌胃 4 周，附子对正常动物一般状态影响不大，对阳虚动物模型有正性干预作用，能纠正其阳虚的状态，对阴虚动物模型有负性干预作用，能加重其阴虚症状，毒性作用大于其治疗作用。可见，药物与证候模型的"对证"程度不同，则毒性大小也会表现出差异性。

### （四）合理配伍

附子可配伍甘草、大黄等达到解毒的目的。附子配伍甘草后，甘草皂苷具有对抗附子酯型生物碱心脏毒性的效应，而甘草皂苷和甘草酸铵可通过酸性基团结合成盐改变生物碱的存在形式，从而促进毒性成分水解，生成单酯型生物碱。附子配伍大黄可使附子总生物碱含量升高，酯型生物碱的含量呈现部分升高或降低，而双酯型生物碱含量降低，其中新乌头碱的稳定性强于乌头碱和次乌头碱。如附子水煎液按 15g/kg、30g/kg、45g/kg、60g/kg、75g/kg、90g/kg 的剂量给小鼠灌胃，连续 10 天，结果 60g/kg 以上剂量组能使小鼠死亡率显著增加，中毒反应较多且较严重，对心电图也有一定影响，对肝有一定损伤；按 2∶1 与甘草配伍，90g/kg 才出现毒性。

此外，附子反半夏、瓜蒌、天花粉、川贝母、平贝母、湖北贝母、伊贝母、白蔹、白及等。若与麻黄、吴茱萸、威灵仙、蟾酥等配伍时应小心谨慎。

### （五）控制剂量

附子中毒问题大多与剂量有关，有短期内大量应用所致者，也有因长期少量应用附子而致蓄积中毒者。因此应当注意应用附子的剂量问题和蓄积中毒问题。临证时应结合辨证论治，以小量递增、峻药缓用、中病即止、密切观察毒性反应为原则。

此外，附子毒性亦与品种、产地、采收时间等有一定联系。用药时应谨慎。

# 全蝎　Quanxie

## Scorpio

全蝎为钳蝎科动物东亚钳蝎 *Buthus martensii* Karsch 的干燥体。主产于河南、山东、湖北、安徽等地。春末至秋初捕捉，除去泥沙，置沸水或沸盐水中，煮至全身僵硬，捞出，置通风处，阴干。全蝎辛，平；有毒。归肝经。功效为息风镇痉，通络止痛，攻毒散结。用于肝风内动，痉挛抽搐，小儿惊风，中风口㖞，半身不遂，破伤风，风湿顽痹，偏正头痛，疮疡，瘰疬。主要含有蛋白质、脂类、有机酸及微量元素等成分。具有抗惊厥、抗癫痫、抗血栓、镇痛、抗炎、抗肿瘤等作用。

## 【毒性表现】

传统文献和现代临床报道均认为全蝎有毒，其毒主要在尾部。毒性主要表现在心血管系统、泌尿系统、呼吸系统与神经系统等。中毒原因与炮制不当、辨证不准、用量不当等有关。

### （一）传统文献记载

全蝎首载于《蜀本草》，其名为蚘蛜。《本草纲目》始称蝎。本品有毒，文献很早就有记载，《开宝本草》云："味甘、辛，有毒。"《本草纲目》称："甘、辛，平，有毒。""古语云，蜂、蚕垂芒，其毒在尾"指出全蝎毒性主要在尾部。《医学衷中参西录》认为其毒性亦可为药效："色青，味咸，性微温。善入肝经，搜风发汗，治痉，抽掣，中风口眼㖞斜，或周身麻痹，其性虽毒，转善解毒，消除一切疮疡，为蜈蚣之伍药，其力相得益彰也。此物所含之毒水即硫酸也，其入药种种之效力，亦多赖此。"古代文献对其减毒方式也多有记载，且以炮制为主，如宋《杨氏家藏方》载"全蝎，去毒炒焦""去毒，烧干取末""去毒，醋炙"；清《张氏医通》载"蝎尾，去毒，滚醋泡，炒"；王肯堂《幼科证治准绳》："头尾全去毒，用无灰酒少许涂炙。"同时历代本草也记载了全蝎中毒后的解毒方法，如《新修本草》载"蕫葵，除蛇蝎毒及痈肿"；《备急千金要方》载全蝎中毒可"服小蒜汁淬薄上"；《本草备要》载"人被蝎蜇者，涂蜗牛即解"；《医学衷中参西录》载"中其毒螫者，敷以西药重曹或碱，皆可解之，因此二者皆能制酸也"。

### （二）现代临床报道

过敏反应是全蝎最常见的不良反应，主要表现为用药后奇痒难忍，抓搔后皮肤起红色团块，或四肢伸侧及脐、腹周围皮肤散在大片丘疱疹，伴有少许渗出液，可见红斑、结痂、脱屑；部分患者可见全身皮肤布满大小不一的斑、片状暗红，四肢散在的大小不等的松弛样水疱和血疱，次日见大面积表皮坏死、松懈，呈灰白色皱纹样外观，甚至可导致死亡。此外，全蝎也可表现出神经系统、呼吸系统、心血管系统和泌尿系统的不良反应。神经毒性表现为呈嗜睡状，两腿挛急抽搐，颈部阵发性角弓反张，鼻音重，左耳听力下降，左眼开合障碍，喝水时卷舌、呛水，似有舌神经、舌咽神经、三叉神经、动眼神经、面神经、听神经等多条神经不同程度的病理改变；呼吸系统毒性可见呼吸浅表，节律不整，鼻翼翕动等；心血管系统毒性可见心悸，心慌，心动过缓，口唇紫绀，四肢末端发凉，血压升高，继之血压突然下降等；泌尿系统毒性可见小便涩痛不利，尿少，尿蛋白渗出等。此外，全蝎尚可诱发骨骼肌自发性颤搐和强直性收缩，甚至导致不易恢复的麻痹。

【毒性物质基础】

蝎毒既是全蝎的有效成分，也是全蝎的主要毒性成分。蝎毒主要由蛋白质和非蛋白质两部分组成，其中主要成分是蛋白质，活性蛋白质按作用不同又分为毒性蛋白（蝎毒素）和酶。蝎毒含硫量较高，一般含有 3~4 对二硫键，其中 3 对构成环状核心结构，对于保持其稳定性、发挥其神经毒性有着重要意义。

【毒理研究】

（一）基础毒性

**急性毒性**

全蝎不同部位的急性毒性不一样，蝎身煎剂小鼠静脉注射的 $LD_{50}$ 为 6.148g/kg，蝎尾为 0.884g/kg。蝎毒腹腔注射对家兔最小致死量为 0.07mg/kg，小鼠为 0.5mg/kg，蛙为 0.7mg/kg。

（二）特殊毒性

**生殖毒性**

蝎毒可使胎儿骨化中心延迟或消失，造成胎儿骨骼异常，有致畸作用。

（三）毒作用机制

全蝎中的蝎毒对心血管系统和血液系统有毒性。蝎毒可干扰胆碱能神经、肾上腺素能神经功能及儿茶酚胺的释放而引起血压过高或过低。静脉注射全蝎浸剂可使家兔、犬血压短暂性下降或上升，继而出现持久性下降，灌胃或肌注亦可引起血压下降。蝎毒可使心肌细胞膜对钙离子的通透性增强，导致细胞内钙超载而诱发心力衰竭。蝎毒可引起动物肺、心等器官出血，可能与干扰凝血机制有关。此外，蝎毒可抑制谷氨酸脱氢酶、乙酰胆碱酯酶等糖代谢过程中多种酶活性，导致代谢异常。临床全蝎致过敏、肾毒性的机制尚不清楚，可能与其所含蛋白质有关。

【控毒方法】

控毒方法主要有依法炮制、辨证用药、控制剂量等。

（一）依法炮制

炮制可降低全蝎毒性。全蝎有多种炮制方法，如炒法、焙法、烧法、煅法、醋制、酒制、米制、薄荷制、盐制、蜜制等。全蝎水溶液长时间放置或高温能使全蝎毒性蛋白凝固变性而减毒。

（二）辨证用药

全蝎主要用于肝风内动，痉挛抽搐，小儿惊风，中风口喝，半身不遂，破伤风，风湿顽痹，偏正头痛，疮疡，瘰疬等。临证时注意病人的体质和个体差异，体虚气弱、血虚生风者不能单独使用本品。如需使用宜加党参、当归、黄芪等，既可补益气血，又可避免全蝎攻伐伤正。

### （三）控制剂量

临床使用全蝎时应注意控制剂量。全蝎研粉吞服较煎剂为佳，但研末入丸、散用量宜小。另外，全蝎的药效无体、尾之分，认为以整体入药为宜，但若需单用蝎尾，用量应减为全蝎量的 1/3。

## 半夏　Banxia
## Pinelliae Rhizoma

半夏为天南星科植物半夏 *Pinellia ternata*（Thunb.）Breit. 的干燥块茎。主要分布于四川、湖北、辽宁、河南、陕西、山西、安徽、江苏、浙江等地。夏、秋二季采挖，洗净，除去外皮及须根，晒干为生半夏，加工炮制后成法半夏、清半夏、姜半夏。半夏辛，温；有毒。归脾、胃、肺经。生半夏功效燥湿化痰，降逆止呕，消痞散结。用于湿痰寒痰，咳喘痰多，痰饮眩悸，风痰眩晕，痰厥头痛，呕吐反胃，胸脘痞闷，梅核气；外治痈肿痰核。法半夏功效为燥湿化痰。用于痰多咳喘，痰饮眩悸，风痰眩晕，痰厥头痛。姜半夏功效为温中化痰，降逆止呕。用于痰饮呕吐，胃脘痞满。清半夏功效为燥湿化痰。用于湿痰咳嗽，胃脘痞满，痰涎凝聚，咯吐不出。主要含有机酸、生物碱、蛋白质、多糖、直链淀粉、挥发油等。具有抗炎、祛痰、镇咳、镇吐、降胆固醇、抗溃疡、抗心律失常、抗早孕、抗肿瘤等作用。

## 【毒性表现】

传统文献和现代临床报道均认为半夏有毒。其毒性主要表现在神经系统、呼吸系统、心血管系统、消化系统、黏膜刺激性、肝肾毒性等。中毒原因与品种混淆、炮制不当、辨证不准、配伍不宜、剂量过大、煎煮时间过短等有关。

### （一）传统文献记载

半夏始载于《神农本草经》，列入下品。历代本草多认为其有毒，如《开宝本草》："味辛，平，生微寒、熟温，有毒。"《医学衷中参西录》载"半夏：味辛，性温，有毒"。对于半夏的毒性反应，历代本草认为其对黏膜及部分脏腑如肝、胃等有毒性作用，如《名医别录》："生令人吐，熟令人下。"《本草经集注》："不尔戟人咽喉。"《雷公炮炙论》："上有隙涎，令人气逆，肝气怒满。"《日华子本草》："麻舌。"《本草崇原集说》："半夏，禀天秋金之燥气，有毒。服者往往致吐，且致酸心少食。"更有本草明确指出禁忌证，如《本草经疏》曰："半夏古人立有三禁，谓血家、渴家、汗家也。"《本草衍义补遗》："半夏诸血症禁服。"《本草蒙筌》："孕妇人忌用，恐伤胎元。"《本草从新》："半夏性燥烈，劳痰、失血诸痰反能燥血液而加病。" 至于控毒方法，《金匮玉函经》指出"令水清滑尽，洗不熟有毒也"。《本草经集注》记载了炮制及配伍减毒之法："凡用，以汤洗十许过，令滑尽，不尔,有毒戕人咽喉。方中有半夏必须用生姜者,以制其毒故也。"《雷公炮炙论》:"若修事,半夏四两,用捣白芥子末二两,头醋六两,二味搅令浊,将半夏投于中,洗三遍用之。"

（二）现代临床报道

生食半夏 0.1~0.8g 即可中毒。中毒多在服药 30 分钟至 2 小时出现。半夏有强烈的黏膜刺激性,误食生半夏可致咽喉烧灼感、口舌麻木、黏膜糜烂、水肿、流涎、张口困难等症状,严重者将导致窒息;过量服用半夏或临床使用半夏不当时,可导致多系统损害,毒性表现可见头晕心慌、四肢麻木,甚至昏迷、窒息、呼吸停止等症状;半夏超量服用或长期服用可引起慢性中毒,导致肾脏代偿性增大。

【毒性物质基础】

半夏所含的具有特殊晶形的针晶是半夏刺激毒性的主要物质基础,主要由草酸钙与半夏凝集蛋白和微量糖类成分组成,其中凝集蛋白可加重草酸钙针晶的刺激性,针晶的晶形、含量变化可导致半夏刺激强度不同。此外,半夏生物碱类、有机酸、植物甾醇和某些蛋白质成分是半夏不同毒性的物质基础。

【毒理研究】

（一）基础毒性

**1. 急性毒性**

生半夏混悬液小鼠灌胃的 $LD_{50}$ 为 42.7g/kg。半夏浸膏小鼠腹腔注射的 $LD_{50}$ 为 325mg 生药/kg。生半夏、漂半夏、生姜浸半夏、蒸半夏和白矾半夏的混悬液灌胃小鼠,以生半夏毒性最大,白矾半夏毒性最小。单次高剂量给予半夏水提组分可造成小鼠肝损伤。

**2. 长期毒性**

生半夏混悬液 9g/kg、4.5g/kg、2.25g/kg 以 30mL/kg 灌胃小鼠,每天给药 1 次,连续 3 周,可致小鼠体重增长明显减慢,肾脏指数明显升高,并有小鼠死亡。制半夏混悬液 9g/kg 同样方式作用则未见毒性反应。

**3. 黏膜刺激性**

用生半夏、漂半夏、生姜浸半夏、蒸半夏的混悬液灌胃鸽,可引起呕吐,灌胃豚鼠可致其声音嘶哑或失声;白矾半夏则无此毒性。生半夏粉末混悬液（相当于含草酸钙针晶 0.5%）对家兔眼结膜具有明显刺激性。半夏凝集素不引起家兔眼结膜水肿,但可显著增强半夏毒针晶引起的眼结膜水肿。

（二）特殊毒性

**1. 生殖毒性**

生半夏、姜半夏、法半夏水煎液分别腹腔注射给予孕后第 7 天小鼠 10g/（kg·d）,连续 10 天,具有显著的致畸作用,尤以生半夏明显。半夏蛋白可抑制小鼠早孕,半夏蛋白 1.25mg/mL 皮下注射雌性小鼠 0.2mL/只,抑孕率达 50%。经半夏蛋白作用后,被移植的正常胚泡无法在子宫内膜着床;在子宫内经半夏蛋白孵育的胚泡移植到同步的假孕子宫,着床率随孵育时间延长而降低。

**2. 遗传毒性**

生半夏水煎液小鼠灌胃 25g/kg，每天 1 次，连续 10 天，可引起骨髓嗜多染红细胞微核率升高。生半夏和姜半夏 10g 生药/kg 小鼠腹腔注射，每天 1 次，连续 10 天，可致骨髓细胞染色体畸变频率明显增高，具有致突变作用。

## （三）毒作用机制

半夏具有刺激毒性、神经毒性和肝肾毒性。半夏中所含针晶是导致刺激毒性的主要物质，草酸钙针晶可直接刺入机体引起机械损伤，而半夏凝集蛋白可随之进入机体组织，加重刺激。半夏中所含有的植物甾醇、生物碱（如烟碱）等在大剂量时可引起中枢神经系统抑制而导致麻痹等神经系统毒性。半夏可直接导致肝、肾器官损伤，如生半夏水煎液 25g/kg 灌胃小鼠可引起小鼠肝组织细胞水肿和脂肪变性，导致肾实质内散在灶性淋巴细胞浸润和肾小管内管型形成。

# 【控毒方法】

控毒方法主要有依法炮制、合理配伍、辨证用药、控制剂量、延长煎煮时间等。

## （一）依法炮制

生半夏一般外用，内服一般用炮制品。现行药典有清半夏、法半夏、姜半夏等炮制品种。不同炮制品半夏的刺激性由大到小为生半夏＞清半夏＞姜半夏＞法半夏。其机制可能是辅料白矾和石灰可破坏半夏毒针晶蛋白结构；而姜半夏中的生姜可抑制生半夏引起的炎症反应。

## （二）合理配伍

配伍可以降低半夏的毒性作用，同时调控其功效发挥方向。目前多用生姜、干姜配伍，既制半夏毒性，又能增强半夏化痰蠲饮、和胃降逆的功效。此外，半夏还可与麦冬、瓜蒌配伍，半夏燥湿祛痰降逆，麦冬凉润生津，一燥一润，一温一清，辛温宣开与甘寒养阴并用，可潜虚火，降逆气。

## （三）辨证用药

临床上应该准确辨证，合理应用。半夏内服多用于湿痰寒痰，咳喘痰多，痰饮眩悸，风痰眩晕，痰厥头痛，呕吐反胃，胸脘痞闷，梅核气等。针对不同证型，亦选用不同炮制品。对于体弱多痰，寒湿较轻者宜用清半夏；对于脾虚湿困、痰饮内停者，且无论虚实寒热均可选用法半夏；对于脾虚痰湿壅盛所致的胃气上逆、恶心呕吐或寒痰咳逆者可取用姜半夏；而半夏曲偏于消食滞、止咳化痰。姜半夏偏于降气、化痰、平喘。另外，阴虚燥咳、津伤口渴、血证及燥痰者禁服，孕妇慎服。

## （四）控制剂量

应用半夏之量尤当慎重，应从小剂量开始，采用递增的方式，如无不良反应，再逐渐加量，取效后不必再加量。

## （五）延长煎煮时间

半夏生用毒性大，必须要入汤剂久煎或制后方可内服。

# 蜈蚣　Wugong

## Scolopendra

蜈蚣为蜈蚣科动物少棘巨蜈蚣 *Scolopendra subspinipes mutilans* L. Koch 的干燥体。主要分布于陕西、河南、安徽、江苏、浙江、湖北、湖南、广东、四川等地。于春、夏二季捕捉，用竹片插入头、尾两部，绷紧，晒干，微火焙黄，生用。蜈蚣辛，温；有毒。归肝经。功效为息风镇痉，通络止痛，攻毒散结。用于肝风内动，抽搐痉挛，小儿惊风，中风口喎，半身不遂，破伤风，风湿顽痹，偏正头痛，疮疡，瘰疬，毒蛇咬伤等。主要含组胺样物质、溶血蛋白质，尚含脂肪油、胆固醇、蚁酸等。具有抗惊厥、抗肿瘤、降血压、增加心肌血流量、改善机体免疫功能、抗衰老、抗炎、镇痛等作用。

## 【毒性表现】

传统文献和现代临床报道均认为蜈蚣有毒。其毒性主要表现在神经系统、心血管系统、消化系统和肝肾损害等。中毒原因与用量过大、服用过久、炮制不当、配伍不当、个体因素等有关。

### （一）传统文献记载

蜈蚣始载于《神农本草经》，列为下品。关于其性能特点，《名医别录》载其"有毒。主治心腹寒热结聚，堕胎，去恶血"。《开宝本草》曰："味辛，温，有毒。"《本草蒙筌》"味辛，气温。有毒"。且古代医家多认为其毒性与功效关系密切，如《景岳全书》曰："然此虫性毒，故能攻毒，不宜轻用。"《本草崇原》："生于南方，禀火毒之性，故《本经》主治皆是以火毒而攻阴毒之用也。"本草对减毒方式做出了记载，《本草纲目》曰："惟以火炙去头足用，或去尾、足，以薄荷叶火煨之。"《本草汇》曰："或酒炙亦可。"但也有医家对去头足有不同看法，如《医学衷中参西录》云："用时宜带头足，去之则力减，且其性原无大毒，故不妨全用也。"此外，《本草易读》《本草原始》《本草从新》皆指出蜈蚣"堕胎"，故孕妇禁用。此外，《得配本草》记载了中毒后的解毒方法："中其毒者，桑树汁、蒜树汁、蒜涂之。乌鸡粪、蜒蚰可敷。蚯蚓、桑皮，亦能解其毒。"

### （二）现代临床报道

蜈蚣不良反应最常见是肝、肾功能障碍和神经系统症状。蜈蚣可导致肝功能异常，造成急性肾皮质坏死和急性肾小管损伤；也可导致四肢发软，行走不稳，吐字不清等中枢症状。蜈蚣的消化系统和心血管系统不良反应可表现为用药后出现胃痛、心悸、胸闷、气短、频发室性期前收缩、十二指肠溃疡等。此外，蜈蚣所含组胺样物质能使平滑肌痉挛，毛细血管扩张及通透性增加，也可导致过敏反应和凝血障碍。

## 【毒性物质基础】

蜈蚣中所含的组胺样物质和溶血蛋白质是其主要毒性物质基础，其中组胺主要存在于蜈蚣躯干部位。此外，蜈蚣毒素含有多种不同活性的蛋白酶，如磷酸酶 A、蛋白水解酶、乙酰胆碱酯酶、精氨酸酯酶、纤维素酶、透明质酸酶、AKP、酸性磷酸酶等，也可能是蜈蚣毒性的物质基础。

## 【毒理研究】

### （一）基础毒性

**1. 急性毒性**

蜈蚣毒颚提取液 6.48～6.84g/kg 腹腔注射小鼠，可引起小鼠烦躁不安、呼吸加快、惊厥、呼吸衰竭，甚至死亡。蜈蚣干体粉末混悬液 50g/kg 小鼠灌胃，可见部分小鼠死亡。

**2. 长期毒性**

用蜈蚣干燥全虫提取物小鼠皮下注射，有明显的中枢抑制作用，并随剂量增大而增加。

### （二）毒作用机制

蜈蚣具有肾毒性，机制为蜈蚣中溶血蛋白质使红细胞溶血，可直接引起急性肾皮质坏死，造成急性肾小管损伤；同时组胺样物质使平滑肌痉挛、毛细血管扩张及通透性增加，同时还有致敏作用，共同加剧肾功能损伤。蜈蚣可通过脂质过氧化损伤导致肝毒性，但在一定时间内具有可逆性。如蜈蚣醇提液以 10g/kg 灌胃大鼠 30 天可导致肝组织中 MDA 含量异常升高，肝细胞浊肿、点状坏死和汇管区炎细胞浸润，停药 15 天后损伤可减轻。此外，蜈蚣具有中枢抑制作用，是其重要的药理作用，但剂量过大时可导致呼吸抑制而引起死亡。如蜈蚣提取液在大于 6.6g/kg 皮下注射小鼠后 5～10 分钟即引起小鼠翻正反射消失，对刺激反应迟钝或消失，呼吸也减慢，3 小时后呼吸停止而死亡。此外，蜈蚣毒素的心血管毒性可能与乙酰胆碱有关。

## 【控毒方法】

控毒方法主要有依法炮制、辨证用药、合理配伍、控制剂量等。

### （一）依法炮制

蜈蚣炮制的目的皆为减毒，合理炮制后毒性会降低。方法主要为火焙法。头足为蜈蚣毒性最大的部位，去头足可减毒。蜈蚣中所含的组胺类物质和溶血性蛋白质可在高温加热条件下变性，达到毒性减小的目的。

### （二）辨证用药

蜈蚣临床用于肝风内动，抽搐痉挛，小儿惊风，中风口㖞，半身不遂，破伤风，风湿顽痹，偏正头痛，疮疡，瘰疬，毒蛇咬伤等。蜈蚣药性辛散温燥，易燥血伤阴，故血虚生风者及孕妇禁用；凡是肝、肾功能障碍者禁用；有蜈蚣过敏史者忌用。

### （三）合理配伍

蜈蚣味辛燥宣散，久服易耗伤阴血。用药时应适当佐以当归、熟地等滋阴养血之品，补偏救弊，也常与甘草、凤尾草等配伍通过其相互作用而降低毒性。

### （四）控制剂量

蜈蚣有毒，故用量不宜过大。临证时应结合辨证论治，以峻药缓用、中病即止、密切观察毒性反应为原则。用药时应谨慎，从小剂量开始，逐渐增加剂量，小剂量长期服用或间歇给药兼配以养阴之品的方法。克服以"条"为计量单位的习惯用法，严格使用"克"为计量单位，以保证用药剂量准确。为保证临床用药剂量准确，尤其是小儿、老人的用药安全，蜈蚣一般制备成胶囊使用，既可以提高药品剂量的准确率，又便于贮藏，防霉、防虫蛀，而且蜈蚣的腥臭气味被掩盖，便于服用。

# 蟾酥 Chansu
## Bufonis Venenum

蟾酥为蟾蜍科动物中华大蟾蜍 *Bufo bufo gargarizans* Cantor 或黑眶蟾蜍 *Bufo melanostictus* Schneider 的干燥分泌物。主要分布于河北、山东、四川、湖南、江苏、浙江等地。于夏、秋二季捕捉，洗净，挤取耳后腺和皮肤腺的白色浆液，加工，干燥生用或制成蟾酥粉。蟾酥辛，温；有毒。归心经。功效为解毒，止痛，开窍醒神。用于痈疽疔疮，咽喉肿痛，中暑神昏，痧胀腹痛吐泻。主要含蟾蜍毒素、蟾蜍配基及蟾毒色胺等。具有麻醉、镇痛、抗炎、镇咳、平喘、强心、升压、兴奋平滑肌、利尿、抗血小板聚集、增强免疫力、抗肿瘤等作用。

【毒性表现】

传统文献和现代临床报道均认为蟾酥有毒。其毒性主要表现在心血管系统、消化系统等。中毒原因与用量过大、疗程过长、炮制不当、辨证不准或个体因素等有关。

（一）传统文献记载

蟾酥始载于《药性论》，原名蟾蜍眉脂。《本草衍义》始有"蟾酥"之名。关于蟾酥性能特点，《本草纲目》言："甘辛，温，有毒。"《本草正》载"味辛麻，性热，有毒"。《本草汇言》："味辛苦烈，气热，有毒。"关于蟾酥毒性，《本草汇》言："若赤痛，误入牙根，头目即胀大而毙。如轻用，亦能烂人肌肤。不可入目中，令人赤盲。"亦有本草指出毒性与药效的关系，如《务中药性》"疗疽或合他药服一二厘，取其以毒攻毒"。《本草真诠》指出了可通过炮制减毒："火煅升，能发疮毒从汗孔中出。"至于解毒方法，《本草纲目》曰："以紫草汁洗点即消。"

（二）现代临床报道

不良反应发生的时间多在用药后 30~60 分钟。毒性主要表现为心血管系统、消化系统和过敏反应。心血管系统毒性反应是蟾酥最常见、最严重的毒性反应，主要表现为缓慢型心律失常症状，重者可导致房室传导阻滞，甚至导致心脏停搏，亦可导致快速型心律失常；消化系统毒性表现为恶心、呕吐、胃肠不适等；蟾毒色胺类化合物有致幻作用；儿茶酚类化合物可剧烈收缩微小血管，导致组织器官缺血缺氧；此外，蟾酥能促进子宫收缩。

【毒性物质基础】

蟾酥中所含蟾蜍毒素类、蟾蜍配基类、蟾毒色胺类及儿茶酚胺类物质均有毒性，其中前两者因具有洋地黄样活性成为蟾酥主要的毒性物质基础，如华蟾毒精、蟾毒灵、蟾毒它灵、华蟾毒灵、脂蟾毒配基、华蟾毒配基、日蟾毒灵等。

### 【毒理研究】

#### (一) 基础毒性

蟾酥各种成分按不同给药途径给予小鼠的 $LD_{50}$（mg/kg）如下：蟾酥为41.0（静脉注射）、96.6（皮下注射）、36.24（腹腔注射）；蟾毒灵为2.2（腹腔注射）；华蟾毒精为4.38（腹腔注射）；脂蟾毒配基为4.25（快速静脉注射）、15（慢速静脉注射）、14（腹腔注射）、124.5（皮下注射）、64（灌服）。蟾酥水溶性成分含吲哚碱衍生物，小鼠尾静脉注射 $LD_{50}$ 为60.71（58.37，63.05）mg/kg。

#### (二) 毒作用机制

蟾酥中化合物因具有洋地黄样活性物质，常导致心脏毒性和消化系统毒性。心脏毒性机制与洋地黄类似，即在正常剂量下可抑制心肌细胞膜上 $Na^+-K^+-ATP$ 酶活性，加强肌膜 $Na^+-Ca^{2+}$ 交换使胞浆内 $Ca^{2+}$ 增多而使细胞收缩力增强；但剂量过大时导致细胞内 $K^+$ 降低，使心肌自律性和传导性下降，出现心动过缓、房室传导阻滞等缓慢性心律失常，最终因心脏停搏死亡，同时可引起厌食、恶心、呕吐等消化系统毒性。而关于心脏毒性还可能存在另外两种机制，一是干扰心肌脂质代谢异常而使花生四烯酸（arachidonic acid，AA）生成增多，二是蟾酥中所含儿茶酚胺类成分可引起器官组织小血管剧烈收缩，导致心肌组织缺氧。此外，蟾毒色胺类化合物有致幻作用。

**毒代动力学**：蟾酥中的毒性成分华蟾毒精在体内的代谢十分复杂，灌胃大鼠后在体内同时存在水解、羟化和异构化3条途径，其中以水解为主。主要通过胆汁排泄，少量及代谢产物由尿液排泄。给予家兔耳缘静脉注射蟾酥提取物0.35mg/kg，经非房室模型拟合，其内所含蟾毒灵的药动学参数 $t_{1/2}$ 为（21.83 ±3.29）分钟，$AUC_{0~90}$ 为（6.709 ±0.600）mg/（L·min），酯蟾毒配基的药动学参数 $t_{1/2}$ 为（31.55 ±6.90）分钟，$AUC_{0~90}$ 为（17.068 ±2.824）mg/（L·min）。

### 【控毒方法】

控毒方法主要有依法炮制、辨证用药、合理配伍、控制剂量等。

#### (一) 依法炮制

蟾酥炮制的目的皆为减毒。蟾酥的毒性是由于其所含类洋地黄化合物所致，炮制后可使此类化合物减少40%~50%，从而起到减毒的作用。一般采用酒制、奶制、滑石粉制等方法。

#### (二) 辨证用药

蟾酥临证用于痈疽疔疮，咽喉肿痛，中暑神昏，痧胀腹痛吐泻。体虚弱者忌内服；肝肾功能不全，造血系统疾病，孕妇及哺乳期妇女禁用；患溃疡者忌用；外用不可入目。

#### (三) 合理配伍

本品味辛气温，有毒，慎毋单使，故常用于麝香保心丸和六神丸等中药成方制剂中，通过中药复方药物间的作用达到配伍减毒作用。此外，牛黄可减轻蟾酥引起的心脏毒性。

（四）控制剂量

蟾酥中毒问题大多与剂量有关，有短期内大量应用所致者，也有因长期少量应用蟾酥而致蓄积中毒者。因此，应当注意应用蟾酥的剂量和蓄积中毒问题。临证时应结合辨证论治，以峻药缓用、中病即止、密切观察毒性反应为原则。

# 芫花　Yuanhua
## Genkwa Flos

芫花为瑞香科植物芫花 *Daphne genkwa* Sieb. et Zucc.的干燥花蕾。主要分布于华东及河北、河南、陕西、湖北、湖南、四川、贵州等地。春季花未开放时采收，除去杂质，加工成芫花、醋芫花等。芫花苦、辛，温；有毒。归肺、脾、肾经。功效为泻水逐饮；外用杀虫疗疮。用于水肿胀满，胸腹积水，痰饮积聚，气逆咳喘，二便不利；外治疥癣秃疮，冻疮，痈肿。主要含有黄酮类、二萜原酸酯类化合物，此外还含有谷甾醇、苯甲酸、黄嘌呤氧化酶及刺激性有毒油状物等。具有利尿、泻下、镇静、镇痛、镇咳、祛痰、降压、兴奋子宫平滑肌、抗菌、抗寄生虫、抗肿瘤等作用。

【毒性表现】

传统文献和现代临床报道均认为芫花有毒。其毒性主要表现在刺激性、致热、消化系统和神经系统等。中毒原因与用量过大、疗程过长、炮制不当、辨证不准、个体因素等有关。

（一）传统文献记载

芫花始载于《神农本草经》，列为下品。芫花的毒性早在《山海经》就有记载："芫，可以毒鱼。"关于芫花的性能特点，《名医别录》曰："味苦，微温，有小毒。"《证类本草》言："味辛、苦，微温，有小毒。"《汤液本草》："气温，味辛、苦，有小毒。"《名医别录》："名毒鱼，言其性也。"《本草纲目》载其"有大毒"，《证类本草》点出了其性能特点与采摘时间的关系，言："三月三日采，阴干。其花须未成蕊，蒂细小，未生叶时收之。叶生花落，即不堪用。"关于芫花中毒的临床表现，《神农本草经》称其"杀虫鱼"。《本草纲目》载"用之微熬，不可近眼""催生杀胎"。《本草蒙筌》记载："令人虚损，久服不宜。"《本草崇原》记载："取其叶挪擦皮肤，辄作赤肿，如被伤以诬人。"但芫花是否出现毒性反应因人、剂量而异，《得配本草》言："少用取效甚捷，多用损人真元。"而《证类本草》记载："有青牛先生常服芫花，年如五六十，人或亲识之，谓其已百余岁矣。"《本草求真》则指出芫花毒性与药效的关系，即："里外水闭，危迫殆甚者。用此毒性至紧，无不立应。"历代本草亦告诫临床慎用，用之不当可致死，《本草蒙筌》言："必当审其病在何经何脏，乃可用之。倘若误投，为害非浅。"更有本草指出明确禁忌证，如《景岳全书》记载："妊娠药禁……棱莪代赭芫花麝。"《本草纲目》："反甘草。"《得配本草》："虚者误服，必致夭折。"至于其他控毒方法，《本草蒙筌》载："得之煮醋数沸，洒出渍水一宵。

复曝干收，才免毒害。"《本草纲目》曰："用时以好醋煮十数沸，去醋，以水浸一宿，晒干用。"《政和本草》言："用之微熬。"

## （二）现代临床报道

芫花具有强烈的刺激性，内服可引起剧烈的腹痛和水样泻；神经系统可见头痛、头晕、耳鸣与四肢疼痛等；消化系统可见口干、胃部烧灼感、恶心、呕吐、腹泻等。芫花引产时少数患者可见致热现象，表现出体温升高、寒战、白细胞计数升高等，可见心肌损害、子宫收缩，甚者可致宫腔撕裂。

## 【毒性物质基础】

芫花的有毒成分主要为二萜原酸酯类化合物，如芫花酯甲（芫花萜）、芫花酯乙、芫花酯丙等，其次黄酮类成分芫花素、芹菜素、苯甲酸和刺激性油状物等也可能是毒性物质。

## 【毒理研究】

### （一）基础毒性

**1. 急性毒性**

芫花不同提取物的毒性强度不同。生芫花与醋制芫花的醇浸剂小鼠腹腔注射的 $LD_{50}$ 分别为 1.09g/kg 与 7.07g/kg，而生芫花与醋制芫花水浸剂的 $LD_{50}$ 分别为 8.30g/kg 与 17.78g/kg。芫花萜醇剂小鼠腹腔注射 $LD_{50}$ 为 1.25（1.04，1.46）g 生药/kg；芫花萜宫腔注射、皮下注射或静脉注射可使动物出现发热现象。芫花酯甲小鼠腹腔注射的 $LD_{50}$ 为 0.0015g/kg。

**2. 局部毒性**

芫花具有强烈的刺激性。生芫花 1% 渗漉液家兔皮内注射可引起刺激性。芫花素对眼结膜具有轻度刺激性，而芫花酯甲具有强刺激性，表现为眼结膜充血、水肿、流泪、眼闭等。芫花萜醇剂对肌肉也具有一定的刺激性。

### （二）特殊毒性

**生殖毒性**

家兔宫颈注射 100μg/kg 芫花萜，可引起强烈的宫缩。犬静注芫花素、孕猴宫腔内给药也能引起流产。芫花萜乙醇制剂 0.025～5.0mg 给孕猴羊膜腔内注射，最低有效流产量为 30μg/只，其中最佳剂量在 50～100μg/只。

芫花对胎盘组织也有一定的损害，芫花中的谷甾醇、芫花苷和酚类具强烈毒性作用，可使胎儿体内发生淤血、出血、溶血，并使胎儿的心脏、肾上腺、脑干、延脑等重要器官发生严重损伤而至胎儿死亡，一般在注药后 5～10 小时胎儿的胎心音即消失。

### （三）毒作用机制

二萜原酸酯类化合物具有致热毒性和生殖毒性。芫花酯甲是外源性致热原，可激活白细胞中内生性致热原前体转化为内生致热原，从而刺激体温调节中枢而发热；芫花酯甲和芫花酯乙可使非孕子宫和孕期子宫收缩，并可导致流产，机制为给药后蜕膜与胎盘明显变性坏死，使溶酶体破坏释放大量磷酸酯酶 A，蜕膜中粗面内质网加速合成与释放前列腺素，使子宫收缩而流产。芫花中的油状物则对胃肠道具有强刺激性，使其平滑肌蠕动亢进，从而发生导泻作用或致泻毒性，大剂量转为抑制胃肠蠕动。

**毒代动力学：**芫花酯甲膜给予孕兔宫腔内注射的动力学符合二室开放模型，药物可迅速入血，但在血中含量低，主要存留在宫腔内。

## 【控毒方法】

控毒方法主要有依法炮制、合理配伍、辨证用药等。

### （一）依法炮制

芫花炮制用以削减毒性，缓和泻下作用和腹痛的症状。一般采用醋制法。芫花经醋炙后所含芫花酯甲的含量可降低45%左右，从而可以降低其毒性。其机理在于醋制可除掉一部分脂肪油，可降低对皮肤黏膜的刺激性。

### （二）合理配伍

历代本草都告诫芫花反甘草，因此，临床应避免两者合用。芫花与甘草合用，其利尿、泻下作用受抑制，且毒性增强，主要表现在心脏、肝脏和肾脏。芫花不论醋炙与否，与甘草合煎时，随甘草比例升高，芫花中二萜类等毒性成分溶出明显提高，尤其对芫花酯甲、芫花酯乙及芫花酯己的溶出影响最为显著。

### （三）辨证用药

芫花主要用于实证，如水肿胀满，胸腹积水，痰饮积聚，气逆咳喘，二便不利；外治疥癣秃疮，冻疮，痈肿。不宜用于虚证病人及孕期妇女。临床用药须辨证准确。

# 苍耳子 Cang'erzi
## Xanthii Fructus

苍耳子为菊科植物苍耳 *Xanthium sibiricum* Patr. 的干燥成熟带总苞的果实。主要分布于山东、江西、湖北、江苏、内蒙古、四川等地。秋季果实成熟时采收，干燥，除去梗、叶等杂质，生用或清炒用。苍耳子辛、苦，温；有毒。归肺经。功效为散风寒，通鼻窍，祛风湿。用于风寒头痛，鼻塞流涕，鼻衄，鼻渊，风疹瘙痒，湿痹拘挛。主要含有挥发油、倍半萜内酯、脂肪油及水溶性苷类，还含有生物碱、鞣质、查尔酮衍生物等。具有抗菌、抗病毒、抗炎、镇痛、降血糖、抗肿瘤等作用。

## 【毒性表现】

传统文献和现代临床报道均认为苍耳子有毒。其毒性主要表现在皮肤、消化系统和心血管系统等。中毒原因与用药部位、炮制不当、用量过大、疗程过长或个体因素等有关。

### （一）传统文献记载

苍耳子始载于《神农本草经》，名葈耳实，列为中品。苍耳子之名则见于《千金·食治》，但并未言其有毒。《本草品汇精要》始云"有毒"。关于苍耳子性能特点，《本草品汇精要》载"味苦甘，性温，有小毒，入肺、肝经"。《本草新编》载"耳实，味苦、甘，气温，叶苦、辛，微寒，俱有小毒。善解大麻风之毒，余病禁用"。本草关于苍耳子的使用禁忌记载较多，《新修本草》"忌猪肉、马肉、米泔"。《雷公炮制药性解》："反猪肉，解狗毒。"《本草从新》："散气耗血，虚人勿服。"《药性切用》："虚人忌之。"

（二）现代临床报道

毒性反应发生最快为用药后 30 分钟，最迟为连续用药 1 个月，以连续用药 1～4 天为最多，苍耳子的不良反应以慢性蓄积性中毒为主。苍耳子毒性表现以皮肤损害、消化系统、炎性肌病和心血管系统损害为主。其中皮肤损害居首位，主要为皮疹，发生在膝、踝关节周围较多，严重者泛发全身，皮疹多数为大片水肿性红斑，上面密集水疱及大疱，边缘有散在丘疹及斑丘疹；其次为消化系统，多见恶心、呕吐、腹痛等，严重者引起肝损伤；炎性肌病表现为双侧大腿、双上臂、肩部肌肉对称性无力、疼痛，半个月后肌无力及肌痛症状加重；此外，也可引起心血管系统损害，可致药物性血小板减少性紫癜、急性左心衰竭、急性肾衰竭等。

## 【毒性物质基础】

苍耳子中的水溶性部位是其毒性物质基础，主要是贝壳杉烯类化合物，如苍术苷、羧基苍术苷等；此外，苍耳蛋白也有一定毒性。

## 【毒理研究】

（一）基础毒性

**1. 急性毒性**

苍耳子水提物小鼠灌胃的 $LD_{50}$ 为 201.14（181.01，223.51）g 生药/kg。苍耳子醇提物小鼠灌胃给药最大耐受量 >2400g 生药/kg，给药后小鼠活动减少，部分小鼠尾部轻微发绀，对外界刺激有反应。苍术苷小鼠腹腔注射的 $LD_{50}$ 为 398.25（360.93，439.42）mg/kg。

**2. 长期毒性**

苍耳子水提物混悬液 21.0g/kg 大鼠灌胃，连续 28 天，在给药期间陆续出现被毛光泽度下降、脱毛、活动量和摄食量减少、反应迟钝等现象。

苍耳子醇提取液的正丁醇萃取物 24g 生药/kg 和水萃取物 21g 生药/kg 大鼠灌胃，连续28 天，可引起肝脏损害，表现为大鼠体重减轻，肝脏指数、ALT、AST、AKP 水平明显升高，肝细胞间隙增大、细胞核溶解、炎细胞浸润和脂肪性变性等。

（二）毒性作用机制

肝脏是苍耳子的主要毒性靶器官，主要机制有两方面，一是破坏肝脏内氧化系统与抗氧化系统的平衡，抑制谷胱甘肽 S-转移酶及 GSH-Px 的活性，导致肝组织中 MDA 含量增加和脂质过氧化，从而损伤肝组织；二是使肝细胞线粒体能量代谢异常，导致肝细胞代谢异常。同时，苍耳子有肝细胞毒性，苍耳子（炒）水提物和苍术苷可不同程度引起大鼠原代肝细胞皱缩、颜色发黑、核固缩、细胞间隙增大等形态学变化，使肝细胞内 ALT、LDH释放增加而白蛋白（albumin，ALB）、BUN 含量减少；苍术苷、羧基苍术苷和和 4′-去磺基苍术苷能够明显抑制正常肝细胞株 L-02 和正常大鼠肝细胞 BRL 的增殖。苍耳毒蛋白可导致肾实质细胞浊肿、坏死，引起少尿、血尿、蛋白尿等急性肾功能损伤。苍术苷对体内糖代谢有影响，促进糖酵解及糖原分解而抑制糖异生，这种代谢机能的变化导致体内先出现一个短暂的高糖时相，随后转变为低糖时相，导致呼吸抑制、低氧血症、组织缺氧、酸中毒和肾脏损害。此外，苍耳子可使呼吸中枢兴奋或抑制。

### 【控毒方法】

控毒方法主要有依法炮制、控制剂量、合理配伍等。

#### （一）依法炮制

临床应用中发生苍耳子中毒，往往是因为炮制不当造成。苍耳子为秋季采收，晒干，其刺有毒性，故应去刺，其加热过程可以达到去毒目的。苍耳子炒制后脂肪油含量较生品显著降低；经炮制后较生品去刺效果较好；炒后去刺品毒性最小，炒品次之，生品毒性最大。原因可能与其所含毒性蛋白有关，其毒蛋白可溶于水，经水浸泡，毒性蛋白溶出，饮片中含量可减少，加热处理可使蛋白变性，凝固在细胞中不易溶出，毒性降低。

#### （二）控制剂量

临床用药应避免过量。对于慢性疾病需长期用药，需警惕药物慢性蓄积中毒，用药期间加强观察用药反应。还应结合患者的年龄、体质等具体情况给药。

#### （三）合理配伍

苍耳子配伍黄芪后可在一定程度上降低苍耳子的肝脏毒性，尤以配伍比例2:1效果最佳。苍耳子配伍黄芪后，因黄芪具有抗自由基作用可以在一定程度内降低肝脏MDA的含量，且可提高GSH-Px和GST的活力，从而降低苍耳子对肝脏的毒性作用。

## 千金子　Qianjinzi
### Euphorbiae Semen

千金子为大戟科植物续随子 *Euphorbia lathyris* L. 的干燥成熟种子。分布于黑龙江、吉林、辽宁、河北、山西、河南、江苏、浙江、福建、台湾、四川、云南等地。夏、秋二季果实成熟时采收，除去杂质，干燥。生用或炮制成千金子霜。千金子辛、温；有毒。归肝、肾、大肠经。功效为泻下逐水，破血消癥；外用疗癣蚀疣。用于二便不通，水肿，痰饮，积滞胀满，血瘀经闭；外治顽癣，赘疣。主要含有脂肪油、二萜类、香豆素类及甾醇类成分。具有泻下、镇静、催眠、镇痛、抗炎、抗菌、抗肿瘤等作用。

### 【毒性表现】

传统文献和现代临床报道均认为千金子有毒。其毒性主要表现在神经系统和消化系统等。中毒原因与剂量过大或个体因素等有关。

#### （一）传统文献记载

千金子始载于《开宝本草》，原名续随子。关于千金子的性能特点，《本草蒙筌》言："味辛，气温。有毒。"《本经逢原》："辛温，有毒。"《本草经疏》言："续随子，味辛气温，而其性有毒，实攻击克伐之药也……盖此药之为用，乃以毒攻毒之功也。"首次阐明了千金子以毒攻毒的应用。许多本草均指出可用炮制方法减轻千金子的毒性，《本草蒙筌》言："用须取仁纸裹，压以重石去油。复研成霜，方可入药。"《药性切用》言："去壳研细，去油皮。"关于其禁忌证，《本经逢原》云："若脾虚便滑之人误服必死。"《药性切用》言："性味辛温，行水破结，利大小肠。脾虚便滑者忌。"《药笼小品》云："肿胀不因体实水积而用之必死，忌用。"《本草正》指出"不可过多"。至于解毒方法，《本经逢原》云："玉枢丹用之，服后泻多，以醋同粥食即止。"

（二）现代临床报道

千金子对胃肠道有强烈的刺激作用，对中枢神经系统也有一定的毒性。中毒剂量9～15g，毒性表现初见头晕、头痛、恶心、剧烈呕吐、腹痛、腹泻、心悸、烦躁不安、体温升高、冷汗自出、面色苍白等，严重者出现血压下降、大汗淋漓、四肢厥冷、呼吸浅粗等，严重者呼吸衰竭而亡。

【毒性物质基础】

千金子脂肪油中千金子甾醇和殷金醇棕榈酸酯是千金子肠道刺激性的重要毒性物质。另外，千金子来源于大戟科植物，其所含二萜类化合物与千金子毒性的关系尚不清楚。

【毒理研究】

（一）基础毒性

千金子水煎液小鼠灌胃的 $LD_{50}$ 为 1.7950（1.6211，1.9879）g/kg。千金子乙酸乙酯、石油醚、水提取物小鼠灌胃的 $LD_{50}$ 分别为 160.23g/kg、90.8g/kg、912.0g/kg。烘千金子脂肪油、烘千金子霜脂肪油小鼠灌胃的 $LD_{50}$ 分别为 20.78（19.36，22.39）g/kg、24.1（114.1，134.9）g/kg，说明千金子烘制后制霜能够降低毒性。

（二）毒性作用机制

千金子脂肪油对胃肠道的强烈刺激性是导致毒性的重要原因，具体机制尚不清楚。千金子具有细胞毒性，其提取液剂量依赖性抑制大鼠原代培养的肺成纤维细胞增殖。

【控毒方法】

控毒方法主要有依法炮制、控制剂量、辨证用药等。

（一）依法炮制

千金子所含脂肪油是其主要毒性成分，因此去壳去油是炮制控毒的重要方法。不同炮制方法对千金子油的去除量不同，在蒸霜、热霜和冷霜中，以蒸霜为最低（10.05%），热霜次之（15.75%），冷霜再次之（20.40%）；炮制后各样品的水浸出物、醇浸出物及醚浸出物均明显低于生品，3种制霜品间，热霜、蒸霜则显著低于冷霜，揭示千金子炮制后所含成分有不同程度的损失。

（二）控制剂量

千金子内服剂量宜小，缓慢加量。外用适量。

（三）辨证用药

千金子内服用于二便不通，水肿，痰饮，积滞胀满，血瘀经闭。体虚及孕妇忌用。

# 蓖麻子 Bimazi
## Ricini Semen

蓖麻子为大戟科植物蓖麻 *Ricinus communis* L. 干燥成熟的种子。全国各地均有分布。秋季采摘成熟果实，晒干，除去果壳，收集种子。用时去壳，捣碎。蓖麻子甘、辛，平；有毒。归大肠、肺经。功效为泻下通滞，消肿拔毒。用于大便燥结，痈疽肿毒，喉痹，瘰疬。主要含蛋白质、不饱和脂肪酸、酚性物质、生物碱等成分。具有泻下、抗肿瘤、引产、抗病毒、兴奋中枢神经等作用。

【毒性表现】

传统文献和现代临床报道均认为蓖麻子有毒。表现为多器官损害。中毒原因与煎煮时间过短、炮制不当、误食、用量过大等有关。

（一）传统文献记载

蓖麻子始载于《新修本草》，言其"有小毒"。《千金翼方》亦称其有小毒。《政和本草》："有毒。"《医学要诀》："有毒热。"《务中药性》："有大毒。"关于其毒性表现，《本草述钩元》言其"此物捣膏，以箸点于鹅马六畜舌根下，即不能食，或点肛内，即下血死，其毒可知"。《本草纲目》记载："此药外用累奏奇勋，但内服不可轻率尔。"《本草蒙筌》曰："服过者，一生忌食豆入喉，误犯之，顷刻作腹胀倾命。"《医林纂要》或云："服此毕生不能食炒豆子，亦不然。"关于其用药禁忌，《本草经疏》记载："脾胃薄弱，大肠不固之人，慎勿轻用。"《本草从新》："忌铁。"《本草从新》亦有对其减毒方法的记述："盐水煮，去皮研，或用油。"

（二）现代临床报道

中毒途径为消化、呼吸或注射等方式。发生不良反应最短2小时，最长3天。临床中毒的主要表现为头昏、恶心、呕吐、腹痛、上腹不适等症，可致窦性心律不齐或窦性心动过缓，亦可引起中毒性肝病、肾病及出血性胃肠炎。严重者可因呼吸和血管运动中枢麻痹而死亡。

【毒性物质基础】

蓖麻子中的毒性物质统称为蓖麻毒素，主要包括蓖麻毒蛋白、蓖麻碱、蓖麻变应原和蓖麻凝集素4大类，以蓖麻毒蛋白毒性最剧，蓖麻碱次之，蓖麻变应原和蓖麻凝集素毒性相对较弱。

## 【毒理研究】

### （一）基础毒性

**急性毒性**

生蓖麻子小鼠灌服的 $LD_{50}$ 为 4557mg/kg。蓖麻毒蛋白小鼠静脉注射的 $LD_{50}$ 为 $6\sim12\mu g$/kg，小鼠腹腔注射的 $LD_{50}$ 为 $36.27\mu g$/kg。蓖麻凝集素小鼠腹腔注射的 $LD_{50}$ 为 $1.35\mu g$/kg。小鼠腹腔或静脉注射致死量蓖麻毒蛋白后 10 小时至数日内死亡，中毒过程较长，甚至发生慢性痉挛、角弓反张、呼吸麻痹和腹泻。家兔一次静注蓖麻毒蛋白 $6.4\mu g$/kg 即可引起动物死亡，肝脏组织有中度脂肪变性，肝细胞呈灶状或带状坏死，坏死灶内有中性白细胞浸润，汇管区有少量淋巴细胞浸润。

### （二）特殊毒性

**致突变**

蓖麻毒蛋白 $1.6\mu g$/kg、$6.4\mu g$/kg 给小鼠腹腔注射，可使骨髓多染红细胞微核试验阳性，呈剂量效应关系，提示蓖麻毒素有明显的致突变作用。

### （三）毒作用机制

蓖麻子中蓖麻毒蛋白有 $N$-糖苷酶活性，可干扰细胞内核糖体、延伸因子 -2（elongation factor，EF-2）、三磷酸鸟苷（guanosine triphosphate，GTP）复合物的形成，抑制蛋白质合成，引起细胞死亡；也可诱导产生细胞炎症因子和脂质过氧化，且有很强抗原性，可与免疫球蛋白 G（immunoglobulin G，IgG）发生沉淀反应，抑制巨噬细胞吞噬能力，这是蓖麻毒蛋白抗肿瘤的重要机制，但同时也是导致广泛正常细胞凋亡和坏死，导致水肿、血红蛋白减少、免疫力低下等毒性反应的重要机制，也可引起肝、肾毒性，出血性肠炎，甚至导致呼吸和血管运动中枢麻痹而死亡。蓖麻毒蛋白和蓖麻油的抗生育作用则可能与影响体内性激素水平、子宫活动和结构等多种途径有关。

**毒代动力学**：蓖麻子中的毒性成分蓖麻毒蛋白在体内不易被各种酶水解，消除较慢，水解后则很快排出体外。$^{125}$I 标记的蓖麻毒蛋白给予小鼠腹腔或静脉注射，5 小时内在多个器官组织中均保持较高浓度，其中以脾脏最高，其次为肾、心、肝和胸腺，5 小时后迅速下降，其中肝脏内药物在 $10\sim12$ 小时内消失，其他器官组织内药物也多在 $10\sim30$ 小时消失。主要经尿液排出，$CL$ 在 $5\sim7$ 小时达高峰。

## 【控毒方法】

控毒方法主要有延长煎煮时间、依法炮制、控制剂量等。

### （一）延长煎煮时间

加热是蓖麻子减毒的有效手段。蓖麻毒素和蓖麻碱在 105℃ 以上的高温下可失去毒性，蓖麻子煮沸 2 小时可降低毒性。

### （二）依法炮制

蓖麻子可通过炮制减轻毒性。生蓖麻子中蓖麻毒蛋白具有较强的细胞毒性作用，炒制可使毒蛋白变性从而毒性降低；以鸡蛋作为辅料加热炮制也可分解破坏和吸附蓖麻子中部分毒性成分，两种方法均能降低毒性。

（三）控制剂量

蓖麻子外用适量，捣烂敷患处。亦可入丸剂内服，剂量应从小量开始，逐渐加大。

# 常山　Changshan
## Dichroae Radix

常山为虎耳草科植物常山 *Dichroa febrifuga* Lour. 的干燥根。主要分布于我国西南、西北、中南及岭南各省份。秋季采挖，除去须根，洗净，晒干。生用或清炒用。常山苦、辛，寒；有毒。归肺、肝、心经。功效为涌吐痰涎，截疟。用于痰饮停聚，胸膈痞塞，疟疾。主要含喹唑酮类生物碱、香豆素、甾体、多酚等成分。具有抗阿米巴原虫、抗病毒、抗肿瘤、抗心律失常、降压、促进伤口愈合及兴奋子宫平滑肌等作用。

【毒性表现】

传统文献和现代临床报道均认为常山有毒。其毒性主要表现在消化系统、心血管系统等。中毒原因与用量过大、炮制不当、配伍不当和个体因素有关。

（一）传统文献记载

常山始载于《神农本草经》，列为下品。《吴普本草》载："神农、歧伯：苦。桐君：辛，有毒。"《名医别录》亦曰："味辛，微苦，有毒。"《药性论》云："味苦，有小毒。"历代本草对其禁忌证多有记述。《雷公炮炙论》曰："勿令老人、久病服之。"《仁斋直指方》云："呕吐发疟之证，或其人素呕而发疟，谨勿用常山。"《外科全生集》又谓："生用损神丧气。"《得配本草》指出炮制减毒的方法："生用则吐，熟用稍缓。酒浸一宿，晒干，甘草水拌蒸，或栝楼汁拌炒用，或醋拌炒。"至于中毒后解救，《本草纲目》："惟以七宝散冷服之，即不吐，且验也。"

（二）现代临床报道

常山的毒性反应主要表现在消化系统和心血管系统。消化系统的毒性表现为恶心、呕吐、腹痛、腹泻、便血，严重时能破坏毛细血管而导致胃肠黏膜充血或出血，并能引起心悸、心律不齐、紫绀及血压下降，最终可因循环衰竭而死亡。此外，常山可致肝、肾功能损害。

【毒性物质基础】

常山的主要毒性物质基础是喹唑酮类生物碱，主要包括常山碱甲、乙及丙3种互变异构体，也是常山抗疟疾的重要物质基础。

【毒理研究】

（一）基础毒性

**1. 急性毒性**

常山提取物小鼠灌胃的 $LD_{50}$ 为 18.16（15.35，21.49）g/kg，死亡小鼠解剖发现胃胀气明显。常山碱甲、常山碱乙及常山碱丙小鼠灌胃的 $LD_{50}$ 分别为 5.70mg/kg、6.57mg/kg、6.45mg/kg。常山碱丙小鼠静脉注射的 $LD_{50}$ 为 10mg/kg。常山碱灌胃小鼠可引起腹泻，甚至便血，胃肠黏膜充血或出血，肝肾呈黄色。常山碱乙的毒性比喹宁大 150 倍，总碱的毒性约为喹宁的 123 倍。

**2. 长期毒性**

常山总碱 6.50g/kg 大鼠灌胃，连续 14 天，大鼠体质量有所减轻，肝脏、肾脏指数明显升高；ALT、总蛋白（total protein，TP）、BUN 等指标有明显改变；随着常山总碱剂量不断增加，脏器损伤程度逐渐加重，甚至出现不同程度的淤血、变性和坏死。

（二）毒作用机制

常山的致吐作用主要是所含生物碱（常山碱乙）兴奋胃肠迷走及交感神经所致。

**毒代动力学：** 常山的毒性成分常山碱乙灌胃大鼠后，早期在胃肠道消失很快，1 小时内消除率达 40%，随后清除减慢，至 4 小时时仍有 30%；将之静脉注射后很快由血液分布到周边组织，肾脏分布最多，心、肝、肌肉、脂肪及脾次之，血中很少。其排泄仅有约 16% 以原形由尿液排出，粪便和胆汁中极少或没有。

## 【控毒方法】

控毒方法有依法炮制、辨证用药、合理配伍、控制剂量等。

（一）依法炮制

常山须炮制后入药。常山不同炮制品给小鼠灌胃的毒性：生常山 > 酒制常山 > 浸常山 > 炒常山。常山炮制后常山碱含量为生品 > 麸炒品 > 醋炙品 > 酒炙品 > 清炒品 > 酒炖品，生品 >120℃ 20 分钟烘品 >140℃ 20 分钟烘品 >140℃ 30 分钟烘品 > 160℃ 30 分钟烘品。炮制后，常山碱的含量均较生品有显著降低，致吐作用也下降，其减毒原理为在烘法炮制中烘烤时间越长，温度越高，常山碱结构越容易被破坏。

（二）辨证用药

常山用于痰饮停聚，胸膈痞塞，疟疾。正气虚弱，久病体弱者忌服。孕妇慎用。

（三）合理配伍

常山与槟榔、乌梅、半夏、生姜等配伍可减轻常山所致的呕吐反应。常山不宜与甘草同用，可加剧呕吐。

（四）控制剂量

在使用常山时，应严格控制剂量，尽量减少不良反应的发生。

京大戟　Jingdaji<br>Euphorbiae Pekinensis Radix

京大戟为大戟科植物大戟 *Euphorbia pekinensis* Rupr. 的干燥根。主要分布于江苏、四川、福建、江西、湖南、湖北等地。于秋、冬二季采挖，洗净，晒干，生用或炮制成醋京大戟。京大戟苦，寒；有毒。归肺、脾、肾经。功效为泻水逐饮，消肿散结。用于水肿胀满，胸腹积水，痰饮积聚，气逆喘咳，二便不利，痈肿疮毒，瘰疬痰核。主要含三萜类、二萜类，还含有黄酮、生物碱、有机酸、鞣质、多糖等成分。具有泻下、利尿、扩张血管、降压、兴奋子宫平滑肌、抗结核、抗炎、抗肿瘤等作用。

## 【毒性表现】

传统文献和现代临床报道均认为京大戟有毒。其毒性主要表现在消化系统、呼吸系统和神经系统等。中毒原因与用量过大、炮制不当、配伍失宜、个体因素等有关。

### （一）传统文献记载

京大戟始载于《神农本草经》，列为下品。历代本草对其毒性记载不一，《名医别录》载其"有小毒"，《药性论》谓其"味苦、辛，有大毒"。关于其毒性表现，《本草纲目》曰："北地绵大戟，色白，其根皮柔韧如绵，甚峻利，能伤人，弱者服之，或至吐血，不可不知。"《得配本草》载"若误用旁附，则冷泻不禁"。至于其用药注意事项，《日华子本草》记录："……能堕胎孕。"《得配本草》言："恶薯蓣。反甘草、海藻、芫花。"《药性切用》载"虚人不可轻用"。部分本草记载了京大戟减毒方法，如《伤寒论后条辩》"大枣十枚，以培土制峻，以杀毒势则破结，此乃仲景之妙用也"，《金匮要略论注》"大戟性苦辛寒，能泻脏腑之水湿，合大枣用者，大戟得枣，既不损脾也"。关于解毒的方法，《雷公炮炙论》："凡使大戟勿用附生者，若服冷泄气不禁，即煎荠苨子汤解。"《本草纲目》："用菖蒲解之。"

### （二）现代临床报道

京大戟的现代研究并不多。其毒性表现主要为消化系统毒性和皮肤刺激性。京大戟有强烈的刺激性，接触皮肤引起充血水肿，甚至糜烂，导致腹痛、腹泻、脱水、虚脱、电解质紊乱、肾功能不全，甚至发生肾衰竭。吸收入血，侵犯中枢神经时，可见眩晕、昏迷、痉挛、瞳孔散大，最后因呼吸麻痹而死亡。

## 【毒性物质基础】

京大戟所含三萜类成分是引起毒性的主要物质基础，主要代表有三萜皂苷类成分大戟苷。此外，京大戟二萜类成分也可能是其毒性物质基础。

## 【毒理研究】

### （一）基础毒性

**1. 急性毒性**

京大戟经醋炮制后毒性作用显著降低。在相同量煎煮、浓缩至8g生药/mL的情况下，京大戟生品对小鼠的$LD_{50}$显著低于各种醋浓度醋制品：生品$LD_{50}$为157.35g/kg，而10%、30%、50%、70%醋浓度的京大戟醋制品$LD_{50}$依次为188.31g/kg、176.43g/kg、214.60g/kg、197.49g/kg。

**2. 长期毒性**

京大戟煎剂 0.25g 生药/10g 小鼠灌胃，每天 1 次，连续 3 天，可明显加重对肝细胞的损伤。

（二）毒作用机制

京大戟毒性物质对皮肤、黏膜的强烈刺激性是产生毒性的重要机制，接触皮肤可导致皮炎，经口服可刺激口腔、咽喉及胃肠道黏膜而引起充血、肿胀、糜烂，导致腹痛、腹泻、脱水等系列毒性表现。大戟苷可抑制呼吸中枢，使呼吸麻痹而引起呼吸衰竭甚至死亡。

【控毒方法】

控毒方法主要有依法炮制、辨证用药、合理配伍、控制剂量等。

（一）依法炮制

醋制可有效地抑制京大戟毒副作用并充分发挥疗效。不同炮制方法所得京大戟毒性强度存在差异，在相同实验条件下，各炮制品 $LD_{50}$ 值大小顺序依次为醋制品 >水煮拌醋品 >水煮品 >生品，故其毒性强弱顺序依次为生品 >水煮品 >水煮拌醋品 >醋制品。

（二）辨证用药

京大戟用于水肿胀满，胸腹积水，痰饮积聚，气逆喘咳，二便不利，痈肿疮毒，瘰疬痰核。凡虚寒阴水者及孕妇忌用，体弱者慎用。

（三）合理配伍

大枣与京大戟配伍有缓和京大戟峻烈之性，缓和毒性作用。大枣配伍京大戟减低其对胃肠道的毒性机制可能是通过生物转化和体内代谢改变了毒效成分大戟二萜醇酯的双酯结构，生成低（无）毒的效应物质，或拮抗京大戟引起的刺激性以及致炎、致癌毒性而实现的。

京大戟与甘草配伍，属中药传统"十八反"禁忌。甘草配伍京大戟可导致大鼠肝、肾、肾上腺损伤增强，与传统认识一致。因此，在临床处方用药时不得将甘草与京大戟配伍使用。

（四）控制剂量

京大戟有一定的蓄积毒性，因此应当注意应用京大戟的剂量问题。临证时应结合辨证论治、峻药缓用、中病即止、密切观察毒性反应。

# 牵牛子　Qianniuzi
## Pharbitidis Semen

牵牛子为旋花科植物裂叶牵牛 *Pharbitis nil*（L.）Choisy 或圆叶牵牛 *Pharbitis purpurea*（L.）Voigt 的干燥成熟种子。分布于我国大部分地区。秋末果实成熟时采收，打下种子，晒干。生用或炮制成炒牵牛子。牵牛子苦，寒；有毒。归肺、肾、大肠经。功效为泻下通便，消痰涤饮，杀虫攻积。用于治疗水肿胀满，二便不通，痰饮积聚，气逆喘咳，虫积腹痛。主要含苷类、生物碱、蒽醌、酚酸、二萜、糖类，尚含有蛋白质、甾醇及脂肪油等。具有泻下、利尿、抑菌、兴奋子宫等作用。

## 【毒性表现】

传统文献和现代临床报道均认为牵牛子有毒。其毒性主要表现在神经系统、消化系统和泌尿系统等。中毒原因与用量过大、辨证不准、疗程过长、炮制不当、用法失宜等有关。

### （一）传统文献记载

牵牛子始载于《雷公炮炙论》，又名金铃、黑牵牛、白牵牛等。《名医别录》始载其有毒性，谓其"苦，寒，有毒"。清代汪昂《本草备要》曰："辛热有毒。"《药性论》记载："牵牛子，味甘，有小毒。能利大小便，除水气虚肿。"明代刘文泰等纂《本草品汇精要》曰："妊娠不可服。"李时珍《本草纲目》记载："牵牛治水气在肺……但病在血分及脾胃虚弱而痞满者，则不可取快一时及常服，暗伤元气也。"

### （二）现代临床报道

牵牛子最常见的毒性主要表现在神经系统、消化系统和泌尿系统。神经毒性表现为头晕、头痛、舌强硬、语言障碍、烦躁不安，甚至昏迷；严重者可致心率加快、呼吸浅短，甚至因呼吸衰竭而死亡。消化系统毒性主要因黏膜刺激所致，可见恶心、剧烈呕吐、腹痛、腹泻、黏液样血便等。泌尿系统毒性主要表现为血尿、管型尿、蛋白尿等。

## 【毒性物质基础】

牵牛子所含苷类是其主要毒性物质基础，如牵牛子苷，也是其利水消肿的活性物质。

## 【毒理研究】

### （一）基础毒性

**1. 急性毒性**

牵牛子生品较炮制品毒性大。生牵牛子水提液、炒牵牛子水提液小鼠灌胃的 $LD_{50}$ 分别为 13.46（10.66，16.98）g/kg、31.21（25.66，37.95）g/kg。

**2. 长期毒性**

生牵牛子水提液（相当于临床用量的 100、50、25 倍）大鼠灌胃，每天 1 次，连续 3 个月，可降低心、肝、睾丸指数，升高肾指数。

### （二）特殊毒性

**生殖毒性**

牵牛子提取物对动物离体子宫具有兴奋性，可能与促进前列腺素的释放有关，这一效应可导致孕妇流产。

### （三）毒作用机制

牵牛子苷具有强烈的致泻作用，机制是牵牛子苷在肠内遇胆汁及肠液分解为牵牛子素，兴奋肠道交感神经，导致肠蠕动亢进。

## 【控毒方法】

控毒方法主要有依法炮制、辨证用药、合理配伍、控制剂量等。

### （一）依法炮制

牵牛子炒制后可降低毒性，缓和药性，免伤正气，易于粉碎和煎出，以消食导滞见长。机制可能是使具有强烈的泻下作用的苷类如牵牛子苷分解，从而起到缓和药性的目的。

### （二）辨证用药

牵牛子临床上用于治疗水肿胀满，二便不通，痰饮积聚，气逆喘咳，虫积腹痛。胃弱气虚禁用，孕妇忌用。

### （三）合理配伍

在传统中药"十九畏"中，巴豆恶牵牛子。因此，牵牛子不宜与巴豆配伍用药。巴豆与牵牛子配伍后泻下作用增强，抗炎作用减弱，免疫功能降低，对胃黏膜的损伤加重，体重减轻，死亡率增加，对理化刺激的反应性降低，对血液的影响不明显。此外，牵牛子药性峻猛，临床常同大麦面为饼食，既可缓和牵牛子峻烈之性，又可借麦面保护脾胃，扶正祛邪。

### （四）控制剂量

牵牛子属峻下逐水药，有小毒，用量过大会中毒。应结合临床，中病即止，不可长期服用。

# 商陆  Shanglu
## Phytolaccae Radix

商陆为商陆科植物商陆 *Phytolacca acinosa* Roxb. 及垂序商陆 *Phytolacca americana* L. 的干燥根。主要分布于河南、湖南、安徽、山东、浙江、江西等地。于秋季至次春采挖，除去须根及泥沙，切成块或片，晒干或阴干。生用或醋制用。商陆苦，寒；有毒。归肺、脾、肾、大肠经。功效为逐水消肿，通利二便；外用解毒散结。用于水肿胀满，二便不通；外用用于痈肿疮毒。主要含商陆皂苷、商陆杂多糖、脂肪酸、甾族化合物、氨基酸及微量元素等。具有利尿、祛痰、镇咳、增强免疫力、抗炎、抗菌、抗病毒、抗肿瘤等作用。

## 【毒性表现】

传统文献和现代临床报道均认为商陆有毒。其毒性主要表现在交感神经兴奋和胃肠刺激反应等。中毒原因与药材品种不当、用法不当、用量过大、炮制失宜等有关。

### （一）传统文献记载

商陆始载于《神农本草经》，列为下品。《名医别录》始云其"有毒"。关于商陆的性能特点，《名医别录》言："酸，有毒。"《证类本草》言："味辛，酸，平，有毒。"《药性论》言："甘，有大毒。"《本草纲目》言："商陆昔人亦种之为蔬，取白根……其赤与黄色者有毒，不可食。"关于商陆中毒的临床表现，《新修本草》言："赤者，若服之伤人，乃至痢血不已而死也。"有本草告诫临床慎用，用之不当则可致死，如《得宜本草》云："赤者服之，痢血不止杀人，白者煎服亦能杀人。"并对其禁忌证有明确的记载，如《本草品汇精要》记载："妊娠不可服。"《本草纲目》记载："胃气虚弱者不可用。"《本草汇言》记载："胃虚阳弱人，服之立毙，非气结水壅、急胀不通者，不可轻用。"《外科全生集》记载："腰腹背忌敷贴。"至于其减毒方式，《本草汇》载："同香附子炒干，出火毒……取根，铜刀刮去皮，薄切，以东流水浸两宿，同黑豆拌蒸，晒用。"

### (二) 现代临床报道

误食商陆出现中毒的时间主要集中在食后 0.5～1 小时，少数出现在 3～5 小时。毒性表现为不同程度交感神经兴奋和胃肠道刺激症状。常见烦躁、乏力、头晕头痛、恶心呕吐、视物模糊、膝反射亢进、精神恍惚、言语不清、窦性心动过速，严重者可致血压下降、抽搐、昏迷、瞳孔散大、休克、心跳或呼吸停止而死亡。

## 【毒性物质基础】

商陆所含的三萜皂苷类化合物，如商陆皂苷或商陆毒素，是商陆致毒的主要物质基础。

## 【毒理研究】

### (一) 基础毒性

**急性毒性**

商陆水浸剂、煎剂、酊剂小鼠灌胃的 $LD_{50}$ 分别为 26.0g/kg，28.0g/kg，46.5g/kg，腹腔注射的 $LD_{50}$ 分别为 1.05g/kg、1.3g/kg、5.3g/kg。商陆乙醇浸膏小鼠灌胃的 $LD_{50}$ 为 11.87g/kg。商陆皂苷甲（商陆毒素）小鼠腹腔注射的 $LD_{50}$ 为 30.95mg/kg。垂序商陆所含 PS-E 小鼠灌胃、腹腔注射和静脉注射的 $LD_{50}$ 分别为 1200mg/kg、486mg/kg 和 43.6mg/kg。垂序商陆根的乙醇提取物中所含树脂样物质对中枢神经系统有强烈抑制作用，50mg/kg 可致猫死亡，其流浸膏能使猫剧烈呕吐，1mL 即可抑制猫的呼吸和循环，4mL 可致心跳和呼吸停止。垂序商陆引起的呕吐发生较慢，于用药 1～2 小时后才开始，但持续很久，呕吐时并无剧烈的疼痛或痉挛，却有些麻醉现象如眩晕、嗜睡等，过量则呕吐更加剧烈并伴有腹泻，有时惊厥并引起死亡。商陆经过醋煮后毒性有所降低，不同醋量醋煮垂序商陆小鼠腹腔注射按 $LD_{50}$ 从大到小的顺序排列为：30% 醋煮 >50% 醋煮 >100% 醋煮 >生品。

### (二) 特殊毒性

**致突变**

生商陆及醋制商陆 100% 水煎液 50g/kg 小鼠灌胃，每天 1 次，连续 5 天，可明显增高小鼠骨髓嗜多染红细胞微核发生率。商陆水煎液 1g/kg、5g/kg、10g/kg、20g/kg 分别灌胃成年小鼠及孕鼠，每天 1 次，连续 5 天，10g/kg 以上剂量可导致小鼠骨髓嗜多染红细胞微核试验阳性；5g/kg 以上剂量均可使孕鼠胚胎肝嗜多染红细胞微核率有明显增高。提示商陆在一定剂量时有潜在的致突变性。

### (三) 毒作用机制

商陆所含三萜皂苷类成分可兴奋胃肠道交感神经，蠕动亢进，并可刺激肠黏膜，从而导致腹痛腹泻、恶心呕吐等毒性反应。大剂量时抑制中枢神经系统，导致呼吸中枢麻痹和运动障碍，最终因呼吸、循环衰竭致死亡。

【控毒方法】

控毒方法主要有选用正品药材、控制剂量、延长煎煮或蒸制时间、依法炮制、防止误用等。

（一）选用正品药材

药典规定正品商陆的来源为商陆科商陆和垂序商陆的根。有的地区以地方习用品作商陆代用品，毒性较正品大，如广东地区习惯用姜科植物闭鞘姜 *Costus speciosus*（koen）. Smith 的干燥根状茎，习称"广东商陆"。在正常用法用量下亦可引起中毒，症状也与正品相一致。

（二）控制剂量

多数商陆中毒都是由于剂量过大引起的，因此，临床应用时特别强调剂量安全。现行药典规定用量为3~9g。外用适量，煎汤熏洗。

（三）延长煎煮或蒸制时间

商陆鲜根经煎煮或蒸制半小时以上，毒性显著下降，疗效也有所不同。垂序商陆植物各部分对人和牲畜均有毒性，其中根和未成熟果实毒性较强，有毒成分经煮沸可破坏。另外，干品除久煎外，制成蜜丸、蜜浆及乙醇浸膏，其毒性亦均减弱。

（四）依法炮制

目前醋制法为商陆常用炮制方法。垂序商陆原药材、生片及醋炙品中美商陆毒素、组胺、商陆皂苷甲含量依次降低。

（五）防止误用

商陆外观形似人参易误食，曾有人将此品冒充人参应用。

另外，采集时宜区别红花类与白花类，白花类可供内服，红花类则多外用。


# 白附子　Baifuzi
## Typhonii Rhizoma

白附子为天南星科植物独角莲 *Typhonium giganteum* Engl. 的干燥块茎。主要分布于河南、陕西、四川、湖北、吉林、辽宁、江苏等地。冬季采挖，除去须根和外皮，晒干。生用或炮制后用。白附子辛，温；有毒。归胃、肝经。功效为祛风痰，定惊搐，解毒散结，止痛。用于中风痰壅，口眼㖞斜，语言謇涩，惊风癫痫，破伤风，痰厥头痛，偏正头痛，瘰疬痰核，毒蛇咬伤。主要含有氨基酸、脂肪酸及其酯类、脑苷脂、皂苷、甾醇以及微量元素等物质。具有止痛、镇静、祛痰、抗菌、抗炎、免疫调节、降低胆固醇、抗肿瘤等作用。

【毒性表现】

传统文献对白附子是否有毒记载不一致，早期文献认为无毒，后期文献始认为有毒；现代临床报道均认为白附子有小毒。其毒性主要表现在消化系统和神经系统等。中毒原因与炮制不当、用法失宜、配伍不当等有关。

（一）传统文献记载

白附子始载于《名医别录》，并没有提及其毒性。随后的文献对此多有记载，有记载其无毒的，如《雷公炮制药性解》："味甘辛，性温无毒。"《本草蒙筌》云："味甘、辛、气温。纯阳。无毒。"《本草新编》曰："白附子，味甘、辛，气温，纯阳，无毒。云有小毒者，非。"都指出白附子无毒。但更多文献有其毒性记载，如《本草纲目》及《得配本草》均记载："辛、甘、大温、有小毒。"《本草撮要》亦云："味辛甘大热……惟性燥毒。"《本草便读》亦曰："辛甘而苦，性燥毒。不若川附之刚猛。"指明白附子毒性不及川乌、附子。《本经逢原》："甘辛温，小毒。"《本草从新》："辛甘，大热纯阳……燥毒之品。"更有文献记载其禁忌证，如《得配本草》云："脾虚慢惊，阴虚中风，二者禁用。"《本草撮要》则云："似中风证虽有痰，并小儿慢惊均忌。"《药性切用》曰："虚者忌之。"《本草新编》则曰："再其性甚燥，凡气血枯槁，虽有风，似不可用。即痰涎壅塞，而若系有火之症，亦非所宜也。"明确指出体虚、脾虚者，慢惊风、中风忌服。至于其减毒方式，《炮炙大法》载"炮去皮，得火良"。

（二）现代临床报道

白附子毒性表现为初期口舌麻辣，咽喉部灼热并有梗塞感，舌体僵硬，语言不清，胃部灼痛。继则四肢发麻，头晕眼花，剧烈腹痛，恶心呕吐，流涎，面色苍白，呼吸困难，口腔黏膜及咽部红肿。严重者可致咽喉痉挛、全身麻木，终因呼吸中枢麻痹而死亡。

【毒性物质基础】

白附子所含苷类化合物是其主要毒性物质基础。

【毒理研究】

（一）基础毒性

**1. 急性毒性**

生白附子和制白附子水提液小鼠静脉注射的 $LD_{50}$ 分别为 32.58（29.93，35.23）g/kg 和 29.57（26.87，32.27）g/kg，多数在注射后 20 分钟内死亡，死前表现为呼吸变慢、倦卧不安，短时出现惊厥。制白附子70%乙醇提取物小鼠灌胃的 $LD_{50}$ 为 250.04g 生药/kg。

**2. 长期毒性**

白附子水煎剂以临床用量的 25、50、100 倍给药，每天 1 次，连续 3 个月，可致大鼠心脏指数增加和肝脏指数降低。制白附子70%乙醇提取物 25.0g 生药/kg、50.0g 生药/kg、100.0g 生药/kg 大鼠灌胃 3 个月，可致大鼠体重明显下降，停药之后逐渐恢复正常；心、肝、肾、睾丸的脏器系数明显增大，血清中总胆红素（total bilirubin，TBIL）、GLU、AKP 含量均异常；高剂量毒性具有不可逆性。

### （二）毒作用机制

白附子的神经毒性主要是由于其所含苷类物质对中枢神经系统有先兴奋后抑制的作用，最终可抑制呼吸中枢而致死亡。

## 【控毒方法】

控毒方法主要有依法炮制、辨证用药、控制剂量。

### （一）依法炮制

白附子可通过炮制减毒。现今的炮制方法中，矾制、姜矾制两法应用最广。此外还有姜制，矾、姜、豆腐制，矾、姜、黑豆、甘草制，矾、皂角、黑豆制及矾、皂角、甘草制等。其中白矾是应用最广泛的减毒辅料，白矾制白附子可以降低其毒性，原因在于：白附子经白矾 $[KAl(SO_4)_2 \cdot 12H_2O]$ 或生姜炮制后，其毒性成分被 $Al(OH)_3$ 凝胶吸附或中和从而解毒。

### （二）辨证用药

临床用药时，应准确掌握白附子适应证与禁忌证。凡辨证为阴虚血虚动风或血热动风者应忌用；孕妇、肝肾功能不全者应慎用。正常大鼠和肾阳虚证大鼠给予白附子后两者内源性代谢产物存在差异，随着白附子剂量的增加，正常大鼠溶血磷脂酰胆碱（lysophosphatidyl choline，LPC）水平和溶血磷脂酰乙醇胺（lysophosphatidyl ethanolamine，LPE）水平有下降的趋势，而模型大鼠 LPC 水平和 LPE 水平基本保持在稳定状态。肾阳虚证大鼠对白附子的毒性反应低于正常大鼠，印证了辨证用药的合理性。

### （三）控制剂量

临证时，应合理控制白附子剂量。应注意结合病人体质和辨证，从小量开始，逐渐加量。

# 木鳖子　Mubiezi
## Momordicae Semen

木鳖子为葫芦科植物木鳖子 *Momordica cochinchinensis* (Lour.) Spreng. 的干燥成熟种子。主要分布于我国西南及东部、南部沿海各省及地区。冬季采收成熟果实，剖开，晒至半干，除去果肉、种子，干燥成生木鳖子。或进一步炮制成木鳖子霜。木鳖子苦、微甘，凉；有毒。归肝、脾、胃经。功效为散结消肿，攻毒疗疮。用于疮疡肿毒，乳痈，瘰疬，痔瘘，干癣，秃疮。主要含脂肪及脂肪酸、氨基酸、皂苷类、甾醇类等成分。具有降血压、抗炎、抗病毒、抗菌杀螨、抗氧化、抗肿瘤等作用。

## 【毒性表现】

传统文献木鳖子毒性记载不一致，但大多数传统文献记载其有毒，现代临床报道木鳖子过量服用有毒，其毒性主要表现在消化系统和神经系统等。中毒原因与使用不当有关。

（一）传统文献记载

木鳖子始载于《开宝本草》，曰："甘，温，无毒。"历代对其毒性的相关描述有较大的出入，不仅指出木鳖子有毒，并且有大毒，例如《本草正》记载："木鳖子，有大毒，言其甘温毒，谬也，今见毒狗者，能毙之于顷刻，使非大毒而有如是乎?"指明木鳖子有大毒，并且以动物食用后症状论证其毒性。临床对其相关毒性也有记载，如《本草正》曰："人若食之，则中寒发噤，不可解救。"也有文献记载表明木鳖子毒性和其药用部位有关，如《开宝本草》中记载，"时珍曰：南人取其苗及嫩实食之无恙，则其毒未应至此"。本草亦对其禁忌证多有记载，如《本草汇言》载："胃虚、大肠不实、元真亏损者，不可概投。"《霏雪录》载："木鳖子有毒，不可食。昔蓟门有人生二子，恣食成痞。其父得一方，以木鳖子煮猪肉食之。其幼子当夜、长子明日死。"《医林纂要》则指出"忌猪肉"。

（二）现代临床报道

木鳖子引起中毒的主要原因多为内服过量。其毒性表现为恶心、呕吐、头痛、头晕、耳鸣、腹痛、腹泻、四肢乏力、便血、烦躁不安、意识障碍，严重者可致休克。此外，木鳖子有潜在的肝损害。

【毒性物质基础】

皂苷和木鳖子素是木鳖子主要毒性物质基础，但也是木鳖子抗肿瘤的重要物质基础。

【毒理研究】

（一）基础毒性

**1. 急性毒性**

木鳖子皂苷小鼠灌胃、静脉注射和腹腔注射的 $LD_{50}$ 分别为 1.490g/kg、32.35mg/kg 和 37.34mg/kg。木鳖子素小鼠腹腔注射的 $LD_{50}$ 为 16mg/kg。

**2. 长期毒性**

木鳖子水煎剂以临床用量的 25、50、100 倍灌胃大鼠，每天 1 次，连续 3 个月，均可以造成大鼠肝脏、肾脏损伤，血中 ALT 及 BIL 水平显著升高。

（二）毒作用机制

木鳖子素为单链核糖体失活蛋白，其 $N$-糖苷酶可使核糖体核酸（rRNA）第 4324 位腺嘌呤糖苷键水解断裂，60S 亚基失活，从而抑制蛋白质合成，这是其抗肿瘤的重要机制，但也是引起细胞毒性的重要机制。

【控毒方法】

控毒方法主要有依法炮制、辨证用药、控制剂量等。

（一）依法炮制

生木鳖子炮制后才用于临床，且生品多外用，内服宜慎，木鳖子制霜后毒性降低，制霜的主要目的是除去大部分油脂，从而使毒性降低，缓和药性，也可防止油脂滑肠致泻的作用过猛而影响健康。

**（二）辨证用药**

木鳖子用于疮疡肿毒，乳痈，瘰疬，痔瘘，干癣，秃疮。凡胃虚、大肠不实、元真亏损者应慎服。

**（三）控制剂量**

木鳖子用量不宜过大。临床用药注意从小量开始，逐渐加量，并密切观察病情。

# 仙茅　Xianmao
## Curculiginis Rhizoma

仙茅为石蒜科植物仙茅 *Curculigo orchioides* Gaertn. 的干燥根茎。主要分布于东部及南部沿海各省及西南地区。秋、冬二季采挖，除去根头和须根，洗净，干燥。生用或炮制后用。仙茅辛，热；有毒。归肾、肝、脾经。功效为补肾阳，强筋骨，祛寒湿。用于阳痿精冷，筋骨萎软，腰膝冷痛，阳虚冷泻。主要含多糖、皂苷、酚及酚苷、微量元素等。具有适应原样作用、雄激素样作用及降血糖、抗氧化、调节免疫、抗骨质疏松、抗炎等作用。

## 【毒性表现】

传统文献和现代临床报道均认为仙茅有毒。其毒性主要表现在神经系统、消化系统等。中毒原因与用量过大有关。

**（一）传统文献记载**

仙茅始载于《海药本草》，曰："味甘，微沮，有小毒。"而后在诸多传统文献中皆有记载，如《本草纲目》记载"（根）辛、温、有毒"，专门提出仙茅的毒性部位是其根部。《本草备要》曰："辛热有小毒。"《本草蒙筌》则有"味辛，气温。有毒"。也有记载其中毒临床症状，如《得配本草》曰："中其毒，则舌胀退场门。"《雷公炮制药性解》亦载有"中其毒者，令人舌胀"。更有文献记载其禁忌，如《得配本草》云："阴虚相火动者禁用。"也有文献指出其他禁忌，如《雷公炮制药性解》云："勿犯铁器，忌牛肉、牛乳。"关于其控毒方法，历代本草也多有记载，如《药性切用》载"糯米泔浸去毒用"。《本草蒙筌》云："内肉黄白多涎，外皮粗褐。二月八月采根曝干……去赤汁毒出无防。"同时也有记载其解毒方法，如《本草蒙筌》："误服中毒舌胀者，急饮大黄朴硝数杯，仍以末掺舌间，遂旋愈也。"

**（二）现代临床报道**

仙茅过量服用可引起中毒，表现为舌体肿大、烦躁不安、腹泻、恶心呕吐等。此外，仙茅可能引起周围神经病。

## 【毒性物质基础】

仙茅所含苷类成分是其主要毒性物质基础，但毒性较小。

【毒理研究】

（一）基础毒性

**1. 急性毒性**

仙茅乙醇提取物小鼠灌胃的 $LD_{50}$ 为 215.9g/kg，为临床每日推荐用量的 1439 倍，主要毒性表现为自发活动减少，静伏少动，抽搐和死亡，给药后 1 小时内即可出现死亡，4 小时后动物再无死亡。

**2. 长期毒性**

仙茅醇提物 30g 生药/kg、60g 生药/kg、120g 生药/kg 大鼠灌胃，连续 90 天后，大鼠血清 BUN、Cr、ALT 均有所升高，肝脏和肾脏系数有一定升高。60g 生药/kg 剂量组子宫脏器指数则有所下降；120g 生药/kg 剂量组雄性大鼠的睾丸及雌性大鼠的卵巢均呈现线粒体肿胀、空泡等病理改变。停药 15 天后观察，上述各项指标均恢复正常。

（二）特殊毒性

仙茅水煎液 4g/kg 可使小鼠骨髓多染红细胞微核率升高，具有致突变作用。

（三）毒作用机制

仙茅苷类成分可引起肾小管，尤其是近曲小管上皮细胞溶酶体破裂，线粒体损害，钙转运过程受阻，导致肾小管肿胀甚至急性坏死而致肾毒性。

【控毒方法】

控毒方法主要有依法炮制、辨证用药、控制剂量等。

（一）依法炮制

仙茅常用的炮制方法有酒炙、米泔制等。一般认为，米泔制仙茅能降低其毒性。

（二）辨证用药

仙茅用于阳痿精冷，筋骨萎软，腰膝冷痛，阳虚冷泻。凡阴虚火盛，或有热证、鼻衄者不宜服。

（三）控制剂量疗程

本品虽为补益药，但辛温有毒，不宜长服，应注意控制剂量，从小量开始，逐渐加量。

# 白果　Baiguo
## Ginkgo Semen

白果为银杏科植物银杏 *Ginkgo biloba* L. 的干燥成熟种子。主要分布于安徽、浙江、江苏、山东、广西、四川、河南、湖北、辽宁等地。秋季种子成熟时采收，除去肉质外种皮，洗净，稍蒸或略煮后，烘干。生用或清炒用。白果甘、苦、涩，平；有毒。归肺、肾经。功效为敛肺平喘，止带缩尿。用于痰多咳喘，带下白浊，遗尿尿频。主要含有蛋白质、脂肪酸、淀粉、黄酮、内酯及微量元素等。具有祛痰、止咳、平喘、降血脂、降血压、抗菌、抗肿瘤、抗氧化、抗疲劳、抗衰老等作用。

## 【毒性表现】

历代对白果毒性的认识虽略有不同，但大部分本草认为其有"小毒"。现代临床屡有白果中毒报道。其毒性主要表现在中枢神经系统及消化系统等。中毒多因误食、多食或个体因素所致。

### （一）传统文献记载

白果始载于《绍兴本草》，名银杏。《日用本草》始称白果。历代对白果毒性的认识虽略有不同，但绝大部分的本草持有"小毒"的观点。《滇南本草》载："味甘、苦，性温，有小毒。"《本草纲目》言："白果小苦微甘，性温，有小毒。多食令人胪胀。"记载白果毒性表现的文献甚多，如《日用本草》言："多食壅气动风。小儿多食昏霍，发惊引疳。同鳗鲡鱼食患软风。"《滇南本草》载"不可多食，若食千枚，其人必死，多食壅气发胀而动风。小儿多食昏迷发惊，引疳积。同鱼腥食发软"。《本草蒙筌》载："生食戟人喉，炒食苦甘苦。少食堪点茶餍酒，多食则动风作痰。食满一千，令人少死。阴毒之果，不可不防。古方取其所能，仅治白浊获效。小儿勿食，极易发惊。"《本草从新》言："多食则收涩太过，令人壅气胪胀，小儿发惊动疳。"有些本草记载了用白果壳解毒的方法，如《本草分经》"壅气发疳，小儿多食白果，吐涎沫不知人，急用白鲞头煎汤，灌之可解"。亦有其他方法，如《本经逢原》载："急以鹅翎蘸香油探吐，方可得生。粪清灌之亦生，取其能降泄也。"

### （二）现代临床报道

白果不良反应多发生于口服后2～12小时，主要表现为神经系统症状（抽搐）及胃肠道症状，偶有末梢神经功能障碍，毒性表现为发热、呕吐、腹痛、泄泻、头晕、头痛甚至昏迷、谵妄、惊厥、呼吸困难，严重者可因呼吸衰竭而死亡。少数人则表现为感觉障碍、下肢完全性弛缓性瘫痪或轻瘫。此外，白果的外种皮可导致过敏性皮炎。

## 【毒性物质基础】

白果的主要毒性成分为白果酸、氢化白果酸、白果酚、白果醇、银杏毒等白果毒素。

## 【毒理研究】

### （一）基础毒性

**1. 急性毒性**

白果外种皮水溶性成分小鼠腹腔注射的 $LD_{50}$ 分别为 5.02g/kg（水提醇沉法提取）、3.04g/kg（醇提水沉法提取）。异银杏双黄酮小鼠尾静脉注射的 $LD_{50}$ 为242mg/kg，急性中毒症状有呼吸急促、匍匐不动，均死于呼吸抑制。白果所含中性结晶成分小鼠皮下注射460mg/kg可引起强烈惊厥、死亡。银杏毒 0.2g/kg 兔静脉注射，先有短暂的升压作用，而后血压下降、呼吸困难，动物惊厥而死。

**2. 长期毒性**

豚鼠灌服油浸白果3g/kg，共95～113天，或白果肉粗提取物酸性成分150～200mg/kg，共 60 天，或大量喂饲小鼠白果粉，均可出现食欲不振，体重减轻，程度不等的肝损害、肾小球肾炎，甚至死亡。

### （二）特殊毒性

**遗传毒性**

80% 的银杏总黄酮苷进行中国仓鼠肺细胞（Chinese hamster lung cell，CHL）染色体畸变实验（48 小时，未加 S9），200mg/L 剂量的畸变率达 5%，且以易位畸变为主；800mg/L 剂量细胞分裂相减少，生长受抑。

### （三）毒作用机制

白果导致过敏反应的机制为白果二酚促进组胺释放增加，或银杏酸作为变应原引起变态反应，或酚酸类成分的酚官能团与酶系统反应使 6 - 磷酸葡萄糖脱氧酶、苹果酸脱氧酶、异柠檬酸脱氧酶和 α - 葡糖苷酶、醛还原酶、酪氨酸酶等多个酶活性抑制所致，白果中的贮藏蛋白和白果外种皮浆液也可能是致敏性物质之一。另外，银杏酚酸具有神经毒作用，可导致鸡胚神经细胞的死亡，死亡率与银杏酚酸浓度存在依赖关系，表现出程序性细胞死亡的部分特征，如染色质浓缩、细胞核收缩，也有部分坏疽的特征。白果还可导致肝损害和肾小球肾炎，导致肝肾毒性，机制可能与前所述酶活性抑制和细胞毒性有关。

## 【控毒方法】

控毒方法主要有规范加工炮制、控制用量、合理配伍等。

### （一）规范加工炮制

白果不宜生食。在食用白果时应去种皮、胚芽，浸泡半天以上，煮熟透后才可食用。原因是其毒性成分可被加热破坏。入药时最好选用蒸、煮过的炮制品。

### （二）控制剂量

白果的中毒及中毒的轻重与服食量的多少有密切关系，所以使用白果切不可过量。临床应用要严格控制剂量，最大量不超过 15g。白果的中毒服用量小儿 7 ～ 150 粒，成人 40 ～ 300 粒不等。

### （三）合理配伍

白果在临床上经常与其他药物配伍使用，以充分发挥其药效。尤其是某些呼吸系统疾病如哮喘病患者，可能同时还服用西药，因为白果对中枢神经有麻醉作用，注意勿与西药麻醉剂、镇静止咳剂等同用，以免引起严重的呼吸中枢抑制。

另外，3 岁内小儿最好不食用白果。

## 华山参　Huashanshen
## Physochlainae Radix

华山参为茄科植物漏斗泡囊草 *Physochlaina infundibularis* Kuang 的干燥根。主要分布于陕西、山西、河南等省。于春季采挖，除去须根，洗净，晒干。华山参甘、微苦，温；有毒。归肺、心经。功效为温肺祛痰，平喘止咳，安神镇惊。用于寒痰喘咳，心悸失眠。主要含生物碱、氨基酸、多糖、甾醇和淀粉等。具有镇静、催眠、镇咳、祛痰、平喘、解痉、扩瞳等作用。

【毒性表现】

华山参的古籍论述不多，近现代始发现其虽有参名，但为有毒之品。中毒表现主要与阿托品类药物中毒症状类似，一般是因为误服或滥用引起的毒性反应。

（一）传统文献记载

华山参始载于《本草纲目拾遗》，载其"煤参、形如参，皮心俱青黑。此参出陕西华山。食之多吐人，其性亦劣。味微苦甘，同人参，功力则薄耳"。

（二）现代临床报道

华山参的中毒表现与阿托品类药物中毒症状类似。一般服药 1~3 小时后发生，先有口干口渴，咽喉干燥，声音嘶哑，瞳孔散大，结膜充血，全身皮肤潮红，继而可变为青紫，皮肤偶见红色丘疹，伴有高热，体温可高达 39℃~40℃，药后 2~6 小时可出现精神症状，病人烦躁不安，语言不清，谵妄，站立举步不稳，或见阵发性抽搐、痉挛，尿潴留或便秘等症状。中毒严重者于 12~24 小时后由烦躁进入昏睡，精神萎靡，呼吸表浅而缓慢，四肢发冷，血压下降，昏迷，终因呼吸麻痹而死亡。

【毒性物质基础】

华山参的毒性物质基础为脂溶性生物碱，主要为阿托品及其衍生物，如东莨菪碱、莨菪碱、山莨菪碱等。

【毒理研究】

（一）基础毒性

**急性毒性**

华山参炮制品水煎液、生品水煎液小鼠腹腔注射 $LD_{50}$ 分别为 45.66（38.220，54.538）g/kg、36.5（29.911，44.542）g/kg，表明华山参应用时可经炮制以降低毒性。华山参对动物心脏呈抑制现象；热参碱对中枢神经系统表现为先兴奋后抑制，在中毒剂量时，除瞳孔恢复较慢外，未发现对其他脏器有损害作用。

（二）毒作用机制

华山参含阿托品、东莨菪碱、山莨菪碱等生物碱，因此其毒性机制与阿托品类药物毒性机制相似，主要是阻断胆碱能受体，导致神经系统抑制，主要是迷走神经和交感神经抑制，从而导致胃肠动力学障碍、腺体分泌异常等毒性。

华山参中阿托品类生物碱毒性成分的动力学特点与阿托品类似，其他毒性物质的动力学特点暂不清楚。

【控毒方法】

控毒方法主要有避免误用、依法炮制、控制剂量疗程、合理配伍等。

（一）避免误用

由于外观与人参类似，群众易将其当人参或红参服用。华山参虽有一定补益作用，但性热有毒，使用不当则会出现中毒。因此要注意鉴别，防止误服，在盛产区域要加强宣传，防止滥用华山参引起中毒反应。

（二）依法炮制

华山参在应用前必须经过规范炮制，不可用生品。通常的炮制方法是将其除去粗皮后与甘草、麦冬、栀子等同煮，可减轻其毒性。

（三）控制剂量疗程

因其含阿托品、东莨菪碱、山莨菪碱等生物碱，剂量过大则发生阿托品类药物中毒症状，因而不宜多服、久服，作为止咳平喘药，应严格掌握用量。青光眼患者禁用；孕妇慎用；前列腺极度肥大者慎用。

（四）合理配伍

华山参忌铁器、五灵脂、皂荚、黑豆、卤水、藜芦等。临床用药时应避免合用。


# 天南星　Tiannanxing
## Arisaematis Rhizoma

天南星为天南星科植物天南星 *Arisaema erubescens*（Wall.）Schott、异叶天南星 *Arisaema heterophyllum* Bl. 或东北天南星 *Arisaema amurense* Maxim. 的干燥块茎。主要分布于西南、西北、华中、华东、华北各省份。秋、冬二季茎叶枯萎时采挖，除去须根及外皮，干燥成生天南星，或进一步炮制成制天南星。天南星苦、辛，温；有毒。归肺、肝、脾经。生天南星功效为散结消肿。外用治痈肿，蛇虫咬伤。制天南星功效为燥湿化痰，祛风止痉，散结消肿。用于顽痰咳嗽，风痰眩晕，中风痰壅，口眼㖞斜，半身不遂，癫痫，惊风，破伤风；外用治痈肿，毒蛇咬伤。主要含生物碱、苷类、氨基酸、脂肪酸、甾醇、黄酮及凝集素类等。具有祛痰、抗惊厥、镇静、镇痛、抗肿瘤、抗心律失常、抗血小板聚集等作用。

【毒性表现】

传统文献和现代临床报道均认为天南星有毒，毒性与天南星科中药半夏有相近之处，毒性主要表现在皮肤黏膜的刺激性、神经毒性和心血管毒性。中毒原因与炮制不当、用法过大、配伍失宜等有关。

（一）传统文献记载

天南星首见于《神农本草经》，原名虎掌，列为下品。《本草纲目拾遗》始有天南星之名。天南星的毒性问题早已被历代医药学家所认识。《吴普本草》曰："歧伯、桐君：辛，有毒。"汉末《名医别录》云："微寒，有大毒。"《开宝本草》载"味苦，辛，有毒"。《本草纲目》解释了其性能特点与功效主治的关系："虎掌天南星，味辛而麻，故能治风散血；气温而燥，故能胜湿除涎；性紧而毒，故能攻积拔肿而治口喝舌糜。"《本草汇言》对同科属的半夏和天南星进行了比较"天南星……与半夏略同，而毒则过之"，并对天南星控毒方法进行了说明，"牛胆苦寒而润，有益肝镇惊之功，制星之燥而使不毒。"《仁斋直指方》言："南星得防风则不麻，得牛胆则不躁，得火炮则不毒。"至于其用药禁忌，《本草经集注》谓"蜀漆为之使，恶猛草"。《得配本草》："畏附子、干姜、防风、生姜。"《药义明辨》载"若湿痰但辛燥之品，不宜多用"。

（二）现代临床报道

天南星中毒的主要表现为对口腔、咽喉及皮肤黏膜的强刺激性，表现为咽喉烧灼感，口舌麻木，黏膜糜烂、水肿甚至坏死脱落，流涎，张口困难，运动失灵，味觉消失，继而出现发热，头昏，心慌，四肢麻木；严重者中枢神经系统受到影响，可出现昏迷，惊厥，窒息，呼吸停止，有的可引起智力发育障碍等。皮肤接触后可致瘙痒、起泡、肿胀。

## 【毒性物质基础】

天南星的毒性物质基础与半夏相近，主要是草酸钙针晶与凝集蛋白组成的毒针晶，但在含量和组成比例上二者存在差异。

## 【毒理研究】

（一）基础毒性

**1. 急性毒性**

异叶天南星和东北天南星50%醇提物小鼠腹腔注射的$LD_{50}$分别为41（40.08，41.2）g/kg、46（44.3，47.7）g/kg和48（46.2，49.8）g/kg。天南星水浸液小鼠腹腔注射的$LD_{50}$为13.5g/kg。

**2. 黏膜刺激性**

天南星500%水煎液对家兔眼结膜有明显的刺激性。

（二）毒作用机制

天南星刺激性的机制与半夏相同，主要是草酸钙针晶直接刺入机体所致，凝集蛋白随针晶进入机体组织可加重刺激，可刺激口腔、咽喉及皮肤黏膜，使口舌麻木，黏膜糜烂、水肿甚至坏死脱落，呕吐，腹泻等，严重者影响中枢神经系统功能。

## 【控毒方法】

控毒方法主要有依法炮制、避免误食、控制剂量、合理配伍、辨证用药等。

（一）依法炮制

生天南星一般外用，内服需用炮制品。天南星炮制首先用水浸漂，可使毒性成分溶于水，从而降低毒性。应用较多的炮制辅料为姜、胆汁、白矾、皂角等，其中姜矾共制是最常用的炮制方法，也是药典的方法。

（二）避免误食

野外接触或食用天南星易引起中毒，应注意避免。切忌嚼服天南星的块茎。

（三）控制剂量

天南星外用适量。内服应从小量开始，逐渐加量。

（四）合理配伍

天南星可配伍生姜以减毒。其机理为生姜能抑制天南星引起的炎症反应。

（五）辨证用药

凡阴虚燥痰、热极生风、血虚风动者禁服。孕妇慎服。

# 朱砂 Zhusha
## Cinnabaris

朱砂为硫化物类矿物辰砂族辰砂，主含硫化汞（HgS）。主要分布于湖南、湖北、贵州、四川、广西、云南等省。采挖后，选取纯净者，用磁铁吸净含铁的杂质，再用水淘去杂石和泥沙，晒干。朱砂甘，微寒；有毒。归心经。功效为清心镇惊，安神，明目，解毒。用于心悸易惊，失眠多梦，癫痫发狂，小儿惊风，视物昏花，口疮，喉痹，疮疡肿毒。朱砂的主要成分为硫化汞，另含硫化镁及铋、铁、硅、钡、钙、铜、锰、锑、砷等多种微量元素。具有镇静、催眠、抗惊厥、抗心律失常、抗生育、抑菌等作用。

【毒性表现】

传统文献和现代临床均认为朱砂有毒。其急性毒性主要表现为急性胃肠炎及肾脏损害等，长期服用可表现为慢性多器官多系统病变。中毒原因与炮制不当、用法失宜、配伍不当等有关。

（一）传统文献记载

朱砂始载于《神农本草经》，列为上品，载其"丹砂，味甘，微寒，无毒。主身体五脏百病，养精神，安魂魄，益气，明目，杀精魅邪恶鬼。久服通神明不老"。随后的历代本草多认为朱砂有毒，如《吴普本草》《日华子本草》《景岳全书》等均记载了朱砂毒性，且认识到朱砂遇火加热则有毒，如《药性论》载"有大毒""镇心，主尸疰，抽风，辟除鬼魅百邪之神物""若经伏火及一切烹炼，则毒等砒、硇，服之必毙"。《本草纲目》载"入火则热而有毒，能杀人，物性随火而变"。历代本草也载其不可久服，如《本草纲目》载："多服丹砂……晚年发背疽。医悉归罪丹石，服解毒药不效。"《本草衍义》云："此物镇养心神，但宜生使，炼服少有不作疾者。""一旦大热，数夕而毙……因火力所变，遂能杀人，不可慎也。"朱砂中毒的症状，《本草备要》谓"多服令人痴呆"。《本草从新》载："独用多用，令人呆闷。"关于其用药禁忌，《政和本草》及《本草纲目》均载其"恶慈石……忌一切血"。《本草汇》载："忌火。"关于炮制减毒方式，本草也多有记载，如《本草原始》载："取好光澈有神者研末，极细，以流水飞三次方用。"《本草述》："研需万遍，要若轻尘，以磁石吸去铁气。"至于解毒方法，《本经逢原》指出："丹砂入火，则烈毒能杀人，急以生羊血、童便、金汁解之。"

（二）现代临床报道

朱砂中毒的临床表现按发病急缓有所不同。急性中毒主要表现为急性胃肠炎及肾脏损害的症状，严重者出现头痛、头晕、痉挛、昏迷等神经系统病变，甚至导致肾衰竭、尿毒症而死亡。慢性中毒多因长期服用体内蓄积所致，主要表现为口腔金属味，牙龈充血、肿胀、溃疡、出血，食欲不振，恶心呕吐，腹痛腹泻等消化系统症状；也可出现神经衰弱，精神失常，失眠，多梦，记忆力减退，对称性肌束震颤，肝肾功能损害，中毒性心肌炎，心律失常，血压下降等症状；此外，朱砂对性功能有减退作用。

【毒性物质基础】

朱砂的主要成分为硫化汞，在加热时易析出成金属汞而导致毒性。

【毒理研究】

（一）基础毒性

**1. 急性毒性**

朱砂煎剂（取上清）小鼠静脉注射的 $LD_{50}$ 为 12.10g/kg，中毒表现为少动、反应迟钝、肾缺血和肝肿大等。朱砂生用时毒性较小。

**2. 长期毒性**

朱砂对中枢神经系统有一定的抑制作用。朱砂 1g/kg 豚鼠、小鼠灌胃，连续 7 天，或同剂量大鼠灌胃 13 天，动物的血、小脑（豚鼠）和大脑皮层（大、小鼠）中汞含量增高，伴随有前庭-视觉反射和被动回避反射异常、听力受损以及浦肯野细胞减少等神经毒症状。朱砂反复给药时会造成蓄积毒性。朱砂 9.5g/kg 小鼠灌胃，连续 10 天，血、肝、肾均有汞蓄积；连续给药 10～30 天，心、肝、肾等脏器也出现不同程度的病理学改变，随着给药时间的延长，病变加重。其中，汞在肾脏的蓄积量为高：连续灌胃 3 个月后，肾脏中的汞含量可增高数百倍。朱砂 1g/kg、2g/kg 灌胃大鼠，每天 1 次，连续 6 周，可使大鼠体重下降，并出现少动、反应迟钝，肝细胞有浊肿及轻度变性，并有少量点状坏死，肾近曲小管有浊肿及脂肪变性，间质内充血并有炎症细胞浸润。

（二）特殊毒性

**生殖毒性**

汞是目前唯一被证实可引起人类胎儿畸形的重金属。妊娠动物（家兔）对朱砂中汞的吸收率远比非孕动物高。孕兔口服朱砂后，胎盘中含汞量较肝、肾、脑、心脏均高，说明朱砂中的汞极易通过胎盘屏障危害胎儿。雌鼠口服朱砂后，受孕率降低，生育能力下降。朱砂 0.08、0.4、4.0g/（kg·d）（相当于临床 1、5、50 倍量）于小鼠孕 6～19 天灌胃给药，孕鼠和胚胎均未见明显毒性；但在雌鼠交配前 2 周开始灌胃朱砂至孕期结束，则均造成一定数量的胚胎畸形。说明妊娠中晚期用药对胚胎发育可能无显著影响，此时期胚胎对朱砂的敏感性较低；妊娠前以及妊娠早期对朱砂更敏感，此阶段使用朱砂可能对胎儿造成危害，并随剂量增大作用有增高趋势。汞经胃肠道吸收后可通过血-脑屏障损伤神经系统，因此，孕妇、儿童均不可用。

### （三）毒作用机制

朱砂所含汞离子对酶蛋白的巯基有特殊亲和力，从而抑制多种酶的活性，如细胞色素氧化酶、SDH、LDH 等，使细胞能量代谢异常，细胞内钙超载；也可与器官的组织蛋白结合形成汞蛋白，干扰组织细胞的正常代谢，使细胞发生营养不良性改变，甚至坏死，这是导致全身毒性的重要机制。汞可使中枢和周围神经受损、星形神经胶质细胞激活，是导致疼痛的重要机制，而汞在大脑内蓄积可导致小脑或纹状体病变而出现汞毒性震颤。汞入血后主要分布于肝、肾，病变以肾小球近曲小管细胞肿胀坏死和肝细胞的浊肿坏死、心肌变性为主。70%的汞由肾排出，$Hg^{2+}$ 与血清 ALB 结合成复合物进入肾脏后沉积，因此肾损害尤为严重。此外，氯化汞和汞经口服可灼伤口腔和消化道黏膜，引起水肿、出血、坏死。朱砂口服进入胃后，一部分与胃酸发生反应，生成氯化汞，二价汞的化合物从体内排出比较困难，这是长期服用致蓄积中毒的原因。

**毒代动力学：**汞离子在体内分布广泛，且有蓄积性。单次给小鼠灌胃朱砂，$Hg^{2+}$ 在小鼠体内的 $t_{1/2\alpha}$ 为 0.2 小时，$t_{1/2\beta}$ 为 13.35 小时，血中 $Hg^{2+}$ 达峰时间（time of the peak concentration，$Tp/T_{max}$）为 1.09 小时，血药峰浓度（$C_{max}$）为 2.64μg/mL。小鼠灌服朱砂60g/kg，在小鼠心、肾、肝、大脑、小脑等组织中均有不同程度分布，而且随着服药次数的增加组织中含汞量逐渐增加，尤以肾、肝最为突出。

## 【控毒方法】

控毒方法主要有依法炮制、规范用药、控制剂量、合理配伍等。

### （一）依法炮制

朱砂的炮制对临床的合理安全应用具有十分重要的意义。水飞法是传统的朱砂炮制方法，朱砂经水飞后，有毒的可溶性汞盐可大大减少。

### （二）规范用药

朱砂应避免煎煮或高温炮制（高温使硫化汞分解，毒性增加），因此服药时不得入煎剂，应以煎好的药液或温开水冲服，禁与群药同煎。

### （三）控制剂量

朱砂中毒的原因多为过量服用或长期服用，因此临床应注意控制剂量，不宜多服，以免在体内蓄积，引起迟缓反应或慢性汞中毒。外用应适量。

### （四）合理配伍

中医临床以及许多中成药复方常以其他药物配伍朱砂组成复方使用。合理的配伍既不影响朱砂疗效的发挥，还能在一定程度上制约朱砂的毒性。芦荟能显著抑制朱砂中汞的溶出率。

在朱砂的加工、制剂、服用等过程中，避免与含铝成分的药物如明矾或与铝器接触，防止铝汞剂中毒。

朱砂禁止与溴化物和碘化物合用，以免生成有刺激性的溴化汞和碘化汞，引起排出赤痢样大便，导致药源性肠炎。

此外，朱砂在肝、肾中分布最多，所以肝肾功能不正常者、老人肝肾功能衰退者须慎用或忌用朱砂。

# 甘遂 Gansui
## Kansui Radix

甘遂为大戟科甘遂 *Euphorbia kansui* T. N. Liou ex T. P. Wang 的干燥块根。主要分布于陕西、山西、河南等地。春季开花前或秋末茎叶枯萎后采挖，除去外皮，晒干。生用或醋炙后用。甘遂苦，寒；有毒。归肺、肾、大肠经。功效为泻水逐饮，消肿散结。用于水肿胀满，胸腹积水，痰饮积聚，气逆咳喘，二便不利，风痰癫痫，痈肿疮毒。主要含三萜、二萜、酚类及甾醇等成分。具有利尿、导泻、抑制免疫、抗肿瘤、抗生育、抗氧化、抗白血病、抗病毒等作用。

## 【毒性表现】

传统文献和现代临床应用均认为甘遂有毒。其毒性表现为消化系统、神经系统和心血管系统反应。中毒原因与炮制不当、用法失宜、配伍不当等有关。

### （一）传统文献记载

甘遂始载于《神农本草经》，列为下品。《珍珠囊》载："但有毒，不可轻用。"《本草衍义》载："此药专于行水，攻决为用，入药须斟酌。"《本草经疏》言："甘遂性阴毒，虽善下水除湿，然能耗损真气，亏竭津液。"《得配本草》记载了甘遂的毒性表现："妄用，大损元气，腹胀而死。"至于用药禁忌，《本草纲目》记载："恶远志，反甘草。"《握灵本草》亦有记载："不可过服，中病即止。"至于减毒方式，《本草纲目》载："面煨熟用，以去其毒。"《外科全生集》载："其苦寒之毒，经制则净。"

### （二）现代临床报道

甘遂中毒潜伏期约30分钟至2小时。甘遂含烈性、刺激性化学成分，可引起皮肤、黏膜的原发性刺激作用，从而导致皮肤、黏膜产生急性炎性反应。口服导致口腔、咽喉肿痛，有灼烧感，局部外用常引起局部皮肤发红、起泡、热痛等巴豆油和斑蝥素样作用，甚至引起坏死。消化系统损害也是其最常见的中毒表现，具体表现为恶心、呕吐、腹痛、腹泻，严重的吐泻继而导致水、电解质、酸碱平衡的紊乱，甚至出现休克；神经系统的毒性表现为头痛、头晕、谵语、昏迷、痉挛等；心血管的毒性表现为心悸、血压下降等，中毒严重者可引起呼吸麻痹而亡。

## 【毒性物质基础】

甘遂中所含二萜类化合物和三萜类化合物均是甘遂毒性的物质基础，三萜类主要有$\alpha$-大戟醇、$\beta$-大戟醇、$\gamma$-大戟醇、甘遂醇等，二萜类主要是巨大戟二萜醇型，甘遂萜酯A、B、C、D，甘遂素甲、乙、丙、丁等。

【毒理研究】

（一）基础毒性

**1. 急性毒性**

甘遂 50% 乙醇注射液雌性小鼠腹腔注射的 $LD_{50}$ 为 88mg/kg。甘遂 60% 醇提取物、95% 醇提取物小鼠灌胃的 $LD_{50}$ 分别为 20.99g/kg 和 7.38g/kg。甘遂萜酯 A 小鼠腹腔注射的 $LD_{50}$ 为 30mg/kg。生甘遂和醋甘遂醇提物小鼠灌胃的 $LD_{50}$ 分别为 24.64（18.07，31.21）mg/g、106.35（90.47，122.23）mg/g，醋甘遂醇提取物的毒性显著低于生甘遂醇提取物。

**2. 长期毒性**

甘遂醇浸出物 10mg/kg 家兔静脉注射，连续 3 周，可致心、肝、肾出现病理改变；甘遂醇浸出物家兔股四头肌注射后，可致横纹肌明显肿胀，部分纤维玻璃样变性、崩解，间质明显水肿；此浸出物尚有很强的溶血作用。甘遂煎剂大鼠灌胃 7 天，大鼠心肌酶谱多项指标如肌酸磷酸激酶（creatine phosphate kinase，CPK）、LDH、羟丁酸脱氢酶（hydroxy butyrate dehydrogenase，HBDH）有异常变化；实质细胞出现轻度浊肿变性、血管轻度扩张充血、少量灶性炎细胞浸润、轻度组织水肿等。

（二）特殊毒性

甘遂有生殖毒性。从甘遂中提取的巨大戟二萜醇对非洲蟾蜍胞胚期的细胞分裂有明显抑制作用，同时也能抑制拓扑异构酶 II 的活性。

（三）毒性作用机制

甘遂毒性物质对皮肤、黏膜的强烈刺激性是导致毒性的主要原因，对胃肠黏膜的刺激导致炎症、充血和肠蠕动亢进，引起系统中毒表现。

【控毒方法】

控毒方法主要有依法炮制、合理配伍、控制用量疗程、辨证用药等。

（一）依法炮制

甘遂可通过炮制来降低毒性，缓和其泻下作用。甘遂所含刺激性成分对皮肤、黏膜有刺激性，醋制和甘草制法能降低甘遂的毒性和缓和其泻下作用。

（二）合理配伍

临床应用甘遂时常与大枣伍用以缓和其峻烈的药性，减其毒性。大枣对甘遂造成的胃肠道黏膜损伤有明显保护作用，显著拮抗甘遂致炎作用，主要效应物质基础可能与三萜类化合物有关。这为中医临床常用"十枣汤"的合理性提供了科学依据。甘遂反甘草属于中药"十八反"内容，临床用药应注意避免同用。

（三）控制用量疗程

甘遂中毒问题大多与剂量疗程有关，有短期内大量应用所致者，也有因长期少量应用而致蓄积中毒者。临证时应结合辨证论治，以小量递增、峻药缓用、中病即止、密切观察毒性反应为原则。

（四）辨证用药

甘遂用于水肿胀满，胸腹积水，痰饮积聚，气逆咳喘，二便不利，风痰癫痫，痈肿疮毒。孕妇忌用，体虚者慎用。

# 轻粉　Qingfen
## Calomelas

轻粉为氯化亚汞（$Hg_2Cl_2$）。主要分布于甘肃、湖北、湖南、广西、四川、贵州、云南。人工制品全年均可制作，用胆矾、水银、食盐等经加工而成。轻粉辛，寒；有毒。归大肠、小肠经。外用杀虫，攻毒，敛疮；内服祛痰消积，逐水通便。外治用于疥疮，顽癣，臁疮，梅毒，疮疡，湿疹；内服用于痰涎积滞，水肿膨胀，二便不利。主要含氯化亚汞。具有广谱抑菌、泻下和利尿等作用。

## 【毒性表现】

传统文献和现代临床报道均认为轻粉有毒。其毒性主要表现在神经系统、消化系统、泌尿系统和造血系统等。中毒原因与剂型不当、疗程过长、用量过大等有关。

（一）传统文献记载

轻粉首载于《本草纲目拾遗》，又名汞粉。迫至宋代掌禹锡《嘉祐本草》始名水银粉，并定其气味为"辛、冷，无毒"。关于其毒性的记载，散见于多部本草著作中，如《医学入门》曰"有毒"，《本草从新》说其"辛冷而燥，有毒"，《本草纲目》从轻粉的炼制、药效等方面对其毒性作了精辟的论述："水银乃至阴毒物，因火锻丹砂而出，加以盐、矾炼而为轻粉，加以硫黄升而为银朱，轻飞灵变，化纯阴为燥烈……若服之过剂，或不得法，则毒气被蒸，窜入经络筋骨，莫之能出。痰涎既去，血液耗亡，筋失所养，营卫不从。变为筋挛骨痛，发为痈肿疳漏，或手足皲裂，虫癣顽痹。经年累月，遂成废涸，其害无穷。观丹客升炼水银轻粉，鼎器稍失固济，铁石撼透，况人之筋骨皮肉乎？"至于其禁忌证，《本草拾遗》载"畏磁石、石黄。忌一切血"。《本草品汇精要》载"虚人不宜服"。《本草经疏》："凡闭结由于血虚不能润泽；小儿疳病，脾胃两虚；小儿慢惊，痰涎壅上；杨梅结毒，发于气虚久病之人，咸不宜服。"至于解毒方法，《本草纲目》："凡水肿及疮病，服轻粉后，口疮龈烂者，用赤金器煮汁，频频含漱，能杀粉毒。"

（二）现代临床报道

轻粉毒性表现最常见为神经系统、消化系统和泌尿系统症状，并引发皮肤、肌肉的麻木、疼痛或者痛觉过敏。轻粉具有刺激黏膜和蓄积作用，极易引起急、慢性中毒，患者在服后数分钟到数十分钟即引起急性腐蚀性口腔炎和胃肠炎，3～4天后（严重的可在24小时内）可发生急性肾衰竭，同时可有肝脏损害。此外，轻粉可导致皮肤损害，可见多形性皮损，短期内服亦可导致单纯性再生障碍性贫血。

【毒性物质基础】

轻粉所含 $Hg_2Cl_2$ 具有一定毒性，当在空气或与水共煮时易分解为氯化汞和金属汞，则毒性更大。

【毒理研究】

（一）基础毒性

**急性毒性**

用阿拉伯胶制备的轻粉混悬液大鼠、小鼠灌胃的 $LD_{50}$ 分别为 1740mg/kg 和 410mg/kg。小鼠中毒后心、肝、肾有不同程度病变，肾小管上皮细胞最为显著，表现为细胞肿胀，脂肪变性、坏死等，卵巢中部分较大滤泡破碎，且有白细胞浸润。

（二）毒作用机制

轻粉具有刺激性和蓄积毒性，主要导致神经毒性、肾毒性、肝毒性，具有明显蓄积毒性。轻粉的毒性物质主要是氯化汞和金属汞，因此毒作用机制可参见朱砂。但轻粉中主要是 $Hg_2Cl_2$，水溶性较朱砂中成分 HgS 好，口服的生物利用度相对高，因而轻粉较朱砂的毒性和蓄积毒性更强。

**毒代动力学**：大鼠给予轻粉 0.58g/kg 单次口服后吸收很快，$t_{1/2\alpha}$ 为 3.09 小时，$t_{1/2\beta}$ 为 46.58 小时，最大血药浓度（plasma concentration，$Cp$）为 $2.15\mu g/mL$，$T_{max}$ 为 1.22 小时，$AUC$ 为 18.98（$\mu g \cdot h$）/mL，表观分布容积（apparent volume of distribution，$V_d$）为 427.49mL，$CL$ 为 0.3055 L/（$h \cdot kg$）。给药后心、肝、脾、肺、肾、脑等组织中都有不同程度汞分布，给药 2 小时后达峰值，随着给药次数增加，组织中蓄积的汞量逐渐趋于恒定，但在肝、肾仍有上升，且蓄积量远大于其他组织。

【控毒方法】

控毒方法主要有规范剂型、控制剂量、辨证用药、合理配伍等。

（一）规范剂型

外用适量，研末调涂或干掺，或制膏外贴，内服入丸散服，不宜煎服。煎服可使氯化亚汞分解成氯化汞及金属汞，毒性增加。且内服轻粉入丸剂可延缓毒性物质的吸收，起到降低其毒性作用的目的。

（二）控制剂量

轻粉的中毒问题大多与剂量有关，短期内轻粉服用过量或长期服用都会导致中毒，且其毒性物质易在体内蓄积。外用时，根据用法对其进行稀释，高浓度的轻粉液对皮肤有腐蚀作用，内服亦宜慎重。临证时应结合辨证论治，以小量递增、峻药缓用、中病即止、密切观察毒性反应为原则。

（三）辨证用药

临床用药时，应准确掌握轻粉的适应证与禁忌证。轻粉内服宜慎，虚证及孕妇忌服。

（四）合理配伍

外用治疗疥疮时，可配硫黄，一寒一热，不致药性偏颇太过。内服时，可配伍土茯苓、黄连等药以降低其毒性。

# 雄黄　Xionghuang
## Realgar

雄黄为硫化物类矿物雄黄族雄黄，主要含二硫化二砷（$As_2S_2$）。主要分布于贵州、湖南、湖北、甘肃、云南、四川、安徽、陕西、广西。一年四季均可制备，采挖后，除去杂质。雄黄辛，温；有毒。归肝、大肠经。功效为解毒杀虫，燥湿祛痰，截疟。用于痈肿疔疮，蛇虫咬伤，虫积腹痛，惊痫，疟疾。主要化学成分是四硫化四砷（$As_4S_4$）或二硫化二砷（$As_2S_2$），另外还含有少量三氧化二砷（$As_2O_3$）及五氧化二砷（$As_2O_5$）。具有抗病毒、广谱抗菌、抗肿瘤、抗血吸虫等作用。

【毒性表现】

传统文献和现代临床报道均认为雄黄有毒。其毒性主要表现在神经系统、泌尿系统及心血管系统等。中毒原因与用量过大、炮制不当、用法失宜、个体因素等有关。

（一）传统文献记载

雄黄始载于《神农本草经》，列为中品。雄黄的毒性记载可追溯至《周礼·天官·疡医》，载"凡疗伤，以五毒攻之"。其中虽未明确写出雄黄有毒，但根据东汉经学大师郑玄所注"五毒，五药之有毒者：石胆、丹砂、雄黄、礜石、慈石"可知，在春秋时代雄黄已被认定为有毒药物。雄黄毒性记载散见多部本草著作，《名医别录》言"味甘，大温，有毒"；《新修本草》言"味苦、甘，平，寒、大温，有毒"；《药性论》载"味辛，有大毒"；《本草经疏》言"雄黄，味苦平，气寒有毒"；《雷公炮炙药性解》"气味苦甘，性平有毒，不载经络"；《日华子本草》言其"微毒"。关于其毒性表现，《握灵本草》载："又能化血水，若方士炼治服饵，未有不被其毒者。"关于其用药注意事项，《本草通玄》载："血虚大忌用之。"《本草经疏》："雄黄性热有毒，外用亦见其所长，内服难免其无害，凡在服饵，中病乃已，毋尽剂也。"至于控毒方法，《握灵本草》记载："以米醋入萝葡汁乃可入药。不尔有毒，水飞用。"《本草蒙筌》："误中（雄黄）毒者，防己解之。"

（二）现代临床报道

雄黄不良反应最常见的表现是神经系统、泌尿系统及心血管系统症状。雄黄急性中毒首先出现口干咽燥、流涎、剧烈呕吐、头痛头晕、腹泻，重则多部位出血、惊厥、意识丧失、发绀、呼吸困难、呈休克状态，多死于出血、肝肾衰竭和呼吸中枢麻痹。雄黄慢性中毒可出现皮疹、脱甲、麻木疼痛，可有口腔炎、鼻炎、结膜炎、结肠炎的相应表现，重则可有肌肉萎缩、剧烈疼痛及膈神经麻痹引起的呼吸暂停。

【毒性物质基础】

雄黄中含量较少的 $As_2O_3$ 是其主要毒性物质基础，具有较好的水溶性。

【毒理研究】

(一) 基础毒性

**1. 急性毒性**

雄黄小鼠灌胃的 $LD_{50}$ 为 20.5g/kg。不同剂量（12656mg/kg、16875mg/kg、22500mg/kg、30000mg/kg）的雄黄混悬液一次性灌胃小鼠后，动物可出现活动减少、精神差、倦卧、腹泻、呼吸减慢等中毒症状，16875mg/kg 及以上剂量可致动物死亡，动物死亡发生在给药后 24 小时内。

**2. 长期毒性**

雄黄在药典剂量范围内使用安全性较高，但高于药典剂量长期使用有肝、肾毒性，且不排除对血小板生成有影响。雄黄 125mg/kg、250mg/kg 小鼠连续灌服 6 周，可引起外周血红细胞、白细胞、血小板的形态学改变。雄黄混悬液（20mg/kg、80mg/kg、160mg/kg）大鼠灌胃，每天 1 次，连续 3 个月，给药期间大鼠一般活动、一般状态无明显变化，但停药 1 个月后，80mg/kg 及以上剂量使尿蛋白显著增高；160mg/kg 剂量给药 3 个月时外周血 PLT 有降低趋势，停药 1 个月后，PLT 的降低更明显；部分动物出现肾脏病变，主要表现为肾曲管肿胀，管腔内有少量蛋白管型，但肾小球无明显变化；肝脏可见轻度细胞嗜酸性变、肿胀、灶状坏死等变化。

(二) 特殊毒性

**遗传毒性**

雄黄具有潜在的致突变性。雄黄 0.25g/kg、0.5g/kg、1g/kg 灌胃小鼠，可使嗜多染红细胞微核率显著增加，且有一定的量效关系。雄黄浸出液倍比稀释（1∶15、1∶31、1∶63）后作用于 CHL 细胞 24 小时和 48 小时，可使其染色体畸变率显著增高。仓鼠经口灌服雄黄 5 个剂量（530mg/kg、260mg/kg、133mg/kg、66.5mg/kg、33.25mg/kg），各剂量组染色体畸变率都有显著差异，且呈明显的量效关系。

(三) 毒作用机制

雄黄的毒性主要是其水溶性成分 $As_2O_3$ 所致，毒作用机制主要有：一是与细胞中大分子巯基结合后影响细胞内多种酶活性，导致细胞呼吸代谢异常；二是导致机体抗氧化抑制而氧化损伤加重；三是 $As_2O_3$ 可与各种蛋白质分子的羧基、磷酸基、酚羟基等结合成砷-蛋白质复合物，导致活性蛋白功能障碍。通过以上机制，导致肝、肾、神经、心等多器官毒性，使肝肾功能损伤，中枢和周围神经系统功能紊乱。

**毒代动力学**：雄黄中砷离子在体内分布广泛，吸收快速，清除较慢。以 3.738g/kg、1.869g/kg、0.935g/kg 单次灌胃大鼠，高剂量在大鼠体内 $t_{1/2\alpha}$ 和 $t_{1/2\beta}$ 分别为 7.73 小时和 17.21 小时，均短于中剂量（$t_{1/2\alpha}$ 为 9.44 小时，$t_{1/2\beta}$ 为 24.28 小时）和低剂量（$t_{1/2\alpha}$ 为 8.89 小时，$t_{1/2\beta}$ 为 24.23 小时）；高、中、低剂量总体清除率（total body clearance，$CL_{tot}$）分别为 0.437L/（h·kg）、0.16L/（h·kg）和 0.111L/（h·kg）；给药后 0~96 小时内尿总砷的排泄量占雄黄给药量的 5.5%~13.0%；给药后 96 小时各主要脏器组织中均可检测到砷，以肾上腺、膀胱、卵巢中分布较多，肝、脾、肺、肾次之，心、大脑、胃、睾丸中分布较少。

## 【控毒方法】

控毒方法主要有依法炮制、选择正确剂型、合理配伍、控制剂量等。

### (一) 依法炮制

雄黄炮制的目的是使药物达到极细和纯净，降低毒性，便于制剂。水飞或醋飞雄黄可除去有剧毒的 $As_2O_3$，使雄黄的毒性降低。雄黄经水飞、醋飞炮制后，含砷量均比干研法有显著降低，除砷效果为：醋飞＞水飞＞干研。炮制品中砷含量随水飞次数增多而降低，变化趋势很大，且具有很好的规律性，这是由于萃取效率受萃取次数的影响，因此在炮制操作不受影响的前提下，尽可能增多水飞次数。另外，从不同浓度醋飞炮制品测定结果可知，炮制品中砷含量随醋液浓度增大而降低，其中25%醋液浓度的醋飞品中砷含量较低，是因为 $As_2O_3$ 在酸性溶液中生成亚砷酸溶于水而除去。故依法炮制对控制雄黄毒性有重要作用。

### (二) 规范剂型

雄黄的用法为外用研末撒、调敷或烧烟熏；内服则入丸、散。丸散剂服后在胃肠道崩解缓慢，逐渐释放药物，作用持久，对毒、剧、刺激性药物可延缓吸收，减弱毒性和不良反应。另外，雄黄中含有 $As_2S_2$（含量不低于90%），在加热的条件下可被氧化成剧毒 $As_2O_3$，入丸散剂可以避免其加热，减少 $As_2O_3$ 的生成。

### (三) 合理配伍

雄黄可配伍甘草、大枣等达到解毒的目的。

### (四) 控制剂量

临床中应慎重使用雄黄，严格控制其用量，以防超量使用引起的急性砷中毒以及蓄积性砷中毒的问题。临证时应结合患者具体情况，以小量递增、峻药缓用、中病即止、密切观察毒性反应为原则。

# 狼毒　Langdu
## Euphorbiae Ebracteolatae Radix

狼毒为大戟科植物月腺大戟 *Euphorbia ebracteolata* Hayata 或狼毒大戟 *Euphorbia fischeriana* Steud. 的干燥根。主要分布于西北、华北、东北和西南等地区，是我国草原上主要有毒植物之一。春、秋二季采挖，洗净，切片，晒干。生用或醋制。狼毒辛，平；有毒。归肝、脾经。功效为散结，杀虫。外用于淋巴结结核、皮癣、灭蛆。主要含二萜醇类化合物，并含皂苷、甾醇、酚类及鞣质等。具有抗菌、抗病毒、抗肿瘤、抗惊厥、抗癫痫、调节免疫功能等作用。

## 【毒性表现】

传统文献和现代临床报道均认为狼毒有毒。临床主要作为外用，因此其毒性表现主要是皮肤症状，严重者可见消化系统和神经精神症状。中毒的原因与品质混淆、配伍不当和体质因素等有关。

(一) 传统文献记载

狼毒始载于《神农本草经》，列为下品。关于狼毒性能特点，汉末《名医别录》言："有大毒。"《本草崇原》言："气味辛平，有大毒。"《得配本草》言："苦、辛、平。有大毒。"《本草蒙荃》言："味辛，气平。有大毒。"关于其毒性特点及毒效相关性，《本经逢原》中说道："苦辛寒，大毒。非恒用之品。性能杀飞鸟走兽，其治恶疮疳蚀蛊毒，所不待言。"《本草崇原》言："言其毒能杀飞鸟走兽，草以野狼名，殆以此故。李时珍曰：观其名，则知其毒矣。"历代本草也都对临床使用加以限制，李时珍在《本草纲目》中记载："狼毒，出秦、晋地。今人往往以草茹为之，误矣。"《本草汇言》："脾元不足，真气日乏者，不可妄施。"《得配本草》指出："畏醋、占斯、密陀僧。"至于控毒方法，《本草经集注》指出："蓝实，解野狼毒、射罔毒。""野狼毒毒，用蓝汁、白蔹及盐汁及盐汤煮猪、术占斯并解之。"《务性本草》记载："用则必须黑豆煎水漂去其毒。"《本经逢原》记载："同甘草解狼毒之毒，其辛散之功可知。"《本草求真》言："白蔹同甘草可解野狼毒之毒。"《本草求真》对用白蔹解毒的原因做出了解释："岂尽痈肿解毒而已哉？但此味辛（入肺）主散。味苦主降。味甘主缓。故止可以散结解热。"

(二) 现代临床报道

狼毒不良反应最常见的表现是皮肤症状，发生不良反应的时间为 1 小时内到 1~2 天。毒性表现为皮肤不适、有鲜红色糜烂面和疼痛、恶心、呕吐、视物模糊，严重者尿闭、冷汗、瞳孔散大、神志不清、对光反射迟钝。

【毒性物质基础】

狼毒中的二萜类化合物是其毒性物质基础。

【毒理研究】

(一) 基础毒性

**急性毒性**

狼毒（月腺大戟）生品醇提液、醋炒品醇提液小鼠灌胃的 $LD_{50}$ 分别为 212.7 (199.66, 225.74) g/kg、270.9 (260.32, 281.48) g/kg。狼毒大戟的水提物、醇提物小鼠腹腔注射的 $LD_{50}$ 分别为 275.9 (238.9, 318.7) g/kg、171.96 (112.78, 262.22g/kg) g/kg。镇江产狼毒大戟水提物、醇提物小鼠灌胃的 $LD_{50}$ 分别为 803 (579, 1027) g/kg、172 (165, 179) g/kg。狼毒大戟超临界二氧化碳萃取物和其残渣醇提取物小鼠灌胃的 $LD_{50}$ >10.0g/kg；一次灌胃后小鼠出现静卧、精神萎靡、行动迟缓等中毒症状，少数出现血尿、流鼻血等症状；死亡时间集中在 12~24 小时，死前出现呼吸困难、挣扎症状，多数体内胃部胀气、十二指肠颜色变黑且少数有充血现象。

(二) 特殊毒性

**致突变性**

狼毒大戟水提物 180g/kg、360g/kg 小鼠灌胃，每天 1 次，连续 5 天，可致精子发生畸变，畸形多为香蕉形、无钩、胖头、双头，双尾未见；还可引起微核数显著增多，表明其具有致突变作用。

## 【控毒方法】

控毒方法主要有依法炮制、延长煎煮时间、辨证用药、合理配伍、控制剂量等。

### （一）依法炮制

狼毒炮制的目的就是减毒，炮制之后毒性明显降低。月腺大戟醋制后狼毒乙素增加，狼毒丙素降低，多糖含量也降低。这是因为加入醋后加热炮制导致丙素苷断裂转化为乙素，同时糖苷键断裂，多糖分解为单糖。

### （二）延长煎煮时间

延长煎煮时间可以降低狼毒的毒性，生物碱经过煎煮水解，毒性降低，从而达到去毒目的。

### （三）辨证用药

临床用药时，应准确掌握狼毒适应证与禁忌证。凡真热假寒的阴虚和热证患者应忌用；孕妇和慢性胃肠溃疡忌用。

### （四）合理配伍

狼毒可配甘草、白蔹等达到解毒目的。狼毒配伍甘草后，甘草皂苷和甘草酸铵可通过酸性基团结合成盐改变生物碱的存在形式，从而促进毒性成分水解，生成单酯型生物碱，毒性减小。此外，狼毒反密陀僧、占斯等。

### （五）控制剂量

狼毒中毒大多与剂量有关，短期内大剂量、长期应用皆有可能导致中毒。因此使用狼毒时应注意剂量及使用时间。临证时应结合辨证论治，以剂量递增、病愈即止、密切观察毒性反应为原则。

# 白屈菜　Baiqucai
## Chelidonii Herba

白屈菜为罂粟科植物白屈菜 *Chelidonium majus* L. 的干燥全草。主要分布于四川、新疆、华北、东北以及亚洲的北部和西部。夏秋二季采挖，除去泥沙，阴干或晒干。白屈菜苦，凉；有毒。归肺、胃经。功效为解痉止痛，止咳平喘。用于胃脘挛痛，咳嗽气喘，百日咳。主要含异喹啉类生物碱、皂苷、黄酮苷、维生素等。具有镇咳、祛痰、镇痛、镇静、解痉、抗病原微生物及抗肿瘤等作用。

## 【毒性表现】

传统文献和现代临床报道均认为白屈菜有毒，其毒性主要表现在神经系统等。中毒原因与使用不当或误服误用等有关。

（一）传统文献记载

白屈菜始载于《救荒本草》，谓其有毒性。后《四川中药志》中记载其"性微温，味苦辛，有毒"。《北方常用中草药》亦记载其"味苦，性寒，有毒"。

（二）现代临床报道

白屈菜中毒的报道很少，主要因过量误食而引起。多在服用30分钟后发生。其中毒后临床表现为头痛、头晕、口干、视物模糊、胃肠不适、烦躁、谵妄、间歇性痉挛、对光反射消失等。

【毒性物质基础】

白屈菜中的生物碱成分是其主要毒性物质基础，如属苯并菲啶型生物碱的白屈菜碱、白屈菜明碱、白屈菜啶和属原托品型生物碱的原鸦片碱。

【毒理研究】

（一）基础毒性

**急性毒性**

白屈菜总碱小鼠静脉注射的 $LD_{50}$ 值为 0.0775mg/kg；白屈菜红碱、血根碱雄性小鼠尾静脉注射的 $LD_{50}$ 值分别为 18.5mg/kg 和 15.9 mg/kg；白屈菜红碱、血根碱雌性小鼠皮下注射的 $LD_{50}$ 值分别为 95mg/kg 和 102mg/kg。

（二）毒作用机制

白屈菜所含生物碱类毒性物质，如原鸦乌碱等，可导致中枢神经系统抑制，从而引起神经毒性。此外，白屈菜碱、白屈菜明碱等具有细胞毒性也可能是毒性机制之一。

【控毒方法】

控毒方法主要有避免误食、控制剂量等。

（一）避免误食

白屈菜中毒多为将其作为食物使用，误食后造成，其控毒方法主要为合理控制剂量，切勿滥食滥用。广泛宣传，贯彻《中华人民共和国食品安全法》，提高人们对白屈菜毒性的认识，避免误食。

（二）控制剂量

药用时谨遵医嘱，避免大剂量用药，以有效地避免中毒现象的发生。

# 山豆根　Shandougen
## Sophorae Tonkinensis Radix et Rhizoma

山豆根为豆科植物越南槐 *Sophora tonkinensis* Gapnep. 的干燥根和根茎。主要分布于广西、广东、江西、贵州等地。秋季采挖，除去杂质，洗净，晒干，切片生用。山豆根苦，寒；有毒。归肺、胃经。功效为清热解毒，消肿利咽。用于火毒蕴结，乳蛾喉痹，咽喉肿痛，齿龈肿痛，口舌生疮。主要含生物碱和黄酮化合物。具有抗炎、平喘、抑制中枢、兴奋呼吸、抗心律失常、抑制胃酸分泌、升高白细胞、调节免疫、抗病原微生物、保肝、抗肿瘤等作用。

## 【毒性表现】

山豆根传统文献未记载其有毒，《中国药典》1985 年版始载其有毒；现代临床报道认为山豆根有毒，其毒性主要表现在神经系统和消化系统等。中毒原因与炮制不当、辨证不准、用量过大、个体因素等有关。

### （一）传统文献记载

山豆根始载于《开宝本草》，载其"解诸药毒，止痛，消疮肿毒，人及马急黄发热，咳嗽，杀小虫"。《本草图经》记载："采根用，今人寸截含之，以解咽喉肿痛极妙。"《本草备要》记载："泻热解毒，去肺大肠风热，含之咽汁，止喉痛、齿肿、齿痛。"山豆根有毒的记载始见于《中国药典》1985 年版。

### （二）现代临床报道

山豆根的毒性反应以胃肠道反应为主，以神经毒性反应的损害为最严重，亦可见心血管系统毒性反应。山豆根中毒多由服用剂量过大引起，一般在 10g 以上便容易引起中毒。中毒反应多在服药后 5 分钟至 30 分钟内出现。胃肠道反应是山豆根中毒最早出现的症状，大约在服药 2 小时左右出现恶心及频繁呕吐。神经系统毒性表现为头晕、呕吐、共济失调、语言不清，或有眼球震颤、视物模糊，甚至大汗淋漓等自主神经功能紊乱的症状，严重者有四肢发冷、血压下降、呼吸节律不齐等心血管系统症状。

## 【毒性物质基础】

山豆根所含生物碱成分是导致毒性的重要物质基础，如苦参碱、司巴丁。

## 【毒理研究】

### （一）基础毒性

**1. 急性毒性**

山豆根总生物碱提取物、水提组分和醇提组分小鼠灌胃的 $LD_{50}$ 分别为 13.399（12.016，14.899）g/kg、17.469（15.450，19.701）g/kg、27.135（24.869，29.622）g/kg。苦参碱小鼠、家兔腹腔注射的 $LD_{50}$ 分别为 150mg/kg、150mg/kg。氧化苦参碱小鼠静脉注射、腹腔注射、肌肉注射的 $LD_{50}$ 分别为 150mg/kg、750mg/kg、256.74mg/kg。小鼠单次灌胃山豆根水提组分 1.789～3.494g/kg 或醇提组分 2.779～5.427g/kg 可造成急性肝毒性损伤，给药后 1 小时血清中 ALT、AST 水平开始升高，毒性峰值分别出现在给药后 6 小时和 4 小时，毒性持续时间分别为 48 小时和 24 小时，给药后 12 小时肝脏病理损伤最明显。肝脏指数升高，肝细胞出现细胞核固缩、浊肿、气球样及嗜酸性变性等。

**2. 长期毒性**

山豆根水提组分 0.78～2.92g/kg、醇提组分 0.78～4.52g/kg 小鼠灌胃，连续 7 天，可致小鼠体重增长缓慢，血清 ALT、AST、AKP 的活性升高，TBIL 含量升高，ALB 含量下降，肝脏指数增大，并出现肝细胞病理组织学变化。水提组分对上述指标的影响比醇提组分明显。

山豆根水提组分 0.6g/kg、1.2g/kg、2.4g/kg 连续灌胃大鼠 27 天，1 次/d，可致大鼠食量、饮水量、体重降低，血清 ALT、AST 显著升高；2.4g/kg 剂量可致大鼠血清 AKP 活性显著升高，肝细胞呈现嗜酸性变、脂肪变，间质充血、水肿，部分细胞溶解消失。

### （二）毒作用机制

山豆根中所含苦参碱具有烟碱样活性，能使胆碱能自主神经系统兴奋，导致胃肠道平滑肌痉挛和蠕动过快，使唾液腺和汗腺分泌增强，瞳孔缩小；能导致脑血管痉挛，使横膈膜麻痹，从而导致一系列消化系统和神经系统毒性。山豆根生物碱成分也可能与基底节神经元有特殊的亲和力，从而影响大脑基底神经核和海马发生病理改变。山豆根总碱可使心脏呈负性频率、负性传导和心肌复极化障碍。司巴丁能反射性兴奋呼吸中枢和血管运动中枢，使呼吸急促，心跳加快，血压升高。

**毒代动力学：** 北豆根中的毒性成分蝙蝠葛碱以 6mg/kg 静脉注射 Beagle 犬的量时曲线符合二室开放模型。小鼠经静脉注射 15mg/kg 或灌胃 100mg/kg 给药蝙蝠葛碱后，各脏器组织中药物含量较血浆中高，灌胃给药时各脏器中的含量由高到低依次为胃、肠、肝、脾、肺、肾、心、肌肉、脑、血浆。大鼠灌胃蝙蝠葛碱后的脏器分布与小鼠类似，以肝、肺和脑组织中药量 $T_{max}$ 最短。家兔耳缘静脉注射蝙蝠葛碱 10mg/kg 后绘制的药时曲线符合二室开放模型，从分布相的半衰期可以看出蝙蝠葛碱在血中分布和消除都较快。北豆根的另一毒性成分北豆根碱 10mg/kg 给家兔静脉注射，血药浓度 0.01～0.10mg/mL 范围内，其体内量时曲线符合二室开放模型，药物自中央室向周边室分布很快，$t_{1/2\alpha}$ 约为 5 分钟，药物从中央室消除也较快，$t_{1/2\beta}$ 约为 1 小时，$V_d$ 约 8.17L/kg，大于实际的体液体积，说明北豆根碱因脂溶性强而在体内分布广。

### 【控毒方法】

控毒方法主要有控制用量、缩短煎煮时间、避免混用、注意个体差异等。

### （一）控制剂量

山豆根不良反应与其使用剂量有关，一般在 10g 以上便容易引起中毒。少数病人服用6g 亦可出现毒性反应。因此，山豆根临床用量应严格按照药典标准执行。

### （二）缩短煎煮时间

山豆根药效与毒性的大小与煎煮时间的长短密切相关，加热煎煮时间越长，药效愈低，毒性愈大。山豆根饮片用水煎煮，氧化苦参碱含量降低，苦参碱含量增加；山豆根与丹参、木蝴蝶、黄柏、玄参等配伍，与水共煎煮，氧化苦参碱含量则随时间的延长而减少直至消失，苦参碱含量增加。因此，山豆根无论是单煎，还是与某些常用药合煎，都不宜久煎，否则将使药效减低而毒性加大。

### （三）避免混用

在北方习用北豆根替代山豆根，一旦换用正品山豆根，就会出现毒性反应。部分地区的药品经营、使用单位也有以木兰属植物冒充山豆根使用，引起急性中毒。因此，山豆根与北豆根的区别应引起临床工作者的重视，各使用单位做好药材鉴定工作，避免混用，减少毒性反应。

（四）注意个体差异

山豆根的中毒量与个体之间的差异较大，用药同时还要依据个人体质、年龄等全面考虑。小儿、年老体弱者更应慎用。

另外，注意其临床配伍，与大黄、神曲配伍均可产生毒性反应。山豆根有毒成分易溶于乙醇，能增加其毒性，故服药期间不宜饮酒或以酒送服，以免中毒。

# 香加皮　Xiangjiapi
## Periplocae Cortex

香加皮为萝藦科植物杠柳 *Periploca sepium* Bge. 的干燥根皮。主要分布于山西、河南、河北、山东等地。春、秋季采挖根部，剥取根皮，晒干。除去杂质洗净，润透，切厚片，生用或炮制后用。香加皮辛、苦，温；有毒。归肝、肾、心经。功效为利水消肿，祛风湿，强筋骨。用于下肢浮肿，心悸气短，风寒湿痹，腰膝酸软。主要含苷类化合物。具有强心、升压、抗炎、抗肿瘤、免疫调节等作用。

【毒性表现】

《中国药典》2000 年版始载香加皮有毒，现代临床报道认为其有毒，其毒性主要表现在消化系统和心血管系统等。中毒原因与用量过大或用药过久等有关。

（一）传统文献记载

在早期的本草古籍中，香加皮与五加皮在来源、功效、主治上未加区分，香加皮代替五加皮使用非常广泛。药材"香加皮"品名始载于《中国药典》1977 年版，又称"北五加皮"（《科学的民间药草》）、"香五加皮"（《四川中药志》）。《中国药典》2000 年版记载香加皮"有毒"。

（二）现代临床报道

香加皮的毒性反应主要表现在消化系统和心血管系统。消化系统主要见恶心、呕吐、腹泻等；心血管系统可见心率减慢、早搏、房室传导阻滞等，甚至有误服香加皮致死的报道。

【毒性物质基础】

香加皮含有多种苷类化合物，其中杠柳苷 G 为强心苷，是香加皮的主要毒性物质基础。

【毒理研究】

（一）基础毒性

**1. 急性毒性**

香加皮醇提组分、水提组分小鼠灌胃的 $LD_{50}$ 值分别为 61.388（57.466，65.521）g 生药/kg、93.578（89.149，98.484）g生药/kg，小鼠死亡多发生于48小时之内，部分小鼠出现肢体麻痹、腹泻、抽搐、呼吸抑制。香加皮醇提物小鼠腹腔注射的$LD_{50}$值为2.29（2.15，2.43）g/kg。香加皮配方颗粒溶液（香加皮水提粗制品）小鼠腹腔注射的$LD_{50}$值为10.60（9.84，11.43）g生药/kg。

**2. 长期毒性**

香加皮水提物及醇提物的毒性损伤部位主要在肝、肾脏，且对雄性大鼠的毒性大于雌性大鼠。香加皮水提物2.64、7.9、13.2g生药/kg连续灌胃大鼠20天，1次/d，香加皮醇提物2.5、5.0、10.0g生药/kg连续灌胃大鼠9天，1次/d，动物均可出现不同程度的行为倦怠、掉毛、进食、饮水减少以及体重减轻，且药物对雄性大鼠体重的影响更为明显。大鼠血ALT、AST、AKP、BUN水平明显增高，ALB水平明显降低，肝脏重量和肝体比值、肾脏重量和肾脏系数增大，肝脏可出现细胞玻璃样变，伴少量细胞嗜酸性变，并少量细胞硬化坏死；汇管区血管扩张不明显，间质轻度充血。肾脏可见部分肾小球、肾小管不同程度的嗜酸性变，个别肾小球重度萎缩、玻璃样变性、间质充血。高剂量组大鼠心脏出现部分细胞病变。肝肾部分病变不可逆。

（二）毒作用机制

香加皮的心脏毒性主要是所含杠柳苷G所致，成分为强心苷，能抑制心肌细胞$Na^+-K^+-ATP$酶活性，造成心肌细胞内低钾，引起心律失常，心肌收缩力异常，血压先升高后降低。此外，香加皮提取物可诱发肝脂质过氧化损伤而导致肝毒性。

**毒代动力学：** 香加皮配方颗粒溶液给予小鼠腹腔注射7.0g/kg的生物利用度约为11.61%，24小时体内蓄积率约为0.196，$t_{1/2}$为10.20小时。在体内残存量并不是随着时间延长而持续性降低，在给药后6小时和12小时出现了两个高峰点，其后呈一级动力学消除，12小时以后消除相的消除半衰期$t_{1/2}$为7.55小时，消除速度常数$K$为0.0918h$^{-1}$，这一现象可能与其毒性物质存在着肝肠循环有关。

【控毒方法】

控毒方法主要有避免混用、控制剂量等。

（一）避免混用

目前药材市场和药房中，香加皮被误作五加皮使用的情况相当严重。五加皮又称南五加皮，香加皮又称北五加皮，香加皮与五加皮在名称、性状、性味归经、功效主治等方面有很多相似之处，在使用上也容易产生混淆。但五加皮毒性很小，而香加皮为有毒药材，使用剂量过大、时间过长，是不良反应发生的最危险原因。因此，药材采收、供应，调剂各部门、各环节，应严格按照药典规定，使用规范名称香加皮、五加皮，不用易产生混淆的南、北五加，香五加等别名；药师和从业人员要确切掌握香加皮和五加皮的鉴别要点，包括来源、外形、大小、颜色、质地、断面气味、显微、理化等各方面，不能擅自互相替代。

（二）控制剂量

香加皮多用于风寒湿痹证，其成药品种中超过1/3的制剂为酒剂外，临床常用酒浸泡服用，难以准确地控制其药物剂量，而乙醇的作用更会加重强心苷对心脏的毒性，造成血压升高、心律失常、毒性反应发生。因此，在使用酒剂时，需格外注意使用药物的时间不宜过长，每次服用剂量不宜过大。

此外，不同产地的香加皮以及杠柳植物的不同部位所含的杠柳毒苷的含量差别很大，应引起注意，香加皮与强心苷联合使用时可加重心脏毒性，应避免联合使用。

# 第八章

# 小毒中药

　　小毒中药是指使用剂量大，有效剂量与中毒剂量之间范围大，且蓄积到一定程度才引起中毒的有毒中药。

　　《中华人民共和国药典》2010年版共收载小毒中药31种，占已知12807种中药2.34‰，占药典收载有毒中药的36.59%。包括蛇床子、苦杏仁、川楝子、艾叶、水蛭、吴茱萸等常用中药，以及猪牙皂、鸦胆子、土鳖子、北豆根、红大戟、大皂角、飞扬草、金铁锁、紫萁贯众、榼藤子、翼首草等不常用中药。小毒中药多入肝、胃、肺、脾经，味多苦、辛，性多温；入药部位以果实、种子类居多。分属止咳化痰药、清热解毒药、温里药、祛风湿药、泻下药、理气药、活血化瘀药、补益药和驱虫药等。至今为止，尚无小毒中药的治疗剂量和中毒剂量界限的明确标识，临床使用多以临证经验用量范围为主，剂量范围1～10g不等，同时对特殊人群（如孕妇、儿童、老人）的使用也无明确的特殊界定。本类中药口服多以丸散入药，由于有小毒，药物前处理过程中，多经炮制后使用；外用适量，以水煎洗，或研末吹鼻取嚏，或研末调敷患处。从功效上，多具清热解毒、消肿止痛、祛风除湿、杀虫止痒之功，多用于治疗痈疮疔疖、跌打伤痛、毒虫蛇咬、风湿痹痛、虫积腹痛等。

　　小毒中药对机体的毒性损伤表现各不相同。对胃肠道有刺激作用的，服用后可引起腹痛、腹泻、恶心、呕吐等，如川楝子、大皂角等；对中枢神经系统有毒性的，服用后可引起头晕、头痛、肌肉发紧，甚至抽搐、痉挛等症状，减量或停药或对症治疗后症状可减轻或消失，如丁公藤、两面针等；对心脏及血液系统有毒性的，服用后可引起胸闷、心慌、气短、心动过速、心律不齐，甚至心脏骤停，严重者可导致死亡，如土鳖虫等；对细胞组织结构及代谢有影响的，可引起肝肾功能受损，故使用时间不宜过长，且用药期间应定期检查肝肾功能，如艾叶、苦楝子、吴茱萸等；易引起过敏反应的，可引起皮肤瘙痒、皮疹，严重者可出现过敏性休克，故使用时应询问过敏史，对有药物过敏史或过敏体质患者，应密切观察，若出现过敏反应要及时停药并采取抗过敏处理，如两面针、土鳖虫等；对局部皮肤有刺激作用的，在外用时易引起皮肤过敏，甚至溃烂，故应用时间不宜过久，发生局部刺激时应及时清洗，并作对症处理，如鸦胆子、两面针等。

　　小毒中药的品种、毒性成分各不相同。如急性子、蛇床子、绵马贯众、南鹤虱、鸦胆子、吴茱萸等，其毒性与其脂溶性成分（包含脂肪油及少量挥发油）有关；苦杏仁、猪牙皂、重楼、大皂角、榼藤子等，其毒性与其所含苷类成分有关，且苦杏仁因含氰苷，该类成分在酶的作用下，分解成氢氰酸等，可导致中毒；草乌叶、苦楝子、北豆根、吴茱萸、两面针等的毒性与生物碱有关。此外，毒性成分也有蛋白质，如水蛭。据国外报道，蒺藜植物中含有毒剂量的亚硝酸钾，中毒后可见乏力、头昏、恶心、呕吐，唇、甲、皮肤黏膜呈青紫色，严重的可造成呼吸衰竭而引起窒息；鸦胆子毒性成分主要存在于水溶性苦味成分中；包公藤含有包公藤甲素、丁公藤碱等，中毒时主要出现强烈的拟胆碱样作用；九里香含有蛋白多糖类成分能够产生热原性发热的副作用；苦木含有苦木素，对哺乳动物心脏有抑制心跳振幅及频率的作用。

# 蛇床子　Shechuangzi
## Cnidii Fructus

蛇床子为伞形科植物蛇床 Cnidium monnieri（L.） Cuss. 的干燥成熟果实。全国各地均有分布。夏、秋二季果实成熟时采收，除去杂质，晒干。蛇床子辛、苦，温；有小毒。归肾经。功效为燥湿祛风，杀虫止痒，温肾壮阳。用于阴痒带下，湿疹瘙痒，湿痹腰痛，宫冷不孕。主要含香豆素类化合物，此外还含有大量的油酸、亚油酸等。具有抗滴虫、抗菌、平喘、祛痰、抗心律失常、镇痛、抗变态反应、抗诱变等作用。

【毒性表现】

传统文献对其是否有毒认识不一。现代临床报道均认为蛇床子有毒。其毒性主要表现在消化系统。中毒原因与用量过大、疗程过长、用法失宜、配伍不当等有关。

（一）传统文献记载

蛇床子始载于《神农本草经》，列其为上品。历代本草著作对蛇床子的毒性认识不尽相同，《神农本草经集注》《开宝本草》《汤液本草》《本草品汇精要》均记载其"味苦、甘平、无毒"，《本草蒙筌》曰："味苦、辛、甘，气平。无毒。"但《药性论》曰："君，有小毒。"《药性解》曰："味苦辛甘，性平，有小毒，入肺、肾二经。"此外，历代本草著作强调下焦有湿热，或肾阴不足、相火易动以及精关不固者忌服。如《本草经疏》记载："肾家有火及下部有热者勿服。"《本草新编》记载："蛇床子，功用颇奇……倘阴虚火动者，服之非宜。"至于用药禁忌，《本草经集注》言："恶牡丹、巴豆、贝母。"本草认为炮制可解其毒，《雷公炮制论》记载："凡使蛇床须用浓蓝汁，百部草根自然汁，二味同浸三伏时，漉出日干，却用生地黄汁相拌蒸，从午至亥，日干用。"《日华子本草》言："蛇床，凡合药服食即授去皮壳取仁，微炒杀毒即不辣，作汤洗病则生使。"《本草正义》认为可用炮制解蛇床子燥烈之性："以浓蓝汁同浸，再以生地黄汁拌蒸，无非监制其燥烈之性。"

（二）现代临床报道

少数患者服用蛇床子总香豆素可见轻微口苦、嗜睡和胃部不适，停药后可消失。蛇床子内服可致恶心、剧烈呕吐、舌麻的不良反应，停药后不良反应自行消失；蛇床子外用可致局部潮红肿胀、起泡、瘙痒等过敏症状。

## 【毒性物质基础】

蛇床子中所含香豆素类化合物是主要活性物质基础，其中以蛇床子素含量最高，是蛇床子主要毒性物质基础。

## 【毒理研究】

### （一）基础毒性

**1. 急性毒性**

蛇床子总香豆素豚鼠口服 $LD_{50}$ 为 2.44（2.39，2.49）g/kg，蛇床子素小鼠静脉注射 $LD_{50}$ 为 65.2mg/kg。

**2. 长期毒性**

蛇床子水煎剂长期给药有一定的肝肾毒性，肾脏有萎缩或退行性变化。蛇床子水煎剂（相当于临床剂量的 50 倍或 $LD_{50}$ 的 1/8）大鼠灌胃 3 个月，肾脏脏器系数降低，TP、BUN 升高，ALB、TG、GLU 降低。

### （二）毒作用机制

蛇床子引起的消化系统不良反应和皮肤光毒性主要是由所含香豆素类化合物所致，但作用机制暂不清楚。

**毒代动力学：** 蛇床子素不同给药途径下的体内动力学过程不同。家兔耳缘静脉注射蛇床子素溶液 10mg/kg，时量曲线符合二室开放模型，分布及消除均较快，其主要药动学参数 $t_{1/2\alpha}$ 为 5.81 分钟，$t_{1/2\beta}$ 为 42.2 分钟，$AUC$ 为 2.35（mg·min）/L，$CLs$ 为 0.0430L/（min·kg）。大鼠腹腔注射蛇床子素 30、120mg/kg 的体内药动学过程符合一室模型，吸收快而消除缓慢，以消除相为主。

## 【控毒方法】

控毒方法主要有控制剂量、辨证用药、合理配伍等。

### （一）控制剂量

虽然蛇床子的安全剂量范围比较大，但在临床应用中需注意不能长期大剂量服用。

### （二）辨证用药

蛇床子主要用于阴痒带下，湿疹瘙痒，湿痹腰痛，宫冷不孕。临床应用时需注意，下焦有湿热，或肾阴不足、相火易动以及精关不固者忌服。

### （三）合理配伍

历代本草记载蛇床子恶牡丹皮、巴豆、贝母，若与上述药物配伍时应谨慎。


# 水蛭　Shuizhi
# Hirudo

水蛭为水蛭科动物蚂蟥 *Whitmania pigra* Whitman、水蛭 *Hirudo nipponica* Whitman 或柳叶

蚂蟥 *Whitmania acranulata* Whitman 的干燥全体。我国南北方均有分布。夏、秋二季捕捉，洗净，切段，干燥，生用；或用沸水烫死，晒干或低温干燥，加工为烫水蛭。水蛭咸、苦，平；有小毒。归肝经。功效为破血通经，逐瘀消癥。用于血瘀经闭，癥瘕痞块，中风偏瘫，跌扑损伤。主要含多肽类、氨基酸、抗凝血酶、肝素、抗血栓素、镇痛酶、抗炎酶和溶血酶，还含有钠、钾、钙、镁等常量元素及铁、锰、锌、硅、铝等微量元素。具有抗凝血、抗血栓、降血脂、抗肿瘤等作用。

## 【毒性表现】

传统文献和现代临床报道均认为水蛭有毒。其毒性主要表现在过敏和凝血机制障碍等。中毒原因与用量过大、用法失宜等有关。

### （一）传统文献记载

水蛭始载于《神农本草经》，列其为下品。《名医别录》曰："味苦，微寒，有毒，主堕胎。"《开宝本草》曰："味咸、苦，平、微寒，有毒，堕胎。"《景岳全书》："味咸苦，性微寒，有毒。"《本草经疏》曰："水蛭，味咸苦气平，有大毒，其用与虻虫相似。"《本草求真》曰："味咸与苦，气平有毒。"《本草新编》记载："味咸、苦，气平、微寒，有毒。炒黄黑色用之。"《本草分经》亦载其"咸、苦，平。有毒"。在使用禁忌及注意方面，《日华子本草》记载"畏石灰"，《本草衍义》记载"畏盐"，《本草品汇精要》记载"妊娠不可服"。

### （二）现代临床报道

水蛭不良反应最常见的表现为过敏和凝血障碍症状，水蛭临床使用可导致紫癜、喉部发紧、呼吸困难等症状。一般认为，水蛭药用过量可致中毒，中毒量为 15～30g，中毒潜伏期约 1～4 小时。中毒时可出现恶心、呕吐、子宫出血，严重时，能够引起胃肠出血、剧烈腹痛、血尿、昏迷等，致死原因为呼吸和循环衰竭。

## 【毒性物质基础】

水蛭中含的水蛭素既是其毒性成分，也是其有效成分。此外，水蛭中某些蛋白质成分也是毒性物质基础。

## 【毒理研究】

### （一）基础毒性

**1. 急性毒性**

水蛭煎液小鼠皮下注射的 $LD_{50}$ 为 15.24（13.2，17.28）g/kg。

**2. 长期毒性**

重组水蛭素对恒河猴毒性作用靶器官为血液系统，其作用是可逆的。重组水蛭素 1.0mg/kg、3.0mg/kg、6.0mg/kg 恒河猴静脉注射，连续 30 天，可使动物全血凝固时间（clotting time，CT）、凝血酶时间（thrombin time，TT）、活化部分凝血活酶时间（actived partial thromboplastin time，APTT）明显延长，且有量效关系。45 天后，上述指标恢复正常。这可能与重组水蛭素半衰期较短（$t_{1/2}$ 为 0.8～1.7 小时）有关。

（二）特殊毒性

**生殖毒性**

水蛭煎剂对妊娠第 7 ~ 11 天小鼠每日灌服 500 或 1000mg/kg，均可使胎鼠体重下降，死胎和吸收胎比例升高，有明显生殖毒性。

（三）毒作用机制

水蛭导致凝血功能障碍的机制为，水蛭中所含水蛭素是含有 65 个氨基酸的单链多肽，其氨基末端含活性中心，能识别底物凝血酶上凝血因子 I 的结合位点，并与之结合，从而影响凝血功能。水蛭素在 63 位有一个硫酸化的酪氨酸残基，不被一般蛋白酶降解，从而使水蛭素比较稳定。同时，水蛭素可抗血小板聚集和溶栓。水蛭的生殖毒性和过敏性主要由其所含蛋白质导致，但机制尚不清楚。

**毒代动力学**：水蛭中的水蛭素是一大分子多肽，口服不易吸收，皮下给药吸收好，生物利用度达 85% 以上。一次或多次静脉给药的体内过程符合二室开放模型，$t_{1/2}$ 为 5 ~ 18 分钟；一次或多次皮下给药后，均以一室模型在全身分布，$t_{1/2}$ 显著延长，约为 1 小时。水蛭经静脉注射给予犬、兔或大鼠后，主要以原形从肾脏排出，$t_{1/2\beta}$ 为 1 小时。给人静脉注射水蛭素 1000AT－U/kg 后血药浓度逐渐下降，$t_{1/2\alpha}$ 为 0.15 小时，$t_{1/2\beta}$ 为 0.84 小时；皮下注射时血药浓度逐渐上升，1 小时达峰值，$t_{1/2\beta}$ 为 0.64 小时，生物利用度约 36%，以原形从肾排出。

【控毒方法】

控毒方法主要有控制剂量、辨证用药等。

（一）控制剂量

临床用药应控制水蛭用药剂量，避免大剂量用药。动物实验虽然证明水蛭的安全范围比较大，但水蛭毕竟对凝血机制有影响。

（二）辨证用药

水蛭临床主要用于血瘀经闭，癥瘕痞块，中风偏瘫，跌扑损伤。下焦有湿热，或肾阴不足、相火易动以及精关不固者忌服。凡有凝血功能障碍，或有潜在凝血功能障碍者（如肝硬化、脾肿大、脾功能亢进等患者）慎用。体弱、孕妇、妇女月经期及有出血倾向患者禁服。

# 苦杏仁　Kuxingren
## Armeniacae Semen Amarum

苦杏仁为蔷薇科植物山杏 *Prunus armeniaca* L. var. *ansu* Maxim.、西伯利亚杏 *Prunus sibirica* L.、东北杏 *Prunus mandshurica*（Maxim.）Koehne 或杏 *Prunus armeniaca* L. 的干燥成熟种子。全国各地均有分布。夏季采收成熟果实，除去果肉和核壳，取出种子，晒干，用时去皮，生用或者炒用。苦杏仁苦，微温；有小毒。归肺、大肠经。功效为降气止咳，平喘，润肠通便。用于咳嗽气喘，胸满痰多，肠燥便秘。主要含苦杏仁苷，还含有脂肪油、蛋白质、多糖、维生素等。具有止咳、平喘、泻下、抗炎、镇痛、抗肿瘤等作用。

## 【毒性表现】

传统文献和现代临床报道均认为杏仁有毒。其毒性主要表现在心血管系统、神经系统和消化系统等。中毒原因与用量过大、疗程过长、炮制不当、用法失宜、配伍不当等有关。

### （一）传统文献记载

苦杏仁始载于《神农本草经》，列为下品。《本草经集注》始称杏仁，云："凡用杏仁，以汤浸去皮尖，炒黄，或用面麸炒过。"《名医别录》指出："味苦，冷利，有毒。"《千金翼方》亦认为杏核仁"有毒"，曰："五月采之，其两仁者杀人，可以毒狗。"《本草纲目》亦称"有小毒"，并曰："治疮杀虫，用其毒也……杏仁性热降气，亦非久服之药。"《本草新编》载"杏仁，味甘、苦，气温，可升可降，阴中阳也，有小毒"。历代本草对其用药禁忌也有较多记载。《本草经集注》："得火良。恶黄芪、黄芩、葛根。畏蘘草。"《本草正》："元气虚陷者勿用，恐其沉降太泄。"《本经逢原》曰："亡血家尤为切禁。"《本草从新》载："阴虚而咳嗽便秘者忌之。"历代本草主张以炮制之法解其毒。清代汪昂《本草备要》、黄宫绣《本草求真》等谓"得仁者良"。还可去双仁，《金匮玉函经》有载"勿取两仁者"。另外，正确的煎煮方法可减毒，如《医方丛话》曰："有大毒，须煮令极熟，中心无白为度。"《养性要钞》记载了苦杏仁的解毒方法："治食杏仁中毒，下利烦苦，方以梅子汁解之。又方以蓝青汁服之。"

### （二）现代临床报道

误服苦杏仁过量后 0.5～5 小时后可导致不良反应，首先感到口中有苦涩味、流涎、头晕、头痛、恶心、呕吐并有水样腹泻、心悸、脉频、四肢软弱无力等症状；稍重，则感胸闷，并有不同程度的呼吸困难；严重者，呼吸微弱、意识不清，继而发展到意识丧失、烦躁不安、瞳孔散大、对光反射消失、血压下降、牙关紧闭、全身发生痉挛、四肢冰冷，呈休克状态，最后因呼吸麻痹、心跳停止而死亡。成人每日口服苦杏仁苷 4g，持续半个月或静脉给药持续 1 个月，可见毒性反应，以消化系统较为多见，也可见心电图 T 波改变、房性早搏，停药后可消失。

## 【毒性物质基础】

苦杏仁中含有的苷类化合物苦杏仁苷在热、酸或酶作用下易水解生成剧毒的氢氰酸，是苦杏仁毒性的重要物质基础。同时，苦杏仁苷又是其重要的药效物质基础。

## 【毒理研究】

### （一）基础毒性

**急性毒性**

苦杏仁生品及焯、炒、炒焯制品水煎剂灌胃小鼠的 $LD_{50}$ 分别为 30.7g 生药/kg、28.1g 生药/kg、40.0g 生药/kg、28.2g 生药/kg。苦杏仁苷小鼠灌胃、静脉注射的 $LD_{50}$ 分别为 88.7mg/kg 和 25g/kg；苦杏仁苷大鼠静脉注射、腹腔注射、灌胃的 $LD_{50}$ 分别为 25g/kg、8g/

kg 和 0.6g/kg。灌胃给药的毒性之所以大于静脉给药，主要是由于苦杏仁苷被肠道微生物酶水解产生较多氢氰酸所致。说明苦杏仁苷引起中毒的主要因素除与剂量有关外，与用药途径更为相关。

（二）特殊毒性

生苦杏仁有一定促癌活性。生苦杏仁水煎剂浓度在 400μg/mL 以上对人类疱疹病毒（epstein-barr virus，EBV）基因有激活作用；经焯制、炒制、炒焯制后药物浓度达 10mg/mL 未显示对 EBV 基因的激活作用。生苦杏仁对 EBV 基因有激活作用的成分存在于醚提取物及水煎剂中，焯制、炒制、焯炒制均能降低该作用。

（三）毒作用机制

苦杏仁中苦杏仁苷水解生成氢氰酸，可迅速与细胞线粒体内呼吸链的细胞色素氧化酶的三价铁结合，形成氰化高铁型细胞色素氧化酶，抑制呼吸链，导致细胞窒息死亡。由于中枢神经系统对缺氧最敏感，故中毒时脑先受损，最终导致呼吸中枢麻痹而致死。苦杏仁苷在肠道可被肠道微生物水解产生较多的氢氰酸，因此口服比静脉给药毒性更大。

**毒代动力学：** 大鼠灌胃苦杏仁生品、霜制品水煎液 7g/kg 后，体内苦杏仁苷均以次级代谢产物野樱苷的形式分布，且霜制后野樱苷在大鼠各组织中的分布时间延长，分布量更平均，呈现二次达峰现象。大鼠尾静脉注射苦杏仁苷 0.2g/kg 后主要以原形分布。家兔静脉注射苦杏仁苷 0.5g/kg 后的体内过程符合开放二室模型，生物半衰期短，排泄快，药物除分布于血液及血流量较丰富的器官和组织外，在肌肉组织中也有分布；多以原形经尿液排出，48 小时内尿中排出原形药占注入量的占 62%±18%。苦杏仁苷在人体内的药代动力学符合二室开放模型，静脉给药的 $t_{1/2\alpha}$ 为 6.2 分钟，$t_{1/2\beta}$ 为 120.3 分钟，平均消除率为 99.3mL/min，主要以原形从尿中排泄。

【控毒方法】

控毒方法主要有依法炮制、规范用药方式、合理配伍、控制剂量等。

（一）依法炮制

炒制可减小苦杏仁毒性。假如苦杏仁不经加热处理或处理不当，服用后，在酶的作用下，可迅速分解产生大量的氢氰酸而致中毒；如苦杏仁经过一定的加热处理，酶被破坏，苦杏仁苷在体内只能在胃酸的作用下缓慢分解，产生微量的氢氰酸而奏止咳平喘功效，不致中毒。

（二）规范用药方式

苦杏仁宜加热煮熟，原因在于可破坏酶，不宜做散剂冲服。

（三）合理配伍

注意配伍，苦杏仁一般不宜与收敛药配伍，以防影响药物的体内排泄，加深中毒；亦不宜与麻醉、镇静止咳之西药合用，以免引起严重的呼吸抑制。

（四）控制剂量

苦杏仁切不可多服。大剂量用药时应常查心电图。

# 鸦胆子　Yadanzi
## Bruceae Fructus

鸦胆子为苦木科植物鸦胆子 *Brucea javanica*( L. ) Merr. 的干燥成熟果实。主要分布于福建、台湾、广东、广西、海南、贵州、云南等地。秋季果实成熟时采收，除去果壳及杂质，晒干。鸦胆子苦，寒；有小毒。归大肠、肝经。功效为清热解毒，截疟，止痢；外用腐蚀赘疣。用于痢疾，疟疾；外治赘疣，鸡眼。主要含苦木内酯、生物碱、黄酮类、甾体、三萜和脂肪酸，其中苦木内酯是其主要活性物质。具有抗疟、抗炎、降血脂、抗肿瘤等作用。

## 【毒性表现】

传统文献和现代临床报道均认为鸦胆子有毒。其毒性主要表现在消化系统和神经系统等。中毒原因与用量过大、疗程过长、用法不当等有关。

### （一）传统文献记载

鸦胆子始载于《本草纲目拾遗》，曰鸦胆子"其仁多油，生食令人吐"。古本草多言其味极苦，而未言有毒，至《广西本草选编》始云"有毒"。文献有记载其毒性表现和用药禁忌，如《岭南采药录》："生食令人吐，忌食油腻荤腥酸物，并忌饮酒。"

### （二）现代临床报道

鸦胆子仁口服可引起明显的胃肠道刺激症状，表现为恶心、呕吐、腹部不适、腹痛、腹泻、里急后重、头晕、乏力等，其发生率可高达 78.3%；也可导致呼吸缓慢，重者致四肢麻痹及昏迷。

## 【毒性物质基础】

鸦胆子内的苦木内酯类化合物、鸦胆子油和酚类是主要的毒性物质基础。苦木内酯类化合物有鸦胆苦醇、双氢鸦胆苦醇、鸦胆子苷、双氢鸦胆子苷、鸦胆亭等，也是其水溶性苦味的主要原因；鸦胆子油中主要含有油酸、亚油酸等脂肪酸和三萜醇等。

## 【毒理研究】

### （一）基础毒性

#### 1. 急性毒性

鸦胆子仁的毒性强于鸦胆子油及壳，水煎剂雏鸡灌胃、肌肉注射的 $LD_{50}$ 分别为 0.49g/kg 和 0.25g/kg。去油鸦胆子猫灌胃的 $MLD$ 约为 0.1g/kg。鸦胆子油小鼠静脉注射的 $LD_{50}$ 为 6.25g/kg。鸦胆子苷小鼠皮下注射的 $LD_{50}$ 为 $7 \sim 10$mg/kg。鸦胆亭雄性和雌性小鼠静脉注射的 $LD_{50}$ 分别为 1.95mg/kg 和 2.58mg/kg。

#### 2. 长期毒性

鸦胆子油乳剂 0.15g/kg 和鸦胆子油酸乳剂 0.015g/kg 分别给犬静脉注射，每天 1 次，连续 45 天，主要见肝细胞肿胀，部分可见空泡样变；肾小管上皮有浊肿，肾小管变狭窄，上皮脱落。

### （二）毒作用机制

鸦胆子的水溶性苦味成分为剧烈细胞原浆毒，对中枢神经系统有抑制毒性，可导致肝肾组织损伤而致肝肾功能异常，并能使组织器官血管显著扩张，引起出血。鸦胆子挥发油成分对皮肤和黏膜有刺激性。然而，具体的毒作用机制不清楚。

**毒代动力学：** 鸦胆子油给予正常小鼠灌胃后0.5小时即可达峰，以脾、胃中含量最高，肾、肝、肺、大脑次之，肌肉、血液、胆汁、唾液腺较低；2小时后降至原水平的1/2～1/3以下；24小时后仅脾、脑含量保持一定水平，在大脑、小脑、脑干之间的分布无显著差异。鸦胆子油灌胃艾氏腹水癌实体瘤或肝癌腹水实体瘤的荷癌小鼠的体内分布与正常小鼠类似，但瘤体内放射活性较高。鸦胆子油主要从肾迅速排泄，2小时达高峰，24小时排出总放射强度的67.3%；粪中排泄4～10小时达高峰，48小时排出量占15%。$^3$H-油酸静脉乳剂给予小鼠或家兔静脉注射后的体内时量曲线均符合二室开放模型，分布广泛而迅速，以网状内皮系统分布最多，胃肠给药时可随给药时间延长而在胃、肠内分布较多；消除较慢，以肾排泄为主，后期也可经粪排泄。家兔静脉注射后$t_{1/2\alpha}$为25分钟，$t_{1/2\beta}$为12.6小时。家兔的中央室分布容积（$Vc$）为466mL/kg，约占体重的31%；$V_d$为1305mL/kg，约占体重的87%。

### 【控毒方法】

控毒方法主要有规范用药方式、控制剂量等。

### （一）规范用药方式

口服时勿直接吞服或嚼服，以免刺激胃肠黏膜，引起胃肠道反应。外用时勿在皮肤破损表面敷用鸦胆子，避免造成严重后果。

### （二）控制剂量

应用鸦胆子一定要掌握好剂量，不可长期应用，以免过量和蓄积中毒。

# 重楼 Chonglou
## Paridis Rhizoma

重楼为百合科植物云南重楼 *Paris polyphylla* Smith var. *yunnanensis*（Franch.）Hand. - Mazz. 或七叶一枝花 *Paris polyphylla* Smith *var. chinensis*（Franch.）Hara 的干燥根茎。主要分布于我国南北各地，主产于长江流域及南方各省。秋季采挖，除去须根、杂质，洗净，润透，切薄片，晒干。重楼苦，微寒；有小毒。归肝经。功效为清热解毒，消肿止痛，凉肝定惊。用于疔疮痈肿，咽喉肿痛，蛇虫咬伤，跌扑伤痛，惊风抽搐。主要含甾醇、甾醇苷、黄酮苷、甾体皂苷类以及多糖、脂肪酸酯、氨基酸、微量元素、鞣质等。具有平喘、止咳、镇静、镇痛、抗菌、抗炎、缩宫止血、杀精、调节免疫、抗肿瘤等作用。

## 【毒性表现】

传统文献和现代临床报道均认为重楼有毒。其毒性主要表现在消化系统。中毒原因与用量过大、疗程过长等有关。

### (一) 传统文献记载

重楼以蚤休之名始见于《神农本草经》，列为下品。其有毒之性，始载于《名医别录》。《本草纲目》述："蚤休，根气味苦，微寒，有毒。"《本草蒙筌》："味苦气微寒，有毒，山谷俱有。"大多本草言其"解毒"，而不言"性毒"。但亦有指出使用注意，如《本草汇言》："中病即止，不宜多用。"

### (二) 现代临床报道

剂量过大出现恶心、呕吐、头痛、头晕、眼花，严重者出现痉挛。

## 【毒性物质基础】

重楼含有的甾体皂苷类成分，如重楼皂苷Ⅰ、重楼皂苷Ⅱ、七叶一枝花皂苷、蚤休皂苷等是导致重楼毒性的物质基础，也是其抗肿瘤作用的重要物质基础。

## 【毒理研究】

### (一) 基础毒性

**急性毒性**

重楼皂苷小鼠灌胃的 $LD_{50}$ 为 2.68g/kg。重楼皮浸膏小鼠灌服 20g 生药/kg，可致小鼠死亡。重楼总皂苷大鼠灌胃 265mg/kg，肝细胞有坏死现象。

### (二) 特殊毒性

**生殖毒性**

七叶一枝花皂苷有杀精子作用。其粗皂苷对大鼠和小鼠杀精有效浓度为 30μg/mL，对人精子杀精有效浓度为 500μg/mL；对大鼠精子 20 秒内抑制的药物最低有效浓度为 0.6%，对人精子 20 秒内抑制的药物最低浓度为 1.2%。七叶一枝花乙醇提取物对大鼠和小鼠精子杀精有效浓度分别为 3mg/mL、1.5mg/mL。

### (三) 毒作用机制

重楼对消化系统的毒性和杀精毒性可能与其抗肿瘤活性物质的细胞毒作用有关。

## 【控毒方法】

控毒方法主要有控制剂量疗程、辨证用药等。

### (一) 控制剂量疗程

重楼用量不宜过大，时间不宜过长。

### (二) 辨证用药

重楼临床主要用于疔疮痈肿，咽喉肿痛，蛇虫咬伤，跌扑伤痛，惊风抽搐。且易伤阳气，不宜用于脾胃虚寒患者。

# 土鳖虫　Tubiechong
## Eupolyphaga Steleophaga

土鳖虫为鳖蠊科昆虫地鳖 *Eupolyphaga sinensis* Walker 或冀地鳖 *Steleophaga plancyi*( Boleny) 的雌虫干燥体。主要分布于河北、陕西、甘肃、青海、河南、湖南等地。捕捉后，置沸水中烫死，晒干或烘干。土鳖虫咸，寒；有小毒。归肝经。功效为破血逐瘀，续筋接骨。用于跌打损伤，筋伤骨折，瘀血经闭，产后瘀滞腹痛，积聚痞块。主要含挥发油、氨基酸及生物碱类等。具有降低心脑组织的耗氧量、提高心肌和脑对缺血的耐受性、抗凝血、抑制血小板聚集、抗血栓、降血脂、促进骨折愈合、保肝、抗突变及抗肿瘤等作用。

## 【毒性表现】

传统文献和现代临床报道均认为土鳖虫有毒。其毒性主要表现在变态反应、心血管毒性和胃肠道毒性等。中毒原因与用量过大、疗程过长、用法不当等有关。

### （一）传统文献记载

土鳖虫始载于《神农本草经》，列为中品。历代本草对土鳖虫安全性评价不一，如《名医别录》"有毒"。《雷公炮制药性解》称"土鳖虫味咸，性寒，有毒"。《重修政和经史证类备用本草》及《本草纲目》均记载"咸、寒，有毒"。《本草便读》载其"咸，寒，小毒"。《本草再新》明确论述其"无毒"。至于注意事项，《本草经集注》记载"畏皂角，菖蒲"。

### （二）现代临床报道

土鳖虫可导致皮肤变态反应，表现为均匀密集的细小丘疹，多见于手背、臀部、双膝关节以下，或有瘙痒，停药后可自行消失；也可见全腹剧烈疼痛、纳呆、乏力、恶心、眩晕、腰部沉重感等，此外，部分患者可见窦性心律减慢。

## 【毒性物质基础】

土鳖虫含有的特异性蛋白质和生物碱是致毒的主要物质基础。

## 【毒理研究】

### （一）基础毒性

**急性毒性**

土鳖虫总生物碱水提液（TAEsⅡ）小鼠腹腔注射的 $LD_{50}$ 为 136.45（128.47，144.43）mg/kg。给药后，小鼠先表现抖动，进而跳跃、震颤、竖耳，多在 10～20 分钟死亡。土鳖虫总生物碱 20mg/kg 家兔静脉注射，可使家兔呼吸急促、挣扎，心电图显示Ⅰ～Ⅱ度房室传导阻滞，解剖发现家兔心脏处于舒张期。

### （二）毒作用机制

土鳖虫的某些蛋白质具有变应原性，可导致皮肤过敏反应发生；土鳖虫生物碱类成分可直接扩张血管，并含抗凝血和抗血栓成分，可能是导致心血管毒性的原因。

## 【控毒方法】

控毒方法主要有依法炮制、辨证用药、控制剂量等。

### （一）依法炮制

土鳖虫可通过炒制使蛋白质变性，以减轻对胃肠的刺激性。可研末装胶囊吞服。

### （二）辨证用药

土鳖虫临床主要用于跌打损伤，筋伤骨折，瘀血经闭，产后瘀滞腹痛，积聚痞块。年老体弱及月经期慎服，孕妇禁服。注意剂量及患者体质，询问过敏史。用于心脏病患者时，应检测心率、血压及心电图的变化。

### （三）控制剂量

土鳖虫临床应用时应从小量开始，逐渐加量。

# 川楝子　Chuanlianzi
## Toosendan Fructus

川楝子为楝科植物川楝 *Melia toosendan* Sieb. et Zucc. 的干燥成熟果实。主要分布于四川、甘肃、河南、湖北、湖南、广西、贵州、云南等地。冬季果实成熟时采收，除去杂质，干燥，切厚片或碾碎，生用或炒用。川楝子苦，寒；有小毒。归肝、小肠、膀胱经。功效为疏肝泄热，行气止痛，杀虫。用于肝郁化火，胸胁、脘腹胀痛，疝气疼痛，虫积腹痛。主要含有挥发油、萜类、黄酮及多糖等成分。具有抗菌、杀虫、抗氧化、抗肿瘤、兴奋平滑肌、镇痛、抗炎等作用。

## 【毒性表现】

传统文献和现代临床报道均认为川楝子有毒。其毒性主要表现在神经系统、心血管系统、消化系统和泌尿系统等。中毒原因与用量过大、疗程过长、用法不当等有关。

### （一）传统文献记载

川楝子始载于《神农本草经》，列为下品，云其"苦，寒"。《名医别录》云其"有小毒"。《汤液本草》记载"气寒，味苦，平，有小毒"。《本草经疏》记载其"楝实禀天之阴气，得地之苦味，故其味苦气寒，极苦而寒，故其性有小毒"。《本草蒙筌》言其"味苦，气寒。有小毒"。《医林纂要》言其"核：苦辛；寒"。《景岳全书》《药性解》及《得配本草》均言其"味苦，性寒，有小毒"。

### （二）现代临床报道

川楝子毒性反应主要表现在呼吸系统、消化系统、心血管系统、神经系统和泌尿系统等。其呼吸系统毒性表现为呼吸急促，呼吸音变粗，呼吸变慢变浅，不规则、间歇性呼吸，严重者可致肺出血，呼吸中枢麻痹；消化系统毒性主要由胃肠道刺激性所致，大多用药后

1~2 小时内出现胃肠道刺激症状，表现为腹痛以脐周为主，并有恶心，呕吐，腹泻稀水样黄色便；对肝脏毒性较大，可发生急性中毒性肝炎，引起精神疲惫，食欲不振，肝肿大，肝区叩击痛，黄疸、转氨酶明显升高等；心血管系统毒性表现为能使血管壁通透性增加，引起内脏出血、血压显著降低、面色苍白、心率加快、皮肤花斑，最终因急性循环衰竭而死亡；神经系统毒性表现为烦躁不安、神志不清、嗜睡、谵语、神志恍惚等；泌尿系统毒性表现为肾小管上皮细胞有刺激及损害，出现尿频、蛋白尿、血尿等。

## 【毒性物质基础】

川楝子的乙酸乙酯部位、水提物等均有毒性，其中以三萜类化合物毒性比较明确，主要以川楝素为代表。

## 【毒理研究】

### （一）基础毒性

**1. 急性毒性**

川楝子提取液 90g 生药/kg 灌胃大鼠，可致大鼠肝细胞体积增大、线粒体肿胀变性、内质网扩张、胞浆内脂滴增多。川楝子乙酸乙酯提取物小鼠灌服的 $LD_{50}$ 为 82.85g 生药/kg。川楝素小鼠腹腔注射、静脉注射、皮下注射和灌胃的 $LD_{50}$ 分别为 13.8mg/kg、14.6mg/kg、14.3mg/kg 和 244.2mg/kg。川楝素大鼠灌胃和皮下注射的 $LD_{50}$ 分别为 120.67mg/kg、9.8mg/kg。川楝素家兔静脉注射的 $LD_{50}$ 为 4.2mg/kg。川楝素 13.6mg/kg 小鼠皮下注射 24 小时后，血清 GPT 活性显著升高，后逐渐下降，第 6 天正常。

**2. 长期毒性**

川楝子 60g 生药/kg 灌胃大鼠 45 天，可使大鼠血清 AKP、AST、BUN 升高，肝脏肿大；120g 生药/kg 剂量还可使大鼠网织红细胞百分率值下降，伴血清 ALT 值升高及肾脏肿大。川楝素 15mg/kg 每日灌胃大鼠，2 天后大鼠出现腹泻、食欲减退、体重迅速下降；连服 6～7 天，动物开始死亡。

### （二）特殊毒性

**生殖毒性**

川楝子水煎液（5mg/mL）可在 21 秒内将家兔和人精子杀灭。

### （三）毒作用机制

川楝子可使大鼠肝、肾组织和血浆中 ALT、AST、BUN、Cr 等异常，导致肝肾毒性，且具有剂量依赖性。川楝子中川楝素在体内可以蓄积，且在肝脏蓄积较其他组织脏器明显，因此肝毒性更明显。川楝子的肝毒性机制与炎症反应、过氧化损伤、肝细胞毒性和激活肝细胞色素氧化酶 P450（CYP450）有关。此外，川楝子可使内脏淤血、脑血管扩张充血，使血管内皮细胞肿胀、脑胶质细胞和小血管周围间隙明显增加，从而导致神经毒性。

**毒代动力学：**川楝素为脂溶性化合物，在机体内动力学多呈二室开放模型。灌胃给药的绝对生物利用度是 30%～40%，其 $t_{1/2}$ 在灌胃、肌肉注射和静脉注射时分别为 25 小时、18 小时和 6.64 小时。川楝素吸收快，分布广，但清除慢，周边室浓度较高，以肝、胆及十二指肠浓度最高，脾、肾次之，在脑内各部分呈均相分布但浓度低，多次给药有蓄积性。

## 【控毒方法】

控毒方法主要有依法炮制、控制剂量疗程、辨证用药、合理配伍等。

### (一) 依法炮制

川楝子可通过炒制减轻毒性。川楝子经过炒制后其对肝脏的毒性减小，且药效增强。

### (二) 控制剂量

川楝子治疗量与中毒量差距较大，但用量过大可发生毒性作用。若疗程过长，易引起肝损害。川楝子也不宜久服，以免蓄积中毒。

### (三) 辨证用药

应用川楝子驱虫时应严格控制，掌握适应证，可不用时尽量避免使用。体质虚弱、原有肝脏病变者、肾功能不良者以及脾胃虚弱者应禁用，小儿应慎用。

### (四) 合理配伍

川楝子可与小茴香、白芍、生地等药物配伍减轻毒性。白芍或小茴香与川楝子配伍后能拮抗川楝子引起的小鼠血清转氨酶升高。

# 艾叶　Aiye
## Artemisiae Argyi Folium

艾叶为菊科植物艾 *Artemisia argyi* Lévl. et Vant. 的干燥叶。全国各地均有分布。夏季花未开时采摘，除去杂质，晒干，生用或炒炭用。艾叶辛、苦，温；有小毒。归肝、脾、肾经。生艾叶功效为温经止血，散寒止痛；外用祛湿止痒。用于吐血，衄血，崩漏，月经过多，胎漏下血，少腹冷痛，经寒不调，宫冷不孕；外治皮肤瘙痒。醋艾炭温经止血，用于虚寒性出血。主要含有挥发油、脂肪酸、微量元素等。具有平喘、镇咳、镇静、止血、抑制血小板聚集、抗菌、抗病毒、抗过敏等作用。

## 【毒性表现】

传统文献和现代临床报道均认为艾叶有毒。其毒性主要表现在过敏、神经系统和消化系统等。中毒原因与用量过大、辨证不准、疗程过长、用法不当等有关。

### (一) 传统文献记载

艾叶始载于《名医别录》。艾叶毒性的记载见于《本草图经》："近世有单服艾者，或用蒸木瓜丸之，或作汤空腹饮之，甚补虚羸。然亦有毒，其毒发热气冲上，狂躁不能禁，至攻眼有疮出血者，诚不可妄服也。"《得配本草》指出"多服久服，热气上冲，并发内毒"。有医家则对其毒性有不同意见，《本草纲目》载"若素有虚寒痼冷，妇人湿郁滞漏之人，以艾和归、附诸药治其病，夫何不可，而乃妄意求嗣，服艾不辍，助以辛热，药性久偏，致使火燥，是谁之咎欤？于艾何尤"。朱丹溪曰："艾叶，本草言其温，不言其热。世人喜温，今妇人欲子者，多服之，及其毒发，何尝归咎于艾，惜哉。"由此可见，艾叶毒性与疗程、用量、辨证关系密切。至于其用药禁忌，《本草逢原》曰："阴虚火旺，血燥生热及宿有失血病者为禁。"

（二）现代临床报道

口服大量艾叶后，半小时可出现中毒症状，初起咽喉干燥、胃肠不适或疼痛、恶心、呕吐，继而全身无力、头晕耳鸣、四肢震颤甚至全身痉挛，严重者可致癫痫样惊厥、谵妄、瘫痪等现象，如延续数日，则有肝脏肿大、黄疸等。慢性中毒者有感觉过敏、共济失调、幻想、神经炎等症状。艾叶挥发油对皮肤有轻度刺激性，可引起皮肤发热、潮红、接触性皮炎等。气雾吸入时少数病例出现咽干、恶心和呛咳等副作用。

## 【毒性物质基础】

艾叶挥发油既是艾叶的重要药效物质基础，也是导致毒性的物质基础，成分有萜品烯醇、丁香烯、松油烯醇等。

## 【毒理研究】

（一）基础毒性

**1. 急性毒性**

艾叶煎剂小鼠腹腔注射 $LD_{50}$ 为 23g/kg。艾叶油小鼠灌胃、腹腔注射 $LD_{50}$ 分别为 2.47mL/kg、1.12mL/kg。萜品烯醇小鼠灌胃 $LD_{50}$ 为 1.24g/kg。艾叶油 2mL/kg 家兔腹腔注射10分钟后，家兔由镇静转为翻正反射消失，呼吸减慢，最后呼吸抑制致死。

**2. 长期毒性**

大鼠连续21天灌胃给予不同剂量的艾叶水提组分（3.3g/kg、8.25g/kg、16.5g/kg）和挥发油组分（0.015mL/kg、0.075mL/kg、0.150mL/kg）样品，主要毒性表现为肝损伤，尤其以挥发油的损伤最大，且部分病变为不可逆性损伤。可导致大鼠体重下降，饮食、饮水不佳，血 ALT、AST、AKP、TPC 增高，ALB 降低，白蛋白/球蛋白（albumin/globulin，A/G）比值降低，肝脏重量和肝体比值增大。经过 20 天恢复期观察，上述部分病变不可逆。

（二）毒作用机制

艾叶的水提物和挥发油可直接损伤肝组织，或通过氧化损伤使肝组织受损，从而导致急性肝毒性和慢性肝毒性。

## 【控毒方法】

控毒方法主要有辨证用药、控制剂量等。

（一）辨证用药

艾叶主要用于吐血，衄血，崩漏，月经过多，胎漏下血，少腹冷痛，经寒不调，宫冷不孕。故阴虚火旺、津亏血少者忌用。

（二）控制剂量

艾叶的毒性作用和用量过大或时间过长有关，故不可过量服用艾叶。同时定期检测肝功能指标，以免损伤肝组织。

# 北豆根　Beidougen
## Menispermi Rhizoma

北豆根为防己科植物蝙蝠葛 *Menispermum dauricum* DC. 的干燥根茎。分布于全国大部分地区。于春、秋二季采挖，除去须根和泥沙，洗净，润透，切厚片，干燥。北豆根苦，寒；有小毒。归肺、胃、大肠经。功效为清热解毒，祛风止痛。用于咽喉肿痛，热毒泻痢，风湿痹痛。主要含生物碱，还含有脂肪酸、多糖、醌类、强心苷类、内酯、皂苷、鞣质、蛋白质及树脂等。具有抗心律失常、抗高血压、抗心肌缺血、抑制血小板聚集、镇咳、祛痰、平喘、镇痛、免疫调节、抗肿瘤、抗炎等作用。

## 【毒性表现】

传统文献和现代临床报道均认为北豆根有小毒。其毒性主要表现在消化系统、心血管系统和神经系统等。中毒原因与用量过大有关。

### （一）传统文献记载

本品历代本草未见记载。北豆根一名始见于《中国药典》1977 年版，记载其有小毒。《中华本草》载其"苦；寒；有小毒"。

### （二）现代临床报道

北豆根中毒的临床报道较少，引起中毒的原因与用药过量有关。北豆根不良反应最常见的表现在消化系统、心血管系统和神经系统等，其毒性表现为恶心、呕吐、腹胀、腹痛、腹泻、轻度肝损伤、胸闷、室性心动过速，或心脏传导减慢、血压下降、嗜睡，或兴奋、惊厥，甚者呼吸麻痹而死亡等。发生不良反应持续约 10 分钟，其毒性具有可逆性，停药或减量后毒性症状随时间延长而消失。北豆根碱（蝙蝠葛碱）的毒性主要表现为消化系统、心血管系统和神经系统等，消化系统可见腹胀、腹泻、食欲不振、恶心、GPT 升高、黄疸等；神经系统可见疲乏、失眠、嗜睡等；个别患者可见心血管系统不良反应，表现为束支传导阻滞、房室传导阻滞、窦房传导阻滞、窦性心动过速或窦性停搏等，均在减量或停药后恢复。

## 【毒性物质基础】

北豆根的生物碱类成分是其主要的毒性物质基础和药效物质基础，其中以脂溶性生物碱含量最高，主要有蝙蝠葛碱、蝙蝠葛诺林碱、蝙蝠葛新诺林碱和蝙蝠葛可林碱等。

## 【毒理研究】

### （一）基础毒性

**1. 急性毒性**

北豆根醇提组分小鼠灌胃的 $LD_{50}$ 为 75.12（72.39，77.88）g 生药/kg，全组分灌胃小鼠的最大给药量为 15.96g 生药/kg，水提组分一次灌胃小鼠的最大耐受量为 92.12g 生药/kg。

北豆根片（即北豆根总碱片）小鼠灌胃的 $LD_{50}$ 为 5.96（5.24，6.79）g/kg。北豆根粗总碱、多酚羟基碱和非酚性总碱小鼠灌胃的 $LD_{50}$ 分别为 2410（2150，2670）mg/kg、1080（940，1220）mg/kg 和 2640（2270，3010）mg/kg。以上三种生物碱小鼠腹腔注射的 $LD_{50}$ 依次为 170（144，196）mg/kg、115（97，133）mg/kg 和 144（115，173）mg/kg。蝙蝠葛苏林碱小鼠静脉注射 $LD_{50}$ 为 1.25（1.09，1.41）mg/kg。青藤碱小鼠灌胃及腹腔注射 $LD_{50}$ 分别为 580（529，631）mg/kg 和 285（256，314）mg/kg。

**2. 长期毒性**

北豆根水提组分、醇提组分大鼠灌胃 27 天、33 天，可致大鼠体重下降，饮食、饮水不佳，血清 ALT、AST、ALP 升高。水提组分组动物的肝脏指数增大，醇提组分组动物肝、肾指数均增大，肝、肾毒性损伤程度与给药剂量呈现一定的剂量相关性，尤其以醇提组分的损伤较大，且部分病变为不可逆性损伤。

北豆根片（即北豆根总碱片）大鼠灌胃，每天 1 次，连续 6 周，0.36g/kg 剂量可使大鼠的体重和肾上腺的脏器系数明显异常；1.20g/kg 剂量可使大鼠体重，肝、脾、肾上腺的脏器系数明显异常，肝、脾出现明显病理学改变，停药 2 周后可恢复正常。

（二）毒作用机制

北豆根主要引起肝毒性、肾毒性、神经毒性和心血管毒性。北豆根中的蝙蝠葛碱可兴奋中枢神经系统；总生物碱和蝙蝠葛碱体内给药可通过氧化损伤等机制损伤肝、肾组织，体外给药可使肝细胞 L-02 和人胚肾细胞 HEK-293 皱缩、减少和死亡，从而导致肝肾毒性；总生物碱（如蝙蝠葛碱、蝙蝠葛苏林碱）能抑制心肌细胞 $Na^+$、$Ca^{2+}$ 内流，一方面可治疗心律失常，另一方面则导致心律失常。

**毒代动力学：**北豆根中的毒性成分蝙蝠葛碱以 6mg/kg 静脉注射 Beagle 犬的量时曲线符合二室开放模型。小鼠经静脉注射 15mg/kg 或灌胃 100mg/kg 给药蝙蝠葛碱后，各脏器组织中药物含量较血浆中高，灌胃给药时在各脏器的含量由高到低依次为胃、肠、肝、脾、肺、肾、心、肌肉、脑、血浆。给大鼠灌胃蝙蝠葛碱后的脏器分布与小鼠类似，以肝、肺和脑组织中药量 $T_{max}$ 最短。家兔耳缘静脉注射蝙蝠葛碱 10mg/kg 后绘制的药时曲线符合二室开放模型，从分布相的半衰期可以看出蝙蝠葛碱在血中分布和消除均较快。北豆根的另一毒性成分北豆根碱 10mg/kg 给家兔静脉注射，血药浓度 0.01～0.10mg/mL 范围内，其体内量时曲线符合二室开放模型，药物自中央室向周边室分布很快，$t_{1/2\alpha}$ 约为 5 分钟，药物从中央室消除也较快，$t_{1/2\beta}$ 约为 1 小时，$V_d$ 约 8.17L/kg，大于实际的体液体积，说明北豆根碱因脂溶性强而在体内分布广。

【控毒方法】

控毒方法有控制用量、辨证用药、避免误用等。

（一）控制用量

临床用药时，凡中毒者，皆由过量服用引起。

（二）辨证用药

临床用于咽喉肿痛、热毒泻痢、风湿痹痛等。阴虚有热者不宜使用。

## （三）避免误用

北豆根要避免与山豆根混淆使用。

## 吴茱萸  Wuzhuyu
### Euodiae Fructus

吴茱萸为芸香科植物吴茱萸 *Evodia rutaecarpa*（Juss.）Benth. 、石虎 *Evodia rutaecarpa* （Juss.）Benth. var. *officinalis*（Dode）Huang 或 疏 毛 吴 茱 萸 *Evodia rutaecarpa*（Juss.） Benth. var. *bodinieri*（Dode）Huang 的干燥近成熟果实。主要分布于西南、中南、华东、华南 等地。于 8～11 月果实尚未开裂时采收后加工成炙吴茱萸、盐吴茱萸。吴茱萸辛、苦，热； 有小毒。归肝、脾、胃、肾经。功效为散寒止痛，降逆止呕，助阳止泻。用于厥阴头痛， 寒疝腹痛，寒湿脚气，经行腹痛，脘腹胀痛，呕吐吞酸，五更泄泻。主要含挥发油、生物 碱、苦味素，还含有黄酮、氨基酸等。具有抗炎、镇痛、镇静、强心、升压、抗心肌缺血、 抗缺氧、止泻等作用。

### 【毒性表现】

传统文献和现代临床报道均认为吴茱萸有小毒。其毒性主要表现在消化系统和中 枢神经系统等。中毒原因与用量过大、炮制不当、配伍失宜、体质因素或病理状态等 有关。

#### （一）传统文献记载

吴茱萸始载于《神农本草经》，列为中品。关于吴茱萸的毒性，《名医别录》中记载 "大热，有小毒"。《景岳全书》记载"有小毒"。《药性论》言："味苦、辛，大热，有 毒。"《开宝本草》载其"味辛，温、大热，有小毒"。《汤液本草》言其"辛温大热，有小 毒"。《本草备要》曰："辛苦大热，有小毒。"《本草求真》认为其有"微毒"。关于吴茱 萸中毒的临床表现，《本草蒙筌》记载："陈久者良，闭口者有毒。多食伤神，令人起伏 气，咽喉不通。"《本草纲目》曰："辛热，走气动火、昏目发疮。"《本草图经》记载："椒 气好下，茱萸气好上，言其冲膈，不可为服食药，故多食冲眼又脱发也。"《本经逢原》 言："冲膈、冲眼、脱发、咽痛、动火、发疮。"历代古书中多有记载吴茱萸的服用禁忌， 如《本草经集注》言："蓼实为之使。恶丹参、消石、白垩，畏紫英石。"《本草蒙筌》曰 "肠虚泄者尤忌"。《本草经疏》谓："一切阴虚之证及五脏六腑有热无寒之人，法所咸忌。" 至于其他控毒或解毒方法，《王氏医存》指出："吴茱萸能燥肝血，以黄连制之。"

#### （二）现代临床报道

现代临床报道吴茱萸不良反应者甚少。其不良反应最常见的表现是消化系统和中枢神 经系统症状。吴茱萸过量可致剧烈的腹痛、腹泻、呕吐、头痛、眩晕、胸闷、皮疹、视力 不清、错觉等，一般半小时左右反应消失。

### 【毒性物质基础】

吴茱萸的毒性物质尚不明确，但从吴茱萸不同组分、不同炮制品的毒性研究看，挥发油和生物碱部位可能是吴茱萸的毒性物质基础。

## 【毒理研究】

### （一）基础毒性

**1. 急性毒性**

吴茱萸不同组分均具有毒性，不同组分小鼠灌胃急性毒性强度依次为：挥发油 > 全组分 > 醇提组分 > 水提组分。吴茱萸挥发油灌胃小鼠的 $LD_{50}$ 为 2.70（2.58，2.84）mL/kg，中毒症状主要表现为肝脏毒性，表现为肝脏指数明显升高，ALT、AST 升高等。吴茱萸全组分、醇提组分和水提组分小鼠灌胃的最大耐受量分别为 15.6g 生药/kg、70.6g 生药/kg 和 80.0g 生药/kg。吴茱萸素小鼠皮下注射、静脉注射 $LD_{50}$ 分别为 705mg/kg 和 135mg/kg。

**2. 长期毒性**

吴茱萸水煎液 50g/kg 小鼠灌胃，持续不同时间（8、15、20、25、30 天），可使血清 ALT、AST 水平，肝脏指数上升，且 ALT、AST 水平在给药后第 20 天达高峰。肝脏指数和病理形态学的改变也具有时间依赖性。不同剂量（25、50、100g/kg）吴茱萸水煎液小鼠灌胃 8 天后，血清 ALT、AST 水平，肝脏指数均有上升，病理形态学改变随剂量增大而损伤严重，毒性反应呈剂量依赖性。

### （二）毒作用机制

吴茱萸可导致肝肾毒性，机制之一是具有肝、肾细胞毒性。如 4μg/mL 吴茱萸次碱可使体外培养肝细胞培养上清液中的 AST、ALP、LDH 水平均升高；吴茱萸碱、吴茱萸次碱、吴茱萸内酯和辛弗林可使体外培养人肾胚细胞 HEK-293LDH 漏出量增加，导致细胞皱缩、减少，甚至死亡。

**毒代动力学：**吴茱萸中的毒性成分吴茱萸次碱静脉注射犬的体内动力学过程符合一室模型，当剂量分别为 0.25mg/kg、0.42mg/kg、0.58mg/kg 时，$t_{1/2}$ 分别为 11.969 分钟、14.165 分钟、14.206 分钟，$AUC_{0 \sim \infty}$ 分别为 3.715（mg·min）/L、9.999（mg·min）/L、15.483（mg·min）/L。

## 【控毒方法】

控毒方法主要有依法炮制、辨证用药、合理配伍等。

### （一）依法炮制

常见的炮制方法是甘草制吴茱萸。吴茱萸经甘草炮制后挥发油含量降低了 13.33%，$LD_{50}$ 值升高了 19.15%，毒性的降低与挥发油组分及含量的变化具有一定的关系。

### （二）辨证用药

吴茱萸辛热燥烈，易损气动火。因此，阴虚有热者忌用。

### （三）合理配伍

吴茱萸可配伍黄连、丹皮、麦冬、白芍、生地、当归、五味子、山药、甘草等以减毒。吴茱萸汤四药皆用时毒性最弱，其中毒性主要来自吴茱萸，配伍大枣可减弱。

# 第九章

## 现代发现有毒性的中药

现代发现有毒性的中药指传统理论并未标识其有毒，但在近现代临床应用或现代药理毒理研究中发现具有毒性的中药或含有特定有毒组分或成分的中药。主要包括含马兜铃酸、双稠吡咯啶生物碱和蒽醌类毒性成分的中药。含马兜铃酸类中药主要毒性表现为急性或亚急性进行性、不可逆性的肾功能损害，此外也可引起消化道不适、血小板减少、肝功能损害或神经系统损害等，长期小剂量使用可能致癌，尤其是泌尿系统和消化系统癌症，包括马兜铃、青木香、天仙藤、广防己、关木通、细辛、厚朴等，分属祛风湿药、解表药和理气药等，产生毒性的原因多为长期用药或不对症使用；含双稠吡咯啶生物碱类中药的主要毒性表现为肝毒性和"三致"毒性，含该类成分的中药分属菊科（千里光属、囊吾属、泽兰属、菊三七属和蜂斗菜属）、兰科（羊耳蒜属）、豆科（猪屎豆属、野百合属）和紫草科（所有属）4 科，包括千里光、佩兰等，产生毒性的原因多为使用时间过久、使用不当等；含蒽醌类中药主要毒性表现为肝肾毒性、胃肠毒性和"三致"毒性，包括大黄、虎杖、何首乌、决明子、茜草、大血藤、鸡骨草、番泻叶等，分属泻下药、补益药、活血化瘀药等，产生毒性的原因多为大剂量、长期或临床不对症使用所致。需要指出的是，现代发现有毒的中药均是常用药，临床制用得当、合理配伍和短期用药并无明显的毒副作用。

现代发现的有毒中药的确对临床安全用药起到积极的警示作用，在该类药物使用中要谨慎。但需要避免两个误区，一是一味强调中药是安全的，对其不良反应不重视，二是更要避免轻易"贴标签"，不能简单地把中药所含成分有毒等同于中药有毒，也不能把中药有毒等同于中药复方有毒，即使是有毒中药，若临床制用得当，也可以变害为宝，起到有效治疗的目的而不致产生不良反应。

## 第一节　含马兜铃酸类中药

马兜铃酸是马兜铃属植物中所含的共同成分，主要分为马兜铃酸Ⅰ（又称马兜铃酸 A）和马兜铃酸Ⅱ（又称马兜铃酸 B）。自然界含有马兜铃酸的植物达 600 余种。国内有 40 余种，如马兜铃、青木香、天仙藤、广防己、汉防己、关木通、寻骨风、朱砂莲、威灵仙、大风藤、细辛等；国外含有马兜铃酸的草药有德国的铁线莲状马兜铃、美洲的蛇根马兜铃、印度马兜铃等。引起马兜铃酸肾病的原因很多，包括药用品种混乱、剂量和疗程的不合理、没有遵循辨证施治的原则、中西混用和个体差异等。

# 关木通　Guanmutong
## Aristolochiae Manshuriensis Caulis

关木通为马兜铃科植物东北马兜铃 *Aristolochia manshuriensis* Kom. 的干燥藤茎。主要分布于山西、陕西、甘肃和四川等地。于秋、冬二季采收。除去粗皮，晒干。关木通苦，寒；有毒。归心、小肠、膀胱经。功效为清心火，利小便，通经下乳。用于口舌生疮，热淋涩痛，心烦尿赤，水肿，白带，经闭乳少，风湿痹痛。主要含马兜铃酸、青木香酸、齐墩果酸、常春藤苷元、马兜铃苷、木兰碱、$\beta$-谷甾醇等。具有祛痰、扩张支气管、强心、降血压、抗心律失常、扩张冠状动脉、镇静、抗炎、解热、镇痛等作用。

## 【毒性表现】

关木通传统古文献并无记载，是上世纪 50 年代东北误把关木通作为木通所致。现代临床研究确认关木通有毒，其毒性主要表现为肝肾毒性、致癌性、致突变和生殖毒性，尤其是肾毒性引起极大的关注。中毒的原因主要是品种混乱、剂量过大、使用时间过长等。

### （一）传统文献记载

冠以木通之名者有多种植物，有木通科植物木通、三叶木通、白木通等的藤茎；有毛茛科植物绣球藤、小木通等的藤茎，习称川木通；有马兜铃科植物东北马兜铃藤茎，习称关木通。而始载于《神农本草经》的通草，《药性论》首先称为木通，历代经典所言木通实为木通科木通，对其毒性论述较少。马兜铃科的关木通是东北地区所习用，清代逐渐传入关内，自清代始有本草记载，清《通化县志略》称其为"木通"。清末民初医家张锡纯所述其"为藤蔓之梗，其全体玲珑通彻，故能贯穿经络，通利九窍"与传统木通一致，但"其味实甚苦"则是关木通区别于其他品种的重要特点。后来关木通以充足的药源逐渐占领药材市场，20 世纪 70 年代，《中药大辞典》载："目前所用木通药材，主要有关木通、川木通、淮通和白木通四类，其中使用最广泛的是关木通。"《中国药典》1963 年版收录木通、川木通、关木通，分别为木通科、毛茛科和马兜铃科，而《中国药典》1977 年版未收录木通科木通，市场销售及使用最广泛的关木通事实上已成为用药主流。

### （二）现代临床报道

关木通的最主要毒性是肾毒性，因把含有关木通的复方作为减肥药长期使用导致"马兜铃酸肾病"而引起广泛关注。所谓马兜铃酸肾病（又常称关木通中毒性肾病）是一类由关木通及含有马兜铃酸的药物所造成的急性或慢性肾小管间质疾病。关木通肾毒性主要为急性或亚急性进行性、不可逆性的肾功能损害，日久导致肾衰竭，主要表现为少尿、白细胞尿、蛋白尿、尿糖、严重贫血、中度高血压等，甚至导致血 Cr、BUN 迅速升高，Cr 清除率下降，尿比重及尿渗透压下降，可伴有代谢性酸中毒及电解质紊乱。病理表现为肾间质纤维化、肾小管萎缩或肾小管完全消失。常伴有消化系统的不良反应，毒性表现为恶心、呕吐、食欲减退等，也可见贫血、血小板减少、肝功能损害、听力障碍及震颤等。此外，动物试验发现马兜铃酸具有致癌、致突变和生殖毒性，虽然目前尚无临床报道证实，但应引起重视。

## 【毒性物质基础】

关木通所含马兜铃酸是其主要的毒性物质基础，如马兜铃酸Ⅰ、马兜铃酸Ⅱ等。

## 【毒理研究】

### (一) 基础毒性

**1. 急性毒性**

关木通水煎剂小鼠灌胃的 $LD_{50}$ 为 19.42（16.26，22.58）g/kg。马兜铃酸雄性和雌性小鼠灌胃的 $LD_{50}$ 分别为 55.9mg/kg 和 106.1mg/kg；雄性和雌性大鼠灌胃的 $LD_{50}$ 分别为 203.4mg/kg 和 183.9mg/kg；雄性和雌性小鼠静脉注射的 $LD_{50}$ 分别为 38.4mg/kg 和 70.1mg/kg；雄性和雌性大鼠静脉注射的 $LD_{50}$ 分别为 82.5mg/kg 和 70.4mg/kg。马兜铃酸灌胃小鼠分别给予 10mg/kg、50mg/kg 和 100mg/kg，3 天内出现肾损伤，血清 Cr 和 BUN 升高、蛋白尿、谷氨酰胺转移酶升高，可见肾小管上皮组织坏死。

**2. 长期毒性**

关木通水煎剂 9g/kg 灌胃小鼠，连续 7 天，可致小鼠体重明显减轻，并出现蛋白尿和尿糖，血尿酸明显升高；肾小管上皮细胞变性、坏死、脱落，肾间质出血、淤血、水肿，并有炎性细胞浸润，肾小管内皮细胞肿胀等。关木通水煎剂 3.2g 生药/只灌胃大鼠，连续 30～60 天，可致大鼠尿蛋白阳性，尿 N-乙酰-$\beta$-D-氨基葡萄糖苷酶（N-acetyl-$\beta$-D-glucosaminidase，NAG）、尿四氢吡喃（tetrahydropyran，THP）、尿 $\beta2$ 微蛋白显著升高；肾小管上皮细胞空泡变性，肾间质炎症纤维化。马兜铃酸 0.1mg/kg 新西兰兔腹腔注射，每天 1 次，每周 5 次，连续 17～21 个月，可致肾间质性纤维化，尿路上皮改变，生长受阻，血清 Cr、尿 GLU、尿管型增多，贫血。

### (二) 特殊毒性

**1. 致癌**

马兜铃酸 5mg/kg 喂饲小鼠，每天 1 次，连续给药 3 周，可致小鼠前胃乳突状瘤、前胃鳞癌、囊泡原性癌，亦可出现肾皮质囊性乳头状腺瘤、恶性淋巴瘤和子宫血管瘤。马兜铃酸分别喂饲大鼠 0.1mg/kg、1mg/kg 和 10mg/kg，每天 1 次，连续给药 3 个月，可致大鼠前胃鳞癌、肾盂癌、膀胱癌等。

**2. 致突变**

马兜铃酸钠盐小鼠静脉注射，雄性小鼠 6mg/kg 及以上剂量、雌性小鼠 20mg/kg 及以上剂量可致小鼠骨髓细胞微核率显著增加。Ames 实验表明马兜铃酸对 $TA_{100}$ 和 $TA_{1537}$ 菌株具有直接致突变作用。马兜铃酸可致人淋巴细胞染色体畸变实验和姐妹染色单体互换实验阳性。马兜铃酸或马兜铃酸 A 给予大鼠，可检测到脱氧腺苷马兜铃内酰胺 A 的 DNA 加合物，特异 DNA 加合物是 DNA 损伤重要的生物标志物。

**3. 生殖毒性**

不同孕期小鼠分别灌胃给予马兜铃酸 A 3.7mg/kg、5.4mg/kg，腹腔注射 30mg/kg、35mg/kg，对小鼠均有显著的生殖毒性。妊娠 14～16 天大鼠羊膜囊内注射马兜铃酸 A，每胎分别注射 25μg/0.2mL、50μg/0.2mL、100μg/0.2mL，可致胎死，胎盘呈腐朽状，绒毛坏死，底蜕膜瘀血、水肿，胚胎萎缩、坏死、溶解、吸收及机化，子宫肌层有散在炎细胞浸润。妊娠30～45天犬羊膜囊内注射马兜铃酸 A，每犬注胎 1～2 个，每胎分别注射 1.5～1.8mg，可终止犬中期妊娠。

（三）毒作用机制

服用含有关木通等马兜铃酸类中药或复方后，所含马兜铃酸可引起肾小管上皮细胞变性、坏死；或活化肾上管上皮细胞释放转化生长因子 $β_1$（transforming growth factor-$β_1$，TGF-$β_1$）等因子，作用于肾间质成纤维细胞，激活其分泌细胞外基质，使肾小管上皮细胞分化为成纤维上皮细胞，随着用药时间的延长而发生肾间质纤维化；或导致肾功能受损，血液中 BUN、Cr 明显升高，尿液中 NAG、中性肽链内切酶（neutralendopeptidase，NEP）等升高，出现蛋白尿、管型尿，最终导致肾衰竭。关木通的肾毒性具有明显的剂量依赖性，随着剂量的增大肾毒性增强。同时，关木通中的马兜铃酸类物质具有致突变性，可导致肾脏、胃、膀胱、皮肤等多器官细胞 DNA 损伤，长期用药诱发相应肿瘤。此外，关木通中的马兜铃酸可使胎盘绒毛坏死，底蜕膜淤血、水肿；胚胎萎缩、坏死、溶解，导致流产。

**毒代动力学：** 关木通水煎剂给小鼠灌胃 27.86g/kg 的体内时量曲线符合一室模型和一级消除动力学过程，$t_{1/2}$ 为 31.87 小时。以马兜铃酸 A 含量为 4.0mg/kg 的关木通水提液灌胃小鼠，其体内过程符合一室模型，主要药动学参数 $T_{1/2ka}$、$T_{1/2ke}$、$T_{max}$、$AUC$、$C_{max}$、$CL/F_S$、$V/F_{(c)}$ 分别为 3.94 分钟、16.29 分钟、10.65 分钟，104.88（mg·min）/L、2.84mg/L、0.038L/（kg·min）、0.89L/kg。按5mg/kg 尾静脉注射马兜铃酸 I 与马兜铃酸 II 混合物后，两者在大鼠体内的动力学过程符合二室模型，但药动学参数差异较大，马兜铃酸 I 的 $t_{1/2α}$ 为 8.2 分钟、$t_{1/2β}$ 为 79.6 分钟、CL 为 0.010L/（min·kg）；马兜铃酸 II 的 $t_{1/2α}$ 为 56.7 分钟、$t_{1/2β}$ 为 209 分钟、$CL$ 为 0.003L/（min·kg）。由于消除慢，长期使用易产生蓄积性，是马兜铃酸类有毒中药中毒的重要原因之一。

【控毒方法】

关木通毒性较大，因此已经被国家食品药品监督管理局取消药用标准，含关木通的药物被禁止生产。

# 细辛 Xixin
## Asari Radix et Rhizoma

细辛为马兜铃科植物北细辛 *Asarum heterotropoides* Fr. Schmidt var. *mandshuricum*（Maxim.）Kitag. 、汉城细辛 *Asarum sieboldii* Miq. var. *seoulense* Nakai 或华细辛 *Asarum sieboldii*

Miq. 的干燥根及根茎。前两种习称"辽细辛"，主要分布于东北地区；华细辛主要分布于陕西、河南、山东等地。夏季果熟期或初秋采挖，除尽地上部分和泥沙，喷淋清水，稍润，切段，阴干。细辛辛，温；有小毒。归心、肺、肾经。功效为祛风散寒，止痛，通窍，温肺化饮。用于风寒感冒，头痛，牙痛，鼻塞流涕，鼻鼽，鼻渊，风湿痹痛，痰饮喘咳。主要含挥发油及微量元素，其中挥发油是其主要活性成分。具有抗炎、解热、镇痛、抗惊厥、升压、强心、增加冠脉流量、抗氧化、抗衰老、免疫抑制等作用。

## 【毒性表现】

传统文献和现代临床报道均认为细辛有毒。其毒性主要表现在神经系统、心血管系统、呼吸系统、消化系统、泌尿系统等。中毒原因与用量过大、疗程过长、配伍不当等有关。

### （一）传统文献记载

细辛始载于《神农本草经》，列为上品。《本草经疏》亦曰："细辛禀天地阳升之气以生，故其味辛温而无毒。"《本草正》始载"有小毒"。《本草别说》云："细辛若单用末，不可过半钱匕，多即气闭塞，不通者死，虽死无伤。近年关中或用此毒人者，闻平凉狱中尝治此，故不可不记。非本有毒，但以不识多寡之用，因以有此。"《本草新编》又云："细辛止可少用而不可多用，亦止可共用而不能独用。多用则气耗而痛增，独用则气尽而命丧。"《本草从新》亦曰："味厚性烈，不可多用。"由此可知历代本草对其毒性已有认识，除此之外，还有一些关于减毒的记载，如《雷公炮制论》载"凡使，拣去双叶，服之害人"。《炮炙大法》《本草从新》《本草求真》等本草均要求"拣去双叶用"。

### （二）现代临床报道

细辛主要表现为神经系统、心血管系统、呼吸系统和消化系统等毒性，其神经毒性主要表现为头痛头胀、烦躁不安，甚至可致颈项强直、意识不清等危重反应；心血管不良反应可见胸闷不适、心跳加快、心律失常、血压升高等；呼吸系统毒性则因细辛抑制呼吸中枢所致，最突出表现为呼吸急促、有窒息感等；治疗剂量的细辛偶可导致恶心、呕吐、腹痛等胃肠道不良反应。此外，大剂量细辛长期服用有一定的肝毒性，因所含黄樟醚抑制肝脏微粒体酶所致。细辛严重中毒可因呼吸麻痹而致死。

## 【毒性物质基础】

细辛挥发油是其主要的毒性物质基础，主要含有甲基丁香酚和黄樟醚。另外细辛中含有少量的马兜铃酸，也是毒性物质基础。

## 【毒理研究】

### （一）基础毒性

#### 1. 急性毒性

细辛根散剂、细辛全草散剂小鼠灌服的 $LD_{50}$ 分别为 6.523g/kg、11.705g/kg。北细辛散剂小鼠灌服的 $LD_{50}$ 为 4.8g/kg；华细辛煎剂小鼠灌服、静脉注射的 $LD_{50}$ 分别为 12.375g/kg 和 0.778g/kg。细辛的毒性作用主要来源于挥发油。北细辛挥发油、华细辛挥发油 50g 生药/mL 小鼠灌服的 $LD_{50}$ 分别为 2.53mL/kg、3.13mL/kg。细辛醚小鼠肠道和腹腔注射给药的

$LD_{50}$分别为 417mg/kg 和 310mg/kg。

**2. 长期毒性**

细辛根散剂 0.18g/kg、0.95g/kg 和 1.72g/kg 大鼠灌胃，连续 4 周，对肝组织形态及肝功能、肺组织形态及动脉血气均有影响，以高剂量组为甚：血清中 ALT 及 TBIL 明显升高、血液动脉血氧分压（arterial partial pressure of oxygen，$PaO_2$）、动脉血氧饱和度（arterial oxygen saturation，$SaO_2$）明显降低，肺泡－动脉血氧分压差（alveolar-arterial oxygen difference，$AaDO_2$）升高。其对大鼠肝组织形态学的影响主要表现为急性肝炎样损伤，导致肝细胞膜通透性增加，甚至坏死，且能影响肝脏对胆红素的摄取、结合和排泄功能；对大鼠肺组织形态学的影响主要在肺的呼吸部，能引起大鼠肺换气功能障碍，导致低氧血症，引起 I 型慢性呼吸衰竭，但这种改变是可以恢复的。

（二）特殊毒性

**1. 致癌**

细辛挥发油中所含黄樟醚毒性较大，可引起肝脏肿瘤，在大鼠及犬的实验中均得到证实；少数可引起肺癌和食管肿瘤。在大鼠饲料中加入 1% 黄樟醚，两年后可使大鼠发生肝癌。在高剂量喂食大鼠 2 年基础上，动物在喂食仅 0.5%（1000ppm）黄樟醚后可形成明显的肝肿瘤。

另一致癌成分为马兜铃酸，马兜铃酸 0.1mg/kg 连续给予大鼠 3 个月，可使大鼠出现胃贲门窦部乳头状瘤。马兜铃酸 10mg/kg 连续给予大鼠 3 个月，可诱发胃贲门窦部的重度乳头状瘤。马兜铃酸 5mg/kg 连续灌胃小鼠 3 周，可使动物前胃出现乳头状瘤，后期可见鳞状细胞癌等。马兜铃酸-A 10mg/kg 灌胃大鼠，连续 3 天，可使大鼠肾脏出现肿瘤样增生。

**2. 致突变**

细辛水煎液能明显增加小鼠骨髓嗜多染红细胞微核率和小鼠精子畸形发生率，具有致突变作用。

**3. 生殖毒性**

马兜铃酸 3.7mg/kg 灌胃受孕小鼠，可降低受孕动物的胎仔数。受孕后 6 天的小鼠给予马兜铃酸的代谢产物 AL-I 90mg/kg，则可终止妊娠。家兔灌胃 AL-I 60mg/kg，可降低胎仔数。受孕大鼠或犬羊膜内 1 次注射马兜铃酸，可引起动物胎仔死亡或终止妊娠。

（三）毒作用机制

细辛中的挥发油可使中枢神经系统先兴奋后转为抑制，与异戊巴比妥钠类似，使随意运动和呼吸减弱，反射消失，最终导致呼吸麻痹而死，这是细辛导致神经系统毒性的重要机制。细辛的致癌毒性和肾毒性主要与黄樟醚和马兜铃酸有关，其中马兜铃酸所致机制参见"关木通"，但因黄樟醚诱导的机制尚不清楚。

【控毒方法】

控毒方法主要有合理配伍、延长煎煮时间、注意剂型用量、辨证用药等。

（一）合理配伍

临床用药时，细辛配伍附子、麻黄、川芎、人参、五味子、石膏、黄连、白芍等可减毒增效。细辛的 $LD_{50}$ 为 37.6977g/kg，细辛附子相配 $LD_{50}$ 为 43.6264g/kg，细辛白芍相配最大耐受量为160g/kg，是临床用量的200倍。细辛与附子、白芍配伍均可减轻细辛毒性。

### （二）延长煎煮时间

若治疗危重病证需要超过药典剂量或大剂量使用细辛时，煎煮时间应该在 30～45 分钟以上，再入群药煎煮。

### （三）注意剂型用量

细辛若入丸散剂，应小量应用。

### （四）辨证用药

细辛主咳逆、痹痛，惟寒证适宜。凡热证、阴虚血燥者忌用。

## 第二节　含双稠吡咯啶生物碱类中药

近年来，国外千里光属植物药不良反应报道较多。主要原因在于千里光属植物含毒性组分——双稠吡咯啶生物碱。中药含双稠吡咯啶生物碱类中药代表药物有千里光、款冬花等，这些药物不良反应报道甚少。但由于该类中药含有含双稠吡咯啶生物碱，属现代有毒中药，因此在临床应用时仍需谨慎。

### 千里光　Qianliguang
### Senecionis Scandentis Hebra

千里光为菊科植物千里光 Senecio scandens Bush. – Ham. 的干燥地上部分。主要分布于华东、华南、西南等地。全年均可采收，除去杂质，阴干。千里光苦，寒。归肺、肝经。功效为清热解毒，明目，利湿。用于痈肿疮毒，感冒发热，目赤肿痛，泄泻痢疾，皮肤湿疹。主要含有挥发油、酚酸、黄酮、生物碱，还有维生素、微量元素等。具有抗菌、抗钩端螺旋体、抗滴虫及保肝作用。

### 【毒性表现】

千里光毒性主要表现在肝毒性。中毒原因与剂量过大、剂型不当、人群选择不当（儿童、妇女、老年人群）等有关。

### （一）传统文献记载

千里光在我国作为药用始载于唐代《本草拾遗》。历代多认为其无毒，亦有文献认为其有毒，如《本草拾遗》称其"味苦，平，小毒"。

### （二）现代临床报道

国内产千里光临床不良反应较小，内服后少数患者可见消化道症状，如恶心、食欲不振等。个别病人有过敏性药疹。

## 【毒性物质基础】

国外报道从千里光属植物中分离出的吡咯里西啶生物碱具有很强的肝毒性，这类生物碱广泛分布于 6000 多种植物中，其中包括千里光属。中药千里光中分离得到的生物碱有新阔叶千里光碱、千里光宁碱、千里光宁碱 $N$-氧化物、千里光菲灵碱、千里光菲灵 $N$-氧化物、克氏千里光碱等。

## 【毒理研究】

### （一）基础毒性

**急性毒性**

采用来自广西、湖北、江苏、浙江、四川和河南等不同产地的千里光水提取物灌胃小鼠，结果提示河南产千里光毒性最大。尸检显示死亡和存活小鼠肝脏明显损伤。进一步采用 Bliss 法测得河南产千里光对幼年小鼠、成年小鼠及大鼠的 $LD_{50}$ 分别为 48.51 （45.88，51.30）g/kg、46.15 （42.37，50.28）g/kg、98.41 （90.92，106.51）g/kg。

### （二）特殊毒性

千里光碱和倒千里光碱（千里光碱的终浓度分别为 $100\mu g/mL$、$50\mu g/mL$、$25\mu g/mL$、$12.5\mu g/mL$，倒千里光碱的终浓度分别为 $100mg/ml$、$50mg/ml$、$25mg/ml$、$12.5mg/mL$）对体外培养 8.5 天小鼠胚胎具有毒性作用，且随着浓度的增加，胚胎的生长发育和组织器官形态分化受到的影响越来越严重。河南产千里光水提物、含有千里光复方制剂和千里光总生物碱提取物均能导致胚胎出现一定程度的骨骼发育异常，剂量关系不明显。因此，孕期应避免使用含千里光碱的药物。

### （三）毒作用机制

千里光所含的吡咯里西啶类生物碱（pyrrolizidine alkaloids，PAs）具有强烈肝毒性，主要是在肝脏代谢生成吡咯代谢物，吡咯代谢物具有很强的亲电能力，使细胞内 DNA、RNA、蛋白质等发生交联，或与细胞内其他物质形成加合物，也可与细胞骨架蛋白结合导致细胞凋亡、坏死，从而导致肝毒性，甚至诱发肝癌。肝损伤严重时，可使脑组织发生海绵状变性，表现为角弓反张和抽搐，甚或直接死亡。

**毒代动力学：** 千里光提取物冻干粉腹腔注射小鼠 57.40mg/kg，在小鼠体内代谢符合一级反应一室模型，表观药动学参数 $t_{1/2Ke}$ 为 5.1949 小时，$t_{1/2Ka}$ 为 2.9241 小时，$C_{max}$ 为 1436.227mg/kg，$T_{max}$ 为 5.5474 小时，$CL$ 为 0.0553mg/（kg·h），$AUC$ 为 16826.35mg/（kg·h），在小鼠体内消除慢，生物利用度高。千里光的主要毒性物质吡咯里西啶类生物碱在消化道容易被吸收，大部分以原型排出，部分在肝脏代谢，少部分可经肺和肾脏代谢。

## 【控毒方法】

控毒方法主要有注意产地。

### 注意产地

千里光不同产地品种的毒性大小有一定的不同。广西、湖北产千里光毒性不明显，河南产毒性最大。临床用药时应注意药材的产地信息。

## 款冬花　Kuandonghua
### Farfarae Flos

款冬花为菊科植物款冬 *Tussilago farfara* L. 的干燥花蕾。主要分布于河南、甘肃、山西、陕西等地。12 月或地冻前当花尚未出土时采挖，除去花梗和泥沙，阴干。本品辛、微苦，温。归肺经。功效为润肺下气，止咳化痰。用于新旧咳嗽，喘咳痰多，劳嗽咳血。主要含有黄酮类、萜类、酚类、挥发油等。具有收缩血管、抗血小板活化、抗氧化、抗炎、抗肿瘤、止咳、化痰等作用。

## 【毒性表现】

传统文献未见有款冬花有毒的记载，现代研究因其含有吡咯里西啶生物碱，故认为其可能有毒，推测其中毒主要表现在肝毒性，但迄今尚未见到款冬花中毒的临床报道。

### （一）传统文献记载

款冬花始载于《神农本草经》，记载其"辛、温。主咳逆上气，善喘，喉痹，诸惊痫，寒热邪气"。历代文献均未记载其毒性。

### （二）现代临床报道

由于款冬花含有的生物碱属于吡咯里西啶生物碱的肾形千里光碱，该类生物碱可以引起肝脏毒性。因此，临床剂量过大或使用不当有导致肝毒性的危险，但迄今为止，尚未见到款冬花中毒的临床报道。

## 【毒性物质基础】

款冬花中所含的吡咯里西啶生物碱是导致毒性的主要物质基础，主要有千里光宁、肾形千里光碱、千里光非宁、全缘千里光碱、款冬花碱、克氏千里光碱等。不同生物碱的毒性强度不同，如给予大鼠腹腔注射千里光宁的毒性是肾形千里光碱毒性的 2.5 倍。

## 【毒理研究】

### （一）基础毒性

**1. 急性毒性**

肾形千里光碱及千里光宁大鼠腹腔注射的 $LD_{50}$ 分别为 220mg/kg、85mg/kg。

**2. 长期毒性**

款冬花水提液、总生物碱和克氏千里光碱有明显的肝脏毒性。虽然在常规使用方法下，款冬花的肝脏毒性并不明显，但若加大用量和暴露水平仍然具有一定的肝脏毒性。款冬花水煎液 40g/kg 灌胃昆明种小鼠，连续 4 周，可使动物肝脏系数明显增加。将款冬花水煎液 0.005g/L、0.05g/L 和总生物碱 0.5g/L、2.0g/L 与肝切片共同培养，均对肝脏的酶学指标 ALT、AST、LDH、γ-谷氨酰转肽酶（γ-glutamyl transpeptidase，GGT）产生一定影响。

### （二）特殊毒性

国外一些研究用 Ames 试验和中国仓鼠成纤维细胞（V79）染色体畸变实验均证实了肾形千里光碱有致染色体畸变和 HGPRT 基因位点突变的作用，但肾形千里光碱不能诱导人淋巴细胞染色体畸变。而在一些早期试验中发现，以含 16% 款冬花的饲料喂养大鼠，连续 600 天可诱导产生血管内皮细胞肉瘤或其他肿瘤，并具有明显的种属差异。

### （三）毒作用机制

款冬花所致肝毒性和肝脏致癌性为所含吡咯里西啶生物碱所致，相关毒作用机制参见"千里光"。

## 【控毒方法】

控毒方法主要有合理配伍等。

**合理配伍**

款冬花和紫菀配伍既是相须为用，也可减轻彼此的毒性。

# 第三节　含蒽醌类中药

## 大黄　Dahuang
## Rhei Radix et Rhizoma

大黄为蓼科植物掌叶大黄 *Rheum palmatum* L.、唐古特大黄 *Rheum tanguticum* Maxim. ex Balf. 或药用大黄 *Rheum officinale* Baill. 的干燥根和根茎。主要分布于西北、西南、华北等。于秋末茎叶枯萎或次春发芽前采挖，除去细根，刮去外皮，洗净，润透，切厚片或块，干燥，生用或酒炙、酒炖、酒蒸、炒炭用。大黄苦，寒。归脾、胃、大肠、肝、心包经。功效为泻下攻积，清热泻火，凉血解毒，逐瘀通经，利湿退黄。用于治疗实热积滞便秘，血热吐衄，目赤咽肿，痈肿疔疮，肠痈腹痛，瘀血经闭，产后瘀阻，跌打损伤，湿热痢疾，黄疸尿赤，淋证，水肿；外用治烧烫伤。酒大黄善清上焦血分热毒，用于目赤咽肿，齿龈肿痛。熟大黄泻下力缓，泻火解毒，用于火毒疮疡。大黄炭凉血化瘀止血，用于血热有瘀出血证。主要含蒽醌类物质、鞣质及多糖等。具有泻下、保肝、利胆、保护胃黏膜、利尿、改善肾功能、强心、抗病原体、抗炎、抗肿瘤、调节免疫、降低血液黏度、改善微循环、止血、降血脂、降血糖等作用。

## 【毒性表现】

传统文献对大黄是否有毒记载不一，但大多古文献和当代专著均认为大黄无毒。现代临床报道大黄有胃肠不良反应，大黄游离蒽醌具有一定的肝肾毒性和潜在的致癌性，但大量临床应用并未发现。导致大黄出现不良反应的主要原因多为品种混乱、剂量过大或用药过久、临床不对证等。

### （一）传统文献记载

大黄始载于《神农本草经》，列为下品。关于其有无毒性，历史上存在一定争议。多数中医古籍文献认为大黄无毒。如《名医别录》："大寒，无毒。"《新修本草》《本经疏证》与《证类本草》都有记载"大黄、将军，味苦，寒、大寒，无毒。主下瘀血，血闭，寒热，破癥瘕积聚，留饮宿食，荡涤肠胃"。《本草蒙筌》："味苦，气大寒。味极厚。阴中之阴，降也。无毒……"《本草经疏》："大黄禀地之阴气独厚，得乎天之寒气亦深，故其味至苦，其气大寒而无毒。"《本草新编》："大黄，味苦，气大寒，阴中之阴，降也，无毒……但用之必须看症甚清，而后下药甚效，否则，杀人于眉睫也。"《本草经解》："大黄气寒，秉天冬寒之水气，入手太阳寒水小肠经；味苦无毒，得地南方之火味，入手少阴心经、手少阳相火三焦经。"尚有本草认为其有毒，如《吴普本草》曰："大黄一名黄良，一名火参，一名肤如。神龙，雷公：苦，有毒。"《景岳全书》："味苦，气大寒。气味俱厚，阴中之阴，降也。有毒。其性推陈致新，直走不守。"《本草便读》："大黄，沉降下行。苦寒有毒。通肠涤胃。"虽然在有无毒性上存在争议，但大多数本草认为大黄属于药性峻烈、攻逐利下之品，使用不当对于人体具有一定损伤，轻则"损伤肠胃之气"，重则"杀人于眉睫""不可久用过服"。

### （二）现代临床报道

大黄最常见的不良反应为胃肠刺激性症状，可见恶心、呕吐、胃肠绞痛、腹泻、肠鸣等；长期服用也可导致"泻剂结肠"，即继发性便秘，此因损害肠壁神经所致。此外，大黄大剂量、长期使用可能导致胆红素代谢障碍，肝细胞损伤，表现为黄疸、转氨酶升高、肝肿大等，甚至可导致电解质紊乱或肝硬化。大黄素、游离蒽醌等动物研究有肾损害和潜在致癌性的报道，虽然临床尚未发现，但应引起重视。

## 【毒性物质基础】

大黄中所含的蒽醌类化合物是其主要毒性物质基础，如大黄素甲醚、大黄酸、大黄素、芦荟大黄素、大黄酚等。此外，大黄鞣质也是其物质基础。

## 【毒理研究】

### （一）基础毒性

**1. 急性毒性**

大黄制剂小鼠皮下注射 $LD_{50}$ 为 4.052g/kg。唐古特大黄、二等唐古特大黄稀乙醇浸膏给小鼠腹腔注射，$LD_{50}$ 均为 0.25～0.5g/kg，一般认为，大黄口服毒性较注射小。

大黄蒽醌类小鼠灌胃的 $LD_{50}$ 分别是：大黄素 0.56g/kg；大黄素甲醚 1.15g/kg；大黄酚 10g/kg。而大黄素对模式生物斑马鱼的 $LC_{50}$ 为 1.18mg/mL。

**2. 长期毒性**

大黄总蒽醌对 SD 大鼠的安全剂量为 794mg/kg，中毒剂量为 4500mg/kg。其安全剂量是成人（60kg）用剂量（0.42g/d）的 113 倍，从整体上看大黄对大鼠是安全低毒的。

大黄总蒽醌 140mg/kg、794mg/kg、4500mg/kg 灌胃大鼠，每天 1 次，每周 6 天，连续

给药 26 周，对 SD 大鼠有肾损害作用，但该反应是可逆的。大黄总蒽醌饲喂剂量达 4500mg/kg 后，大鼠一般状态差，红细胞计数、血红蛋白含量、红细胞压积和血 $Na^+$ 浓度显著降低，而 BUN、TC、尿酸、$K^+$ 和 $Ca^{2+}$ 升高，尿 $\beta$-微球蛋白、TP 等也显著升高。镜下可见肾脏近曲小管上皮细胞均不同程度肿胀变性。国外文献报道，连续口服大黄制剂（大黄素：小鼠 29mg/kg，大鼠 22mg/kg；蒽醌：小鼠 250mg/kg，大鼠 135mg/kg）14 周以上，可致肝脏肥大、肾小管透明小滴生成和肾细胞矿化、膀胱细胞质改变、肝细胞瘤和肾小管腺瘤发生率增加等。

### （二）特殊毒性

#### 1. 致突变及致癌

大黄素和大黄酸有弱致突变作用。大黄素及其制剂 Ames 实验呈阳性，可诱发新生大鼠肝细胞染色体畸变和 DNA 聚集，但对人源细胞试验的研究结果尚有争议。大黄素 $80\mu g/mL$ 和 $120\mu g/mL$ 处理人的类淋巴母细胞 WTK1 后，TK 基因突变频率、彗星试验细胞拖尾率及平均尾长均显著性增高；大黄酸 $120\mu g/mL$ 可使 TK 位点总突变频率显著性增高。大黄素对 V79 细胞有致突变作用，可使 C3H/M2 成纤维细胞转化为恶性表型。大黄素对 F344/N 雌性大鼠可能诱发 Zymmbal 腺癌，对 B6C3F1 雄性小鼠可能诱发肾小管肿瘤。

#### 2. 生殖毒性

大黄 7.5g/kg 大鼠灌胃，连续 14 天，可明显延缓雌鼠性成熟期，减轻子宫、卵巢重量。大黄煎剂小鼠经口给予 0.5g 生药/kg，金黄地鼠经口给予 7~12.5g/kg，大鼠经口给予 0.45~0.75g/只，每天 2 次，共 8 天，小鼠及金黄地鼠睾丸曲细精子发生层有断脱、不整现象，金黄地鼠和大鼠的性器官皆有萎缩，处女大鼠卵巢萎缩，阴户延期甚至长期不能洞开。40% 大黄注射剂腹腔注射小鼠，每天 0.5mL，可终止妊娠。

### （三）毒作用机制

大黄具有肝肾毒性。大黄的肾毒性主要是由蒽醌类化合物所致，可破坏肾小管上皮细胞，其成分大黄素、大黄素甲醚、大黄酸、大黄酚和芦荟大黄素对肾细胞 HK-2、HepG2 可致细胞周期阻滞和诱导细胞凋亡。大黄素对肾细胞的损伤机制可能是通过 MAPK/ERK 信号转导通路抑制细胞外信号调节激酶（extracellular signal-regulated kinase，ERK）磷酸化，肾脏脂质成分的改变，致使肾小管上皮细胞线粒体外膜受损，细胞色素 C 从线粒体释入，引发细胞凋亡、肾小管重吸收障碍，从而导致肾衰竭。大黄的肝毒性主要是使肝脏发生脂肪变性，使肝功能受损。此外，大黄具有生殖毒性，可使睾丸间质细胞凋亡，影响睾酮合成和精子的形成。

**毒代动力学**：大黄的毒代动力学研究主要有大黄酸和大黄酚。大黄酸在不同动物体内代谢不一样，在大鼠体内存在蓄积性，而在犬体内不明显。大黄酸灌胃大鼠 70mg/kg、221mg/kg、700mg/kg 一次的 *AUC* 分别为 44.19（$\mu g \cdot h$）/mL、156.7（$\mu g \cdot h$）/mL、647.1（$\mu g \cdot h$）/mL；给药 26 周后，*AUC* 均增大一倍，表明单次给药的低剂量和中剂量组大鼠无明显蓄积现象，而高剂量组大鼠出现蓄积；但反复给药后中、低剂量组也有蓄积现象，但以高剂量组蓄积最明显。大黄酸给予 Beagle 犬灌胃 35（$\mu g \cdot h$）/mL、111（$\mu g \cdot$

h）/mL、350mg/kg，在给药第 1 天、26 周和 39 周时，药动学参数 $C_{max}$ 和 $AUC$ 均随着给药时间延长而有增大趋势，但升高幅度很小，提示大黄酸在犬体内蓄积程度较轻。大黄酚静脉给药 10mg/kg 在家兔体内的药动学符合二室开放模型，分布快，起效速，消除缓慢，主要药动学参数 $t_{1/2\alpha}$ 为 9.60 分钟，$t_{1/2\beta}$ 为 139.27 分钟，$K_{21}$ 为 0.016min$^{-1}$，$K_{12}$ 为 0.039min$^{-1}$，$K_{10}$ 为 0.023min$^{-1}$，$AUC$ 为 73.05 mg/（L·h），$CL$ 为 0.16L/（min·kg）。

## 【控毒方法】

控毒方法主要有辨证用药、控制剂量疗程、依法炮制、合理配伍等。

### （一）辨证用药

针对患者体质的强弱、疾病部位的深浅、证候的虚实恰当选择药物并确定剂量。

### （二）控制剂量疗程

大黄若用量过大，或时间过长可导致中毒。

### （三）依法炮制

严格按照标准方法进行炮制，未炮制或炮制不当，都可能导致毒性反应的产生。生大黄产生的毒性作用比其炮制品强。炮制减毒的机理主要是降低了大黄中结合型蒽醌和鞣质成分含量。在蒽醌单体中，游离态蒽醌肝肾毒性顺序为芦荟大黄素＞大黄素甲醚＞大黄酸＞大黄素＞大黄酚；结合态蒽醌肝肾毒性顺序为结合芦荟大黄素＞结合大黄素甲醚＞结合大黄酚＞结合大黄素＞结合大黄酸。炮制还降低了大黄中鞣质的含量，减弱鞣质对 P450 酶系统的诱导作用而降低大黄毒性。

### （四）合理配伍

黄芩总黄酮与大黄总游离蒽醌配伍能明显延长卡介苗增敏小鼠受脂多糖攻击后存活时间，降低死亡率，提示其可能为泻心汤抗内毒素有效组分的最佳配比。

另外，大黄应在医生指导下服用。禁止自行服用大黄或含大黄的成药、保健品。

# 第十章

## 配伍禁忌

　　配伍禁忌是指两种以上的中药合用，由于药物之间物理、化学或生物效应之间相互作用，导致毒副作用增强，或药理效应过度增高，超出机体耐受范围，或疗效降低，甚至药效破坏，因此不宜合用者。配伍是中药临床最主要的应用形式，不当配伍不仅于治疗无益，甚至徒增其害，危及机体健康，因此，中药配伍禁忌受到历代医家的高度关注和重视，也是涉及临床用药安全的一个核心问题，故是中药毒理学的重要研究内容之一。

　　中药七情配伍的相恶、相反属于配伍禁忌的范畴，特别是相反配伍，由于会产生增毒效应，又称反药，属于较为严格的配伍禁忌。尤其是"十八反"和"十九畏"是配伍禁忌的研究重点。

　　"十八反"和"十九畏"仍然存在争议，尤其从临床来看，反药和相畏并不是绝对的禁用，但一般仍主张"十八反"和"十九畏"尽可能慎用。采用现代技术对传统的"十八反""十九畏"进行整理、研究和发掘，揭示其相互作用机制和配伍规律，对指导临床安全用药有着深远意义。目前，已有不少学者在药物化学、药理学、毒理学等多个领域对中药配伍禁忌进行了研究，取得了一些有益的进展，尤其是对"十八反"的研究相对较为深入。通过考察反药分煎或合煎时有毒成分溶出量的变化，反药配伍时相应药效学指标的变化，特别是毒理学试验中的急性毒性、长期毒性及特殊毒性等，已部分揭示了某些配伍禁忌的科学内涵。除了在健康动物模型上进行研究外，为模拟中医临床实践的药证相应特点，考察反药配伍对病理状态下机体的作用，表征证候的一些病理动物模型也引入研究，很多反药确实在特定的病理条件下显示出不同程度的毒性增强或不利于治疗的效应。

　　近年来，越来越多的新技术、新手段开始用于反药毒性研究，例如通过药物代谢 P450 酶活性来考察反药的相互作用以及配伍关系；通过胚胎干细胞实验，从细胞毒性、分化抑制的角度反映药物的毒性；采用系统毒理学方法，通过考察实验动物摄入反药后不同时间点的基因表达谱、蛋白质谱和代谢物谱的改变，结合传统毒理学的研究参数，借助生物信息学和计算毒理学技术，系统地研究药物与机体的相互作用等等。这些研究的结果将不断纵深揭示中药配伍禁忌的科学实质，丰富传统中药配伍禁忌理论的内涵。

　　总之，从实践中得到的"十八反""十九畏"的经验理论是宝贵的，但不能简单地以"是"或"否"，"反"或"不反"来下结论，只有综合分析毒理学与其他相关领域研究结果，综合考虑剂量、配比、用法、机体状态等要素，方能得出科学的结论，从而为临床安全用药提供指导。

# 第一节 "十八反"配伍禁忌

首先提及反药的概念是在《神农本草经》，但未作具体阐述。最早提出"十八反"这一说法的是《蜀本草》，最早具体记录"十八反"的是陶弘景《本草经集注》。"十八反"包括半夏、瓜蒌、贝母、白蔹、白及反乌头类；海藻、大戟、甘遂、芫花反甘草；人参、丹参、玄参、沙参、苦参、细辛、芍药反藜芦。由于存在多基原、多部位、多炮制品入药等情况，"十八反"所涉及的药物品种实际较上述数目为多。传统上，一般认为"十八反"配伍属于增毒的配伍关系。近年来，不少学者在"十八反"药物相互作用、配伍关系、宜忌条件以及化学本质和生物学基础等方面进行了大量研究，对揭示中药"十八反"的科学实质做了一些有益的工作。下面按反乌头类、反甘草、反藜芦三组配伍禁忌分别进行介绍。

## 一、反乌头类配伍禁忌

传统认为半夏、瓜蒌、贝母、白蔹、白及与乌头类属相反配伍。常用的乌头类中药包括川乌、草乌、附子及其炮制品。

### 【毒性表现】

传统文献认为半夏、瓜蒌、贝母、白蔹、白及反乌头类，类似七情的"相反"配伍，但缺乏有力的证据，争议颇大，目前尚无定论，尤其从临床角度看，配伍有相辅相成和相反相成（即不破不立）两种观点，但最好审慎为佳。

#### （一）传统文献记载

陶弘景著《本草经集注》明确记载"乌头反半夏、瓜蒌、贝母、白蔹、白芨"。《本草纲目》于乌头条明确记载"反半夏、栝楼、贝母、白蔹、白及"。《儒门事亲》载"十八反歌诀"曰"半蒌贝蔹及攻乌"。至于附子是否与半夏等相反，历代医家一直存在分歧。上至《本草经集注》《药对》，下至《本经逢原》和《本草求真》均认为半夏反附子，后世多数学者亦认为《神农本草经》中"十八反"虽未明言半夏反附子，但疑附子与乌头子母同性，应畏而不用；部分医家则认为此二药同用有"相反相成"之功，将其合用治多种疑难杂证。

半夏与乌头类同用最早见于《金匮要略》，其中附子粳米汤以附子、半夏同用，治疗寒邪内阻、阴寒湿浊上犯出现的腹中雷鸣疼痛、胸胁逆满呕吐之证；赤丸以乌头、半夏同方，治寒饮腹痛，手足厥逆。《太平惠民和剂局方》青州白丸子以乌头、半夏同用，治风痰入络，手足麻木，半身不遂，口眼㖞斜，痰涎壅塞。《扁鹊心书》附子半夏广皮生姜汤，又名附子半夏汤，以附子、半夏合用，治胃虚冷痰上攻、头目眩晕、眼昏呕吐等证。

#### （二）现代临床报道

由于《中国药典》历年版均对"十八反"持慎重态度，多在相关药物项下标明"不宜同用"，因此现代临床应用宜慎重。

半夏与乌头类配伍致毒增毒的临床报道较少，仅有少数个案。中毒反应出现时间 10 分钟～1.5 小时不等，毒性表现首先可见舌、咽、口腔、面部麻木，继而出现消化和心血管不良反应症状，可见上腹部不适、恶心呕吐、心悸、气短、乏力、胸闷憋气、全身乏力、心音低钝、心动过缓伴心律不齐等，严重者可见呼吸困难、四肢抽搐、不能平卧、全身麻痹、神志模糊、瞳孔缩小、对光反射存在、调节反射迟钝等神经系统不良反应。

但临床也有少数报道以半夏与乌头类配伍取效者，如用于治疗眩晕、寒性腹痛、脾肾阳虚泄泻、类风湿性关节炎、慢性胃炎等。《中国药典》2010 年版虽在川乌、制川乌、草乌、制草乌、附子条下均指出不宜与半夏、瓜蒌、贝母、白蔹、白及同用，但也收载了 5 个含"十八反"配伍的成方制剂，其中 4 个含有反乌头类配伍，分别为阳和解凝膏（含生川乌、生草乌、生附子、白及、白蔹）、安阳精制膏（含生川乌、生草乌、白及、白蔹）、少林风湿跌打膏（含生川乌、生草乌、白及、白蔹）、庆余辟瘟丹（含川乌、姜半夏、丁香、郁金）。

## 【毒理研究】

### 基础毒性

**1. 急性毒性**

乌头、半夏两者配伍应用可使毒性增加。用川乌、姜半夏的单煎、单煎混合、混合煎剂分别灌胃小鼠，结果川乌及姜半夏单煎混合及混合煎剂（浓度均为 50%）的小鼠 72 小时死亡率较 100% 的单煎剂显著提高，其毒性超过 2 倍量的乌头煎剂。

**2. 长期毒性**

连续 15 天给予小鼠乌头半夏水煎剂，单乌头组血清 ALT、AST 值升高，单半夏组 AST 升高，合用组 ALT、AST、LDH 值均升高；单乌头组肝脏系数增加，合用组肝、肾脏器系数均增加。乌头与半夏合用时对小鼠毒性增强。

附子、半夏配伍用药后，对心脏有明显的毒性反应，对肾脏和肝脏形态也有影响。姜半夏和附子配伍对小鼠的毒性没有提高。根据《中华本草》总结的动物学数据，乌头生品和炮制品同法半夏配伍未见毒性，可以推测，半夏炮制后与附子配伍，安全性有所提高。

## 二、反甘草配伍禁忌

传统认为海藻、大戟、甘遂、芫花与甘草属相反配伍。

## 【毒性表现】

传统文献认为甘草反甘遂、大戟、芫花、海藻，但合用后是否毒性增强缺乏有力证据，存在争议，也无定论，但临床应审慎。

### （一）传统文献记载

该组配伍禁忌最早记载于《神农本草经》："甘草……反甘遂，大戟，芫花，海藻。"后世《新修本草》《大观本草》《证类本草》《增广和剂局方药性总论》《汤液本草》《洁古珍珠囊》等历代文献均记载有"甘草，反大戟、芫花、甘遂、海藻"。《儒门事亲》载"十八反歌诀"曰"藻戟遂芫俱战草"。

海藻、大戟、甘遂、芫花与甘草虽属配伍禁忌，但古今临床均有应用者，历代医家争议较大。如《金匮要略》甘遂半夏汤、《儒门事亲》玉箸散、《三因极一病证方论》大豆汤等以甘草与甘遂同用，《外科正宗》海藻玉壶汤、《儒门事亲》通气丸、《兰室秘藏》散肿溃坚汤等以海藻与甘草同用等。因此，《本草求真》曰"甘草反大戟、芫花、甘遂，亦有并用不悖，惟深达精微者始可知之"。

综上，历代本草均记载藻戟遂芫与甘草相反，但对其"相反"的实质未见详细论述。在反药同方配伍的记载中反映出藻戟遂芫与甘草具有在一定条件下宜忌转化应用的特点，转化的决定因素取决于病证特点和同方配伍的具体环境，多用于病机复杂的某些痼疾、急症、险症的治疗。

### (二) 现代临床报道

现代临床有用甘遂与甘草配伍研末外用治疗疟疾、蛔虫症；水煎熏洗患处，治疗寒冷性多形条斑。内服可用于治疗食管癌、肝硬化腹水等疾病。也有学者用芫花、甘遂、大戟配伍甘草自拟组成的宽胸逐饮祛瘀汤和膈下攻坚破积汤，分别治疗多例恶性肿瘤、结核性脓胸、支气管哮喘、冠心病、肥胖症、胆囊炎、急性淋巴管炎、疔疮及渗出性胸膜炎等有效；用甘遂、芫花、大戟等配伍生甘草组成的追风下毒丸，治疗鼻衄、牙衄和噎膈等19种疾病有效；用川乌、草乌、瓜蒌、半夏、白蔹、白及、川贝、浙贝母、藜芦、丹参、玄参、沙参、苦参、人参、细辛、赤芍、白芍、芫花、甘遂、京大戟、海藻、甘草、黄芩、黄连、防风和五灵脂等组成的拮抗丸，治疗湿痰喘咳、心脾不足、心血瘀阻、痰痹心阳、脾肾阳虚、脾胃虚弱、痰凝气滞、气滞血瘀、寒湿痹痛等病证有效，未见明显毒性反应。此外《中华人民共和国药典》2010年版成方制剂收载周氏回生丸，含甘草、红大戟配伍。

反甘草的配伍临床报道存在矛盾。临床有海藻与甘草导致不良反应的报道。海藻与甘草同用于治疗恶性肿瘤、子宫肌瘤、乳腺小叶增生等疾病，以收软坚散结、化痰消瘀之功，其间偶有不良反应发生。患者表现为腹痛，胸闷气短，心悸，继之神志不清，恶心，伴胃脘痛，继之呕吐等，经排除其他因素，确定为甘草与海藻同用所引起。综上，反甘草的配伍有较多临床应用报道，但也可见不良反应的案例，故临床慎用为佳。

## 【毒理研究】

### 基础毒性

#### 1. 急性毒性

芫花与甘草合煎，无论灌服还是腹腔注射，随着甘草配伍剂量的增加，小鼠的 $LD_{50}$ 亦随之相应下降，说明芫花的毒性随之增强；小鼠腹腔注射芫花单煎剂，并皮下注射甘草单煎剂，随着配伍用甘草剂量增加，芫花毒性亦随之增强。海藻与甘草合煎剂小鼠腹腔注射，随着甘草配伍剂量的增加，小鼠的 $LD_{50}$ 亦随之相应地下降，说明海藻的毒性随之增强。大戟与甘草合煎剂小鼠腹腔注射的 $LD_{50}$ 值比单独给药大戟煎剂大，说明配伍甘草并未增加大戟毒性。

表 10-1 芫花、海藻、大戟与甘草合煎对小鼠 $LD_{50}$ 的影响

| 组别 | 配伍比例 | 给药途径 | $LD_{50}$（g/kg） |
|---|---|---|---|
| 芫花浸膏粉 | - | 口服 | 2.34 ±0.27 |
| 芫花 +甘草粉 | 1:0.5 | 口服 | 2.00 ±0.65 |
| 芫花 +甘草粉 | 1:1 | 口服 | 1.40 ±0.39 |
| 甘草浸膏粉 | - | 口服 | 8.70 ±0.70 |
| 芫花煎剂 | - | 腹腔注射 | 5.50 ±0.36 |
| 芫花 +甘草煎剂 | 1:0.5 | 腹腔注射 | 2.70 ±0.37 |
| 芫花 +甘草煎剂 | 1:1 | 腹腔注射 | 1.80 ±0.20 |
| 芫花 +甘草煎剂 | 1:2 | 腹腔注射 | 1.27 ±0.17 |
| 甘草煎剂 | - | 腹腔注射 | 7.99 ±0.55 |
| 海藻煎剂 | - | 腹腔注射 | 1.59 ±0.049 |
| 海藻 +甘草煎剂 | 1:1 | 腹腔注射 | 1.52 ±0.03 |
| 海藻 +甘草煎剂 | 1:2 | 腹腔注射 | 1.15 ±0.025 |
| 海藻 +甘草煎剂 | 1:4 | 腹腔注射 | 0.88 ±0.03 |
| 大戟煎剂 | - | 腹腔注射 | 4.69 ±0.02 |
| 大戟 +甘草煎剂 | 1:1 | 腹腔注射 | 5.02 ±0.02 |

表 10-2 芫花、海藻与甘草分煎对小鼠 $LD_{50}$ 的影响

| 药物的配伍 | 给药途径 | $LD_{50}$（g/kg） |
|---|---|---|
| 芫花煎剂 +生理盐水 | 腹腔 +皮下 | 5.50 ±0.36 |
| 芫花煎剂 +1/2$LD_{50}$甘草 | 腹腔 +皮下 | 1.10 ±0.02 |
| 芫花煎剂 +1/4$LD_{50}$甘草 | 腹腔 +皮下 | 2.00 ±0.12 |
| 芫花煎剂 +1/8$LD_{50}$甘草 | 腹腔 +皮下 | 3.35 ±0.21 |
| 生理盐水 +甘草注射液 | 腹腔 +皮下 | 19.79 ±1.88 |
| 海藻 +1/2$LD_{50}$甘草 | 腹腔 +皮下 | 0.704 ±0.045 |
| 海藻 +1/4$LD_{50}$甘草 | 腹腔 +皮下 | 1.082 ±0.045 |
| 海藻 +生理盐水 | 腹腔 +皮下 | 1.59 ±0.049 |

**2. 长期毒性**

**甘草、芫花反药组合** 对大鼠心、肝、肾脏，生殖、消化和中枢神经系统等有一定损害作用，存在着配伍禁忌。芫花：甘草（1:3）大鼠灌胃给药 2 个月，药典剂量范围内可见对生殖系统的影响，出现睾丸、附睾系数下降，重度慢性前列腺炎症，精子数减少，个别子宫卵巢系数偏高、子宫充血出血；还可见对消化系统和中枢神经系统的影响，出现小肠重量增加，雌鼠血钾降低，自发活动减少。芫花：甘草（5:1）大鼠灌胃给药 2 个月，剂量范围超出药典，可见对泌尿系统的毒性，出现肾脏系数增加，BUN/Cr 增加，肾小静脉血栓，肾间质充血；芫花与甘草配伍后对肝功能及心肌酶谱等指标的影响有加重的趋势，尤其是 ALT、肌酸激酶（creatine kinase，CK）、LDH、$\gamma$-HBDH 值最为明显，大鼠心脏间质血管充血、肝血管充血、肝细胞浊肿、肾小球间质充血、肾小管上皮轻度浊肿。

**京大戟－甘草反药组合** 毒性作用主要表现为：雌鼠血钾降低，且呈剂量依赖性；体重下降，大便稀软；肝脏脂肪病变；对雄性大鼠心脏有毒性作用，部分可见心肌炎；BUN、Cr 值均显著升高，总剂量一定时，甘草所占比例越大，肾脏系数、BUN 值增加越大。

**甘遂－甘草反药组合** 毒性作用主要表现为：LDH、$\gamma$-HBDH 升高；有灶性心肌炎病变。大鼠肝系数随给药量增加而升高，但雌鼠表现为随甘遂比例增加而明显升高，雄鼠表现为随甘草比例增加而明显升高，出现肝脏点状坏死和/或肝内小胆管慢性炎。对肾脏毒性反应表现为 Cr 升高。

**海藻－甘草反药组合** 毒性作用特征：海藻与甘草比例为 1:1 时，剂量在药典用量高限 2 倍范围内，未表现出明显毒性反应。海藻－甘草比例偏离 1:1 时，海藻剂量超过药典用量高限 2 倍，随甘草和比例降低，LDH 和 HBDH 升高，表现出心脏毒性；随甘草比例升高，TBIL 和 AST 升高，表现出肝脏毒性。甘草和海藻 1:2 配伍与 1:4 配伍应用会导致肝脏组织氧化－抗氧化平衡紊乱及肝脏组织的损伤，而甘草和海藻 1:1 配伍应用对肝脏氧化－抗氧化平衡的维持具有一定效应。

## 三、反藜芦配伍禁忌

传统认为，诸参（一般认为包括人参、丹参、玄参、沙参、苦参）、细辛、芍药（包括白芍、赤芍）反藜芦。

## 【毒性表现】

传统文献认为参类、细辛、芍药反藜芦，但现代临床无合用产生不良反应的报道，但传统文献和现代临床均认为细辛和藜芦本身有毒，虽然目前缺乏"相反"的有力证据，但最好避免合用。

### （一）传统文献记载

《神农本草经》最早提出"藜芦反五参"。《本草经集注》在人参、沙参、玄参、苦参、丹参条下注"反藜芦"，藜芦条下注"反五参"。宋以前仍提"五参"反藜芦，金元时期，出现"诸参"叛"藜芦"，如《儒门事亲》"十八反歌诀"云"诸参辛芍叛藜芦"，但未言明"诸参"所包括的具体药物。在此问题上，各家观点不甚一致，争议不休。明清间藜芦所反参药共有 23 组不同记载，与藜芦相反的参药共 7 种，为人参、沙参、玄参、苦参、丹参、紫参（《普济方》载）、西洋参（《本草纲目拾遗》载）；其中，紫参、西洋参及北沙参（《本草从新》载）为前所未提。近、现代以来，藜芦反"诸参"的认识尚未统一，近代的文献统计共有十五种参反藜芦的提法，包括人参、沙参（南、北沙参）、苦参、丹参、玄参、党参、紫参、西洋参、明党参、太子参、珠儿参、佛手参、华山参、空沙参。

（二）现代临床报道

由于藜芦为剧烈的涌吐药，现代少有使用，使用反藜芦药对更为罕见。偶有临床报道细辛与藜芦同用的辛藜滴鼻剂对慢性鼻炎及慢性鼻窦炎有较好疗效，但未出现明显毒性反应。

【毒理研究】

*基础毒性*

藜芦及人参配伍可使小鼠出现中毒症状，以呼吸系统、神经系统、消化系统中毒症状明显，可致呼吸抑制，窒息死亡；与藜芦单煎组比，人参藜芦配伍组的 $LD_{50}$ 降低，小鼠死亡时间缩短，死亡数增加，说明两药配伍毒性增强。当藜芦与人参 1∶2.63 配比（藜芦用量为 1.14g/kg，人参为 3g/kg）时，动物死亡最多，毒性变化也最为明显。

藜芦与苦参配伍的实验表明，单用藜芦可明显减慢小鼠心率，配伍苦参后可使藜芦减慢心率的作用明显减弱，并使兔心律失常率增加，且多表现为室性期前收缩。

藜芦与北沙参配伍可明显加重肝损伤，肝细胞脂肪样变明显加重，提示在脂肪肝、胃肠功能紊乱等病理条件下，不宜合用北沙参和藜芦。

藜芦和细辛共同作用产生毒性作用，且藜芦起主要作用，当藜芦给药剂量低于临床安全最高限时，藜芦与细辛合用可视为安全；当藜芦用量是细辛用量 3~6 倍时，毒性明显。藜芦中含有的甾体生物碱等能使血压下降，心跳减慢，呼吸抑制；而细辛含有的挥发油二甲基丁香酚等能引起呼吸兴奋、血压上升，两者药理作用相反，故不宜配伍。

藜芦与白芍配伍应用，可导致小鼠出现蹒跚、躁动不安，并伴有耳血管扩张，尸检可见小鼠心、肝、肾、脾等脏器充血、出血。

# 第二节 "十九畏"配伍禁忌

"十九畏"中的配伍禁忌药对包括：硫黄-朴硝（芒硝），水银-砒霜，狼毒-密陀僧，巴豆-牵牛子，丁香-郁金，牙硝（芒硝）-三棱，川乌、草乌-犀角，人参-五灵脂，官桂（肉桂）-赤石脂。为了保护濒危野生动物，犀角已在 20 世纪 90 年代被禁止入药，因此川乌、草乌与犀角的配伍实际上不会发生，故本节对该药对内容不作叙述。

【毒性表现】

"十九畏"的认识尚无定论，除本身就有毒性的中药，如水银、巴豆、砒霜等，单用就有可能出现较严重的毒副作用，因此临床应用应格外慎重。但相畏者同用是否毒性增加或产生新的毒性，目前尚无确切证据。

## （一）传统文献记载

"十九畏"一词的提出，大致在宋金元时期，其歌诀首载于《珍珠囊补遗药性赋》，广为习熟的是明代刘纯《医经小学》所载"十九畏歌诀"。由于语义的历史变迁，宋金元时期出现了对"畏""恶""反"理解的分歧，因此"十九畏"中药物的配伍关系并不等同于《神农本草经》七情配伍中的"相畏"，更接近于"相恶""相反"等概念。如《药鉴》《雷公炮制药性解》中称"巴豆畏牵牛"，而《本草纲目》《得配本草》则称"巴豆恶牵牛"，《本草蒙筌》还有"巴豆反牵牛"的记载。至于"十九畏"中药物之间究竟是单向性制约关系，还是互制关系，一直没有定论。因此，从"十九畏"的传统记载里面也就无法分辨是彼药畏此药，还是此药畏彼药。

虽然"十九畏"是熟知的配伍禁忌，但在古代文献中也不乏"十九畏"药物合用的情况。例如《春脚集》十香返魂丹、《太平惠民和剂局方》丁香丸中丁香与郁金同用；《东医宝鉴》人参芎归汤、《校注妇人良方》定坤丹中人参与五灵脂同用；《太平惠民和剂局方》熟干地黄丸中官桂与赤石脂同用；《儒门事亲》进食丸中巴豆与牵牛同用。而狼毒－密陀僧、芒硝－三棱因性效悬殊，配伍机会极少；水银与砒霜均为剧毒之品，同用罕见。

## （二）现代临床报道

《中国药典》历年版对"十九畏"药物注明"不宜同用"，故"十九畏"临床合用的情况不多，公开报道更是甚少。在"十九畏"的九个组合里面，本身就含有剧毒药物的组合已罕见使用，可能合用的一般只有丁香－郁金，肉桂－赤石脂，人参－五灵脂，芒硝－三棱四种情况，其中又以前三种情况稍多。通过对《中华人民共和国药典》2010年版收载的含"十九畏"药对的7个成方制剂进行分析，十九畏药对在成方制剂中出现频率情况为：丁香+郁金3次，分别为通窍镇痛散、十香返生丸、庆余辟瘟丹；肉桂+赤石脂2次，分别为补脾益肠丸、女金丸；人参+五灵脂1次，为化癥回生片；芒硝+三棱1次，为木香槟榔丸。其余组合未出现。

对丁香－郁金、肉桂－赤石脂、人参－五灵脂组合分别进行了临床观察，其中丁香－郁金组21例（以治胁痛、脘腹痛为主证者），肉桂－赤石脂组13例（以治腹泻、腹痛为主证者），人参－五灵脂组14例（以治局部疼痛为主证者）。将三组药物分别粉碎装胶囊，比例分别为丁香:郁金为1:2，肉桂:赤石脂为1:4，人参:五灵脂为1:1，三组药物均按临床常规量连续服用20天，均未见毒性反应。

## 【毒理研究】

### 基础毒性

#### 1. 急性毒性

对"十九畏"的8个组合（水银－砒霜除外）进行小鼠急性毒性实验，给药剂量相当于人常规剂量104倍，可见一定毒性反应，如自主活动减弱、食欲减退、腹泻，以及部分动物死亡等，但腹腔注射给药的毒性明显强于灌胃给药，表明同样剂量下不同的给药方式有不同的毒性反应。然而，用注射给药的实验结果来解释传统经口给药的临床效应值得考虑，必须十分慎重。另外，狼毒－密陀僧组无论灌胃还是腹腔注射，均表现活力增强，饮食量提高。

**2. 长期毒性**

巴豆霜－牵牛子按三种配比（每日每千克体重分别给予巴豆霜6g＋牵牛子15g、巴豆霜6g＋牵牛子30g、巴豆霜6g＋牵牛子7.5g）灌胃小鼠，连续给药2周，小鼠体重均较巴豆霜或牵牛子单用组明显下降，且死亡率显著增加，说明合用导致毒性增强。

以狼毒大戟－密陀僧组合［（5g狼毒大戟＋2g密陀僧）/kg］灌胃小鼠，连续11天，能使小鼠WBC明显降低，并明显降低胸腺指数及脾脏指数，表明合用对免疫器官有明显影响。实验过程中，合用组动物皮毛不光滑，稍显烦躁，均出现死亡，提示二药合用毒性较单用为高。

应当指出，"十九畏"的毒性强弱在很大程度上取决于剂量大小和配比，而现有报道的毒理学实验中给药剂量与配伍比例多不同，所以不同实验条件下得出的结果缺少可比性。到目前为止，尚无统一标准判断"十九畏"的毒性实验方法与结果，对"十九畏"的毒理学研究仍处于探索阶段，规范、系统、深入的研究尚待开展。

# 附　录

## 附录1　有毒中药汇总表

| 大毒中药 | | | | |
|---|---|---|---|---|
| 名称 | 功效分类 | 性味归经 | 毒性物质基础 | 毒作用靶器官 |
| 川乌 | 祛风湿药 | 辛、苦，热；有大毒；归心、肝、肾、脾经 | 双酯型生物碱，如乌头碱、新乌头碱、次乌头碱 | 心脏、神经系统、胃肠道 |
| 草乌 | 祛风湿药 | 辛、苦，热；有大毒；归心、肝、肾、脾经 | 双酯型生物碱，如乌头碱、新乌头碱、次乌头碱 | 心脏、神经系统、胃肠道 |
| 巴豆 | 泻下药 | 辛，热；有大毒；归胃、大肠经 | 挥发油 | 皮肤、黏膜、结膜、肾脏 |
| 红粉 | 攻毒杀虫祛腐敛疮药 | 味辛，性热；有大毒；归肺、脾经 | 氧化汞和硝基汞 | 神经系统、心血管系统、肾脏 |
| 马钱子 | 活血化瘀药 | 苦，寒；有大毒；归肝、脾经 | 马钱子碱、士的宁 | 神经系统、肾脏 |
| 天仙子 | 平肝息风药 | 苦、辛，温；有大毒 | 莨菪碱、阿托品 | 神经系统 |
| 闹羊花 | 祛风湿药 | 辛，温；有大毒；归肝经 | 梫木毒素、石楠素等 | 神经系统、心血管系统、肝脏 |
| 斑蝥 | 攻毒杀虫祛腐敛疮药 | 辛，热；有大毒；归肝、胃、肾经 | 斑蝥素 | 消化系统、泌尿系统、心血管系统 |

**续表**

| 有毒中药 | | | | |
|---|---|---|---|---|
| 名称 | 功效分类 | 性味归经 | 毒性物质基础 | 毒作用靶器官 |
| 附子 | 温里药 | 辛，热；有毒；归心、脾、肾经 | 双酯型生物碱，如乌头碱、新乌头碱、次乌头碱 | 心脏、神经系统，胃肠道，生殖系统 |
| 全蝎 | 平肝息风药 | 辛，平；有毒；归肝经 | 蝎毒 | 心血管系统、血液系统、生殖系统 |
| 半夏 | 化痰止咳平喘药 | 辛，温；有毒；归脾、胃、肺经 | 毒针晶、生物碱 | 皮肤、黏膜、神经系统、肝脏、肾脏、生殖系统 |
| 蕲蛇 | 祛风湿药 | 甘、咸，温；有毒；归肝经 | 毒蛋白 | 不详 |
| 蜈蚣 | 平肝息风药 | 辛，温；有毒；归肝经 | 蜈蚣毒素，如溶血蛋白、组胺样物质 | 肝脏、肾脏、神经系统、心血管系统 |
| 蟾酥 | 开窍药 | 辛，温；有毒；归心经 | 蟾蜍毒素、蟾蜍配基 | 心脏、消化系统 |
| 芫花 | 泻下药 | 苦、辛，温；有毒；归肺、脾、肾经 | 二萜原酸酯，如芫花萜、芫花酯乙、芫花酯丙等 | 生殖系统 |
| 苍耳子 | 解表药 | 辛、苦，温；有毒；归肺经 | 水溶性部位，如苍术苷、羧基苍术苷、苍耳蛋白 | 肝脏、肾脏 |
| 苦楝皮 | 驱虫药 | 苦，寒；有毒；归肝、脾、胃经 | 川楝素、异川楝素、苦楝子毒素 | 生殖系统、神经系统、心血管系统、消化系统 |
| 千金子 | 泻下药 | 辛，温；有毒；入肝、肾、大肠经 | 千金子油，如千金子甾醇、殷金醇棕榈酸酯 | 胃肠道、细胞毒性 |
| 蓖麻子 | 攻毒杀虫祛腐敛疮药 | 甘、辛，平；有毒；归大肠、肺经 | 蓖麻毒素 | 肝脏、肾脏、生殖系统 |
| 常山 | 涌吐药 | 苦、辛，寒；有毒；归肺、肝、心经 | 喹唑酮类生物碱，主要有常山碱甲、乙及丙 | 胃肠道、肝脏、肾脏 |
| 京大戟 | 泻下药 | 苦、辛，寒；有毒；归肺、脾、肾经 | 三萜皂苷，如大戟苷 | 皮肤、黏膜、肝脏 |
| 牵牛子 | 泻下药 | 苦，寒；有毒；归肺、肾、大肠经 | 牵牛子苷 | 消化系统、神经系统、肝脏 |

| 有毒中药 | | | | |
|---|---|---|---|---|
| 名称 | 功效分类 | 性味归经 | 毒性物质基础 | 毒作用靶器官 |
| 商陆 | 泻下药 | 苦，寒；有毒；归肺、脾、肾、大肠经 | 三萜皂苷，如商陆毒素 | 消化系统、神经系统 |
| 白附子 | 化痰止咳平喘药 | 辛、甘，温；有毒；归胃、肝经 | 白附子苷 | 神经系统 |
| 干漆 | 活血化瘀药 | 辛，温；有毒；归肝、脾经 | 漆酚、漆树酸钠 | 皮肤、心脏 |
| 木鳖子 | 攻毒杀虫祛腐敛疮药 | 苦、微甘，凉；有毒；归肝、脾、胃经 | 木鳖子皂苷、木鳖子素 | 细胞毒性、肝脏、肾脏 |
| 土荆皮 | 攻毒杀虫祛腐敛疮药 | 辛，温；有毒；归肺、脾经 | 土荆皮甲酸、土荆皮乙酸等 | 消化系统、生殖系统 |
| 仙茅 | 补虚药 | 辛，热；有毒；归肾、肝、脾经 | 仙茅苷类 | 肝脏、肾脏 |
| 白果 | 化痰止咳平喘药 | 甘、苦、涩，平；有（小）毒；归肺、肾经 | 白果毒素，如白果酸、氢化白果酸、白果酚等 | 消化系统、免疫系统、肾脏 |
| 华山参 | 化痰止咳平喘药 | 甘、微苦，温；有毒；归肺、心经 | 生物碱类，如阿托品、莨菪碱、东莨菪碱等 | 神经系统 |
| 天南星 | 化痰药 | 苦、辛，温；有毒；归肺、肝、脾经 | 毒针晶 | 皮肤、黏膜、神经系统 |
| 罂粟壳 | 收涩药 | 酸、涩，平；有毒；归肺、大肠、肾经 | 阿片类受体，如咖啡因、可待因等 | 神经系统 |
| 朱砂 | 安神药 | 甘，寒；有毒；归心经 | 汞离子、金属汞 | 神经系统、肝脏、肾脏、心脏、生殖系统 |
| 甘遂 | 泻下药 | 苦，寒；有毒；归肺、肾、大肠经。 | 二萜和三萜 | 皮肤、黏膜、肝脏、肾脏、心脏等 |
| 洋金花 | 化痰止咳平喘药 | 辛，温；有毒；归肺、肝经 | 莨菪碱、东莨菪碱、阿托品等 | 神经系统 |

**续表**

**有毒中药**

| 名称 | 功效分类 | 性味归经 | 毒性物质基础 | 毒作用靶器官 |
|---|---|---|---|---|
| 金钱白花蛇 | 祛风湿药 | 甘、咸，温；有毒；归肝经 | 银环蛇毒素 | 神经系统、心血管系统 |
| 两头尖 | 祛风湿药 | 辛，热；有毒；归脾经 | 多被银莲花素A | 心脏、血液系统 |
| 轻粉 | 攻毒杀虫祛腐敛疮药 | 辛，寒；有毒；归大肠、小肠经 | 汞离子、金属汞 | 神经系统、肝脏、肾脏、心脏、生殖系统等 |
| 雄黄 | 攻毒杀虫祛腐敛疮药 | 辛，温；有毒；归肝、大肠经 | 三氧化二砷 | 神经系统、肝脏、肾脏、心脏等 |
| 狼毒 | 攻毒杀虫祛腐敛疮药 | 辛，平；有毒；归肝、脾经 | 二萜，如狼毒大戟 | 皮肤、神经系统 |
| 白屈菜 | 清热药 | 苦，凉；有毒；归肺、胃经 | 生物碱，如白屈菜碱、白屈菜明碱、白屈菜啶等 | 神经系统、细胞毒性 |
| 臭灵丹草 | 清热药 | 辛、苦，寒；有毒；归肺经 | 不详 | 不详 |
| 三棵针 | 清热药 | 苦，寒；有毒；归肝、胃、大肠经 | 生物碱，如小檗碱 | 消化系统、肾脏、神经系统 |
| 山豆根 | 清热药 | 苦，寒；有毒；归肺、胃经 | 生物碱，如苦参碱、司巴丁、蝙蝠葛碱等 | 神经系统、心血管系统、呼吸系统 |
| 香加皮 | 祛风湿药 | 辛、苦，温；有毒；归肝、肾、心经 | 苷类，如杠柳苷G | 心脏、肝脏、肾脏 |

**小毒中药**

| 名称 | 功效分类 | 性味归经 | 毒性物质基础 | 毒作用靶器官 |
|---|---|---|---|---|
| 急性子 | 活血化瘀药 | 微苦、辛，温；有小毒；归肺、肝经 | 挥发油 | 神经系统 |
| 蛇床子 | 攻毒杀虫祛腐敛疮药 | 辛、苦，温；有小毒；归肾经 | 香豆素，如蛇床子素 | 肝脏、肾脏、皮肤 |

续表

| 小毒中药 | | | | |
|---|---|---|---|---|
| 名称 | 功效分类 | 性味归经 | 毒性物质基础 | 毒作用靶器官 |
| 绵马贯众 | 清热药 | 苦，微寒；有小毒；归肝、胃经 | 绵马酸 | 肝脏、肾脏、神经系统 |
| 水蛭 | 活血化瘀药 | 咸、苦，平；有小毒；归肝经 | 水蛭素、毒蛋白 | 血液系统 |
| 蒺藜 | 平肝息风药 | 辛、苦，微温；有小毒；归肝经 | 蒺藜皂苷 | 不详 |
| 草乌叶 | 清热药 | 辛、涩，平；有小毒；归心、脾、肝、肾经 | 双酯型生物碱 | 神经系统、心脏、消化系统 |
| 鹤虱 | 驱虫药 | 苦、辛，平；有小毒；归脾、胃经 | 挥发油类 | 神经系统 |
| 苦杏仁 | 化痰止咳平喘药 | 苦，微温；有小毒；归肺、大肠经 | 苦杏仁苷 | 神经系统、消化系统 |
| 南鹤虱 | 驱虫药 | 苦、辛，平；有小毒；归脾、胃经 | 南鹤虱凝集素、挥发油 | 血液系统、生殖系统 |
| 鸦胆子 | 清热药 | 苦，寒；有小毒；归大肠、肝经 | 鸦胆子油、苦木内酯类及其酚类 | 肝脏、肾脏、皮肤、黏膜、神经系统 |
| 重楼 | 清热药 | 苦，微寒；有小毒；归肝经 | 甾体皂苷类，如重楼皂苷Ⅰ、重楼皂苷Ⅱ | 消化系统、生殖系统 |
| 丁公藤 | 祛风湿药 | 辛，温；有小毒；归肝、脾、胃经 | 丁公藤甲素 | 免疫系统、心血管系统、血液系统 |
| 九里香 | 行气药 | 辛、微苦，微温；有小毒；归胃、肝经 | 九里香蛋白多糖、九里香多糖 | 生殖系统、神经系统 |
| 土鳖虫 | 活血化瘀药 | 咸，寒；有小毒；归肝经 | 特异性蛋白质、生物碱 | 心脏、免疫系统 |
| 川楝子 | 行气药 | 苦，寒；有小毒；归肝、小肠、膀胱经 | 三萜，如川楝素 | 肝脏、肾脏、神经系统、生殖系统、呼吸系统 |

续表

### 小毒中药

| 名称 | 功效分类 | 性味归经 | 毒性物质基础 | 毒作用靶器官 |
|---|---|---|---|---|
| 小叶莲 | 活血化瘀药 | 甘，平；有小毒；归肝、肺经 | 鬼臼毒素、去氢鬼臼毒素 | 消化系统、神经系统 |
| 艾叶 | 止血药 | 辛、苦，温；有小毒；归肝、脾、肾经 | 挥发油，如萜品烯醇、丁香烯、松油烯醇 | 肝脏 |
| 北豆根 | 清热药 | 苦，寒；有小毒；归肺、胃、大肠经 | 脂溶性生物碱，如蝙蝠葛碱、蝙蝠葛诺林碱、蝙蝠葛新诺林碱 | 肝脏、肾脏、神经系统、心血管系统 |
| 地枫皮 | 祛风湿药 | 微辛、涩，温；有小毒；归膀胱、肾经 | 挥发油、倍半萜内酯 | 不详 |
| 苦木 | 清热药 | 苦，寒；有小毒；归肺、大肠经 | 苦木总碱、苦木素 | 心血管系统 |
| 两面针 | 祛风湿药 | 苦、辛，平；有小毒；归肝、胃经 | 生物碱，如氯化两面针 | 心脏 |
| 吴茱萸 | 温里药 | 辛、苦，热；有小毒；归肝、脾、胃、肾经 | 挥发油、生物碱 | 肝脏、肾脏 |
| 大皂角 | 化痰止咳平喘药 | 辛、咸，温；有小毒；归肺、膀胱、大肠经 | 胆甾醇及其皂苷 | 消化系统、神经系统 |
| 飞扬草 | 清热药 | 辛、酸，凉；有小毒；归肺、膀胱、大肠经 | 鞣花酸、酚类 | 消化系统、心血管系统 |
| 金铁锁 | 祛风湿药 | 苦、辛，温；有小毒；归肝经 | 总皂苷 | 神经系统、黏膜和角膜 |
| 紫萁贯众 | 清热药 | 苦、微寒；有小毒；归肺、胃、肝经 | 不详 | 不详 |
| 榼藤子 | 补虚药 | 微苦，凉；有小毒；入肝、脾、胃、肾经 | 三萜皂苷、榼藤酰胺糖苷 | 神经系统、心血管系统 |
| 翼首草 | 清热药 | 苦，寒；有小毒；归肺、胃经 | 三萜、环烯醚萜 | 不详 |

续表

| 现代发现有毒性的中药 | | | | |
|---|---|---|---|---|
| 名称 | 功效分类 | 性味归经 | 毒性物质基础 | 毒作用靶器官 |
| 关木通（现行药典未收载） | 利水渗湿药 | 苦，寒；有毒；归心、小肠、膀胱经 | 马兜铃酸 | 肾脏、生殖系统 |
| 细辛 | 解表药 | 辛，温；有小毒；归肺、肾、心经 | 挥发油，主要有甲基丁香酚和黄樟醚 | 肝脏、肾脏、神经系统 |
| 广防己（现行药典未收载） | 祛风湿药 | 苦、辛，寒；归膀胱、肺经 | 马兜铃酸 | 肝脏、肾脏 |
| 马兜铃 | 化痰止咳平喘药 | 苦，微寒；归肺、大肠经 | 马兜铃酸 | 肾脏 |
| 青木香（现行药典未收载） | 行气药 | 辛、苦，寒；有（小）毒；归肝、胃经 | 马兜铃酸 | 肝脏、肾脏 |
| 千里光 | 清热药 | 苦，寒；归肺、肝经 | 吡咯里西啶生物碱，如新阔叶千里光碱、千里光宁碱 | 肝脏 |
| 款冬花 | 化痰止咳平喘药 | 辛、微苦，温；归肺经 | 吡咯里西啶生物碱，如千里光宁、肾形千里光碱、款冬花碱等 | 肝脏 |
| 紫草 | 清热药 | 甘、咸，寒；归心、肝经 | 生物碱、紫草酸 | 心脏 |
| 大黄 | 泻下药 | 苦，寒；归脾、胃、大肠、肝、心包经 | 蒽醌，如大黄素甲醚、大黄酸、大黄素等 | 肝脏、肾脏、生殖系统 |
| 黄连 | 清热药 | 苦，寒；归心、脾、胃、肝、胆、大肠经 | 黄连素、小檗碱等 | 消化系统、神经系统 |
| 何首乌 | 补虚药 | 苦、甘、涩，微温；归肝、心、肾经 | 蒽醌，如大黄素、大黄酚、大黄酸等 | 肝脏 |

# 附录2　英文缩略词表

| 英文缩写 | 英文全称 | 中文全称 |
|---|---|---|
| AA | arachidonic acid | 花生四烯酸 |
| AaDO$_2$ | alveolar－arterial oxygen difference | 肺泡－动脉血氧分压差 |
| ADD | average daily dose | 日平均暴露剂量 |
| ADH | alcohol dehydrogenase | 醇脱氢酶 |
| ADI | acceptable daily intake | 每日容许摄入量 |
| ADME | absorption, distribution, metabolism, excretion | 吸收、分布、代谢、排泄 |
| ADR | adverse drug reaction | 药品不良反应 |
| A/G | albumin/globulin | 白蛋白/球蛋白 |
| AKP/ALP | alkline phosphatase | 碱性磷酸酶 |
| ALB | albumin | 白蛋白 |
| ALDH | acetaldehyde dehydrogenase | 乙醛脱氢酶 |
| ALT/GPT | glutamic－pyruvic transaminase | 谷丙转氨酶 |
| APTT | activeed partial thromboplastin time | 活化部分凝血活酶时间 |
| AST/GOT | glutamic－oxaloacetic transaminase | 谷草转氨酶 |
| ATP | adenosine triphosphate | 三磷酸腺苷 |
| AUC | area under the curve | 曲线下面积 |
| BMD | Benchmark dose | 基准剂量法 |
| BUN | blood urea nitrogen | 尿素氮 |
| CAT | catalase | 过氧化氢酶 |
| CHL | Chinese hamster lung cell | 中国仓鼠肺细胞 |
| CK | creatine kinase | 肌酸激酶 |
| CL | clearance rate | 清除率 |
| Cp | plasma concentration | 血浆药物浓度 |

| 英文缩写 | 英文全称 | 中文全称 |
|---|---|---|
| CPK | creatine phosphate kinase | 肌酸磷酸激酶 |
| Crea | creatinine | 肌酐 |
| CT | clotting time | 全血凝固时间 |
| CYP450 | cytochrome P450 | 细胞色素氧化酶 P450 |
| Cmax | maximum concentration | 血药峰浓度 |
| DAO | diamine oxidase | 二胺氧化酶 |
| DART | developmental and reproductive toxicity | 发育和生殖毒性 |
| ED | effective dose | 有效量 |
| EF −2 | elongation factor | 延伸因子 −2 |
| EH | epoxide hydrolase | 环氧化物水化酶 |
| EPA | Environmental Protection Agency | 环境保护署 |
| ERK | extracellular signal −regulated kinase | 细胞外信号调节激酶 |
| FAD | flavin adenine dinucleotide | 黄素腺嘌呤二核苷酸 |
| FAK | focal adhesion kinase | 黏着斑激酶 |
| FMO | flavin −containing monoxygenase | 黄素加单氧酶 |
| G6P | glucose −6 −phosphate | 葡萄糖 −6 −磷酸 |
| GGT | γ −glutamyl transpeptadase | γ −谷氨酰转肽酶 |
| GLP | Good Laboratory Practice | 药物非临床研究质量管理规范 |
| GLU | glucose | 葡萄糖 |
| GR | Glutathione reductase glycosides peptide | 谷胱苷肽还原酶 |
| GSH | glutathione | 谷胱甘肽 |
| GSH −Px | glutathione peroxidase | 谷胱甘肽过氧化物酶 |
| GSSG | oxidized glutathione | 氧化型谷胱甘肽 |
| GST | glutathione transferase | 谷胱甘肽转移酶 |
| GTP | guanosine triphosphate | 三磷酸鸟苷 |
| HBDH | hydroxy butyrate dehydrogenase | 羟丁酸脱氢酶 |
| HCMV | human cytomegalovirus | 人巨细胞病毒 |
| IgG | immunoglobulin G | 免疫球蛋白 G |
| IP$_3$ | inositol triphosphate | 三磷酸肌醇 |
| LADD | life average daily dose | 终身日平均暴露剂量 |

| 英文缩写 | 英文全称 | 中文全称 |
|---|---|---|
| $LC_{50}$ | median lethal concentration | 半数致死浓度 |
| $LC_{100}$ | absolute lethal concentration | 绝对致死浓度 |
| $LD_{50}$ | median lethal dose | 半数致死剂量 |
| $LD_{100}$ | certainly lethal dose | 绝对致死量 |
| LDH | lactic dehydrogenase | 乳酸脱氢酶 |
| LOAEL | lowest observed adverse effect level | 观察到损害作用的最低剂量 |
| LPC | lysophosphatidyl choline | 溶血磷脂酰胆碱 |
| LPE | lysophosphatidyl ethanolamine | 溶血磷脂酰乙醇胺 |
| MAC | maximal allowable concentration | 最高容许浓度 |
| MAO | monoamine oxidase | 单胺氧化酶 |
| MAPK | mitogen-activated protein kinase | 丝裂原活化蛋白激酶 |
| MCV | mean corpuscular volume | 平均红细胞体积 |
| MDA | malondialdehyde | 丙二醛 |
| MEL | minimal effect level | 最小有作用剂量 |
| mEH | microsomal epoxide hydrase | 微粒体环氧化物水化酶 |
| MFO | microsomal mixed function oxidase | 微粒体混合功能氧化酶 |
| MLC | minimum lethal concentration | 最小致死浓度 |
| MLD | minimum lethal dose | 最小致死剂量 |
| MNEL | maximal no-effect dose | 最大无作用剂量 |
| MTC | maximum tolerated concentration | 最大耐受浓度 |
| MTD | maximum tolerated dose | 最大耐受剂量 |
| NAG | N-acetyl-β-D-glocosaminidase | N-乙酰-β-D-氨基葡萄糖苷酶 |
| NEP | neutralendopeptidase | 中性肽链内切酶 |
| NLRI | Neuroactive ligand-receptor interaction | 神经活性配体-受体互相作用 |
| NOAEL | no observed adverse effect level | 未观察到损害作用的剂量 |
| $PaO_2$ | arterial partial pressureof oxygen | 动脉血氧分压 |
| PAPS | 3'-phosphate adenosine-5'-phosphoryl sulfuric acid | 3'-磷酸腺苷-5'-磷酰硫酸 |
| PAs | pyrrolzidine alkaloids | 吡咯里西啶类生物碱 |
| PPAR | peroxisome proliferator activated receptor | 过氧化物酶体增殖物激活受体 |

| 英文缩写 | 英文全称 | 中文全称 |
|---|---|---|
| QSAR | quantitative structure actvity relationship | 定量构效关系分析 |
| RfD | reference dose | 参考剂量 |
| RNS | reactive nitrogen species | 活性氮 |
| ROS | reactive oxygen species | 活性氧 |
| SAM | S−adenosinyl methionine | S−腺苷甲硫氨酸 |
| $SaO_2$ | arterial oxygen saturation | 动脉血氧饱和度 |
| SAR | structure−activity relationship | 结构−活性关系 |
| SDH | succinate dehydrogenase | 琥珀酸脱氢酶 |
| sEH | soluble epoxide hydrase | 可溶性环氧化物水化酶 |
| SF | safety factor | 安全系数 |
| SOD | superoxide dismutase | 超氧化物歧化酶 |
| SOP | standard operating procedure | 标准操作规程 |
| SULT | sulfurtransferase | 硫转移酶 |
| TC | total cholesterol | 总胆固醇 |
| TFT | trifluorothymidine | 三氟胸苷 |
| TG | total glycerin | 甘油三酯 |
| TGF−$\beta_1$ | transforming growth factor−$\beta_1$ | 转化生长因子−$\beta_1$ |
| THP | tetrahydropyran | 四氢吡喃 |
| TI | Therapeutic Index | 治疗指数 |
| TK | thymidine kinase | 胸苷激酶 |
| TK | toxicokinetics | 毒代动力学 |
| TLm | median tolerance limit | 半数耐受限量 |
| TMP | thymidine Monophosphate | 胸苷酸 |
| Tp/Tmax | time of the peak concentration | 达峰时间 |
| TP/TPC | total protein | 总蛋白 |
| TT | thrombin time | 凝血酶时间 |
| UDPGA | uridine diphosphate glucuronic acid | 尿苷二磷酸葡萄糖醛酸 |
| UDPGT | UDP−glucuronyl transferases | UDP−葡萄糖醛酸基转移酶 |
| UF | uncertainty factor | 不确定系数 |
| VSD | virtual safe dose | 实际安全剂量 |

| 英文缩写 | 英文全称 | 中文全称 |
|---|---|---|
| Vd | aparent volume of distribution | 表观分布容积 |
| VF | ventricular fibrillation | 心室纤颤 |
| VP | ventricular premature beats | 室性早搏 |
| VT | ventricular tachycardia | 室性心动过速 |
| Zac | acute toxic effect zone | 急性毒作用带 |
| Zch | chronic toxic effect zone | 慢性毒作用带 |

# 附录3 有毒中药药名拼音索引

# 主要参考文献

1. 彭成. 中药药理学. 北京：中国中医药出版社，2012.

2. 王心如. 毒理学基础. 第6版. 北京：人民卫生出版社，2012.

3. 彭成. 中华道地药材. 北京：中国中医药出版社，2011.

4. 苗明三，朱飞鹏，朱平生. 实用中药毒理学. 上海：第二军医大学出版社，2007.

5. 夏丽英. 现代中药毒理学. 天津：天津科技翻译出版公司，2005.

6. 王宁生. 中药毒性与临床前评价. 北京：科学出版社，2004.

7. 周立国. 中药毒性机制及解毒措施. 北京：人民卫生出版社，2006.

8. 国家药典委员会. 中华人民共和国药典（一部）2010年版. 北京：中国医药科技出版社，2010.

9. Klaassen CD, Watkins JB. Casarett & Doull's Essentials of Toxicology. 2nd ed. New York: The McGraw - Hill Companies, Inc. , 2010.